住院医师规范化培训考试用书

住院医师规范化培训
内科学应试指导

主　编　陈　红

副主编　陈江天　隋　准

编　者　（按姓名汉语拼音排序）

鲍　立　陈　红　陈江天　陈美芳

刘元生　卢冰冰　马　慧　穆　荣

隋　准　王晶桐　王　岚　王元明

杨申淼　周翔海

北京大学医学出版社

ZHUYUAN YISHI GUIFANHUA PEIXUN NEIKEXUE YINGSHI ZHIDAO

图书在版编目（CIP）数据

住院医师规范化培训内科学应试指导/陈红主编
. —北京：北京大学医学出版社，2016.12
ISBN 978-7-5659-1514-7

Ⅰ．①住…　Ⅱ．①陈…　Ⅲ．①内科学－岗位培训－自学参考资料　Ⅳ．①R5

中国版本图书馆 CIP 数据核字（2016）第 284376 号

住院医师规范化培训内科学应试指导

主　　编：陈　红
出版发行：北京大学医学出版社
地　　址：（100191）北京市海淀区学院路 38 号　北京大学医学部院内
电　　话：发行部 010-82802230；图书邮购 010-82802495
网　　址：http://www.pumpress.com.cn
E - mail：booksale@bjmu.edu.cn
印　　刷：中煤（北京）印务有限公司
经　　销：新华书店
责任编辑：高　瑾　　责任校对：金彤文　　责任印制：李　啸
开　　本：787mm×1092mm　1/16　印张：20.25　字数：512 千字
版　　次：2016 年 12 月第 1 版　2016 年 12 月第 1 次印刷
书　　号：ISBN 978-7-5659-1514-7
定　　价：59.00 元

前　　言

21世纪的今天，医学发展一日千里，新的诊疗方法日新月异，对疾病的认识也不断深化、更新。广大住院医师都热切期望有一本内容简练、全面、新颖，与全国统编教材或国家卫生和计划生育委员会临床医学专业规划教材配套的核心知识手册，作为规范化培训的参考书和指导临床工作的工具书。为满足这一需求，编写了这本能适应新世纪要求的内科住院医师辅导和查询手册。

本书专注于内科住院医师的基本知识、基本能力与基本思路的分析与培训，根据国家卫生和计划生育委员会要求"三基"培训为全员培训的指导精神，是规范化培训住院医师在临床工作的参考书和工具书。

在本书的撰写与编纂过程中，受到北京大学人民医院内科各专业专家、住院医师指导教师、住院医师的积极帮助与配合，在此一并表示感谢。本书编写中难免会有疏漏不当之处，望读者给予批评指正为幸。

陈　红

目　　录

第一章　心血管系统

问题 1　心力衰竭的定义是什么?

答　心力衰竭是各种心脏结构或功能性疾病导致心室充盈和（或）射血功能受损，心排血量不能满足机体组织代谢需要，以肺循环和（或）体循环淤血，全身器官和组织血液灌注不足为临床表现的一组综合征，主要表现为呼吸困难、体力活动受限和体液潴留。

　　某些情况下心肌收缩力尚可使射血功能维持正常，但由于心肌舒张功能障碍，左心室充盈压异常增高，使肺静脉回流受阻，而导致肺循环淤血。后者常见于冠状动脉粥样硬化性心脏病（冠心病）和高血压心脏病心功能不全的早期或原发性肥厚型心肌病等，称之为舒张性心力衰竭。

问题 2　心力衰竭的类型有哪些?

答　1. 按发病急缓分为：急性心力衰竭和慢性心力衰竭。
　　2. 按累及心腔分为：左心衰竭、右心衰竭和全心衰竭。
　　3. 按射血分数是否正常分为：收缩性心力衰竭和舒张性心力衰竭。
　　4. 按心排血量水平分为：低排血量型心力衰竭和高排血量型心力衰竭。

问题 3　心力衰竭的基本病因是什么?

答　1. 原发性心肌损害
　　　（1）缺血性心肌损害：冠心病心肌缺血、心肌梗死最常见。
　　　（2）心肌炎和心肌病：以病毒性心肌炎和扩张型心肌病（扩心病）最为常见。
　　　（3）心肌代谢障碍性疾病：糖尿病心肌病、甲状腺功能亢进（甲亢）性心肌病或甲状腺功能减退（甲减）性心肌病等。
　　2. 心脏负荷过重
　　　（1）压力负荷（后负荷）过重：见于高血压、主动脉瓣狭窄、肺动脉高压、肺动脉瓣狭窄等。
　　　（2）容量负荷（前负荷）过重：见于心脏瓣膜关闭不全，血液反流及左、右心或动、静脉分流性先天性心血管病。

问题 4　心力衰竭的病理生理机制是什么?

答　1. Frank-Starling 机制：通过增加心室舒张末期容积使得每搏量增加，这种代偿启动迅速，是心肌的一种重要代偿机制。

2. 心肌肥厚：心脏后负荷增加时的主要代偿机制。

3. 神经体液代偿机制：心排血量不足，心腔压力升高时启动代偿机制。包括：①交感神经兴奋性增强；②肾素-血管紧张素-醛固酮系统（RAAS）活性增强。

4. 心室重塑：心力衰竭发生发展的基本病理机制。原发性心肌损害和心脏负荷过重使室壁应力增加，导致心室反应性肥大和扩张，心肌细胞和细胞外基质-胶原网的组成均有变化，这就是心室重塑过程。

5. 舒张功能不全：①主动舒张功能障碍：心肌细胞缺血；②心室肌的顺应性减退及充盈障碍：心肌肥厚。

6. 体液因子的改变：①精氨酸加压素，②利钠肽类，③内皮素，④细胞因子。

问题 5　心力衰竭的常见诱因有哪些？

答
1. 感染：呼吸道感染是最常见、最重要的诱因。
2. 心律失常：快速性或严重缓慢性心律失常，心房颤动最常见。
3. 血容量增加：输液过快、过多，钠盐摄入过多。
4. 过度体力活动、情绪激动。
5. 妊娠后期和分娩。
6. 治疗不当：不恰当停用利尿剂、降压药。
7. 其他：基础心脏疾病合并甲亢、贫血。

问题 6　左心衰竭的临床表现有哪些？

答　主要表现为肺循环淤血和心排血量降低所致的临床综合征。

1. 症状
   (1) 呼吸困难：逐渐加重。①劳力性呼吸困难：左心衰竭最早出现的症状；②夜间阵发性呼吸困难（心源性哮喘）；③端坐呼吸；④急性肺水肿：左心衰竭呼吸困难最严重的形式。
   (2) 咳嗽、咳痰和咯血：肺泡和支气管黏膜淤血所致。
   (3) 乏力、疲倦、头晕、心悸：心排血量不足，器官、组织灌注不足所致。
   (4) 少尿及肾功能损害症状：肌酐、尿素氮升高。
2. 体征
   (1) 心脏体征：除基础心脏病固有体征外，一般以左心室增大为主（心尖搏动向左下移位，心界向左下扩大）；心率增快，心尖区可闻及舒张期奔马律。
   (2) 肺部体征：双肺底闻及湿啰音是左心衰竭的特征，肺毛细血管压升高，液体渗入肺泡而产生，开始于肺底，以后可达腋下，严重时达全肺。

问题 7　右心衰竭的临床表现有哪些？

答　以体循环淤血为主的综合征。

1. 症状

(1) 消化道症状：胃肠道及肝淤血引起腹胀、食欲不振、恶心、呕吐等。

(2) 劳力性呼吸困难：对于继发于左心衰竭的右心衰竭，呼吸困难业已存在，单纯性右心衰竭为分流性先天性心脏病或肺部疾患所致，也均有明显的呼吸困难。

2. 体征

(1) 水肿：见于身体低垂部位，重力性水肿，可为凹陷性水肿，胸腔积液，多见于全心衰竭时，以双侧多见，如为单侧则以右侧更为多见。

(2) 肝颈静脉反流征阳性：右心衰竭为主要体征。

(3) 肝大和压痛：肝淤血肿大常伴压痛，持续慢性右心衰竭可致心源性肝硬化，晚期可出现黄疸及大量腹水。

(4) 心脏体征：基础心脏病相应体征，胸骨左缘 3～4 肋间舒张期奔马律（右心奔马律），右心衰竭时可因右心室显著扩大而出现三尖瓣关闭不全的反流性杂音。

问题8 心力衰竭的心功能分级与分期是什么？

答 1. 美国纽约心脏病学会（NYHA）分级：适用于慢性单纯左心衰竭、收缩性心力衰竭患者的心功能分级。

Ⅰ级：心脏病患者日常活动量不受限制，一般活动不引起乏力、呼吸困难等心力衰竭症状。

Ⅱ级：心脏病患者体力活动轻度受限，休息时无自觉症状，一般活动下可出现心力衰竭症状。

Ⅲ级：心脏病患者体力活动明显受限，低于平时一般活动即可引起心力衰竭症状。

Ⅳ级：心脏病患者不能从事任何体力活动，休息状态下也存在心力衰竭症状，活动后加重。

心力衰竭分期：按心力衰竭发展阶段分为：

(1) 前心力衰竭期：无心脏结构和功能异常，无心力衰竭症状和体征。

(2) 前临床心力衰竭期：已有结构性心脏病，但无心力衰竭症状和体征。

(3) 临床心力衰竭期：有器质性心脏病，有心力衰竭症状。

(4) 难治性终末期心力衰竭期：经严格优化内科治疗，休息时仍有症状，常伴心源性恶病质，需反复长期住院。

2. Killip 分级：用于评估急性心肌梗死患者的心功能状态。

Ⅰ级：尚无明显心力衰竭。

Ⅱ级：有左心衰竭，肺部啰音小于 50% 肺野。

Ⅲ级：有急性肺水肿，全肺大、小、干、湿啰音。

Ⅳ级：有心源性休克等不同程度或阶段的血流动力学变化。

3. Forrester 分类：对急性心肌梗死血流动力学分级进行了调整，并与临床进行对照，分为如下四类。

Ⅰ类：无肺淤血和周围灌注不足，肺毛细血管楔压（PCWP）和心脏指数（CI）正常。

Ⅱ类：单有肺淤血，PCWP 增高（>18 mmHg），CI 正常 [>2.2 L/(min·m^2)]。

Ⅲ类：单有周围灌注不足；PCWP 正常（<18 mmHg），CI 降低 [<2.2 L/(min·m^2)]，

主要与血容量不足或心动过缓有关。

Ⅳ类：合并有肺淤血和周围灌注不足；PCWP 增高（＞18 mmHg），CI 降低 [＜2.2 L/(min·m²)]。

问题 9　心源性哮喘与支气管哮喘如何鉴别诊断？

表 1-1　心源性哮喘与支气管哮喘的鉴别诊断

	心源性哮喘	支气管哮喘
病史	老年人多见 有心脏病史（高血压、心肌梗死等）	青年人多见 有过敏史
症状	常在夜间发生，坐起或站立后可缓解 严重时咳白色或粉红色泡沫痰	冬春季易发 咳白色黏痰
体征	心脏病的体征，奔马律，肺部干、湿啰音	心脏正常，肺哮鸣音、桶状胸
X 线	心脏大　肺淤血	心脏正常，肺气肿征
治疗	强心、利尿、扩血管有效	氨茶碱、激素有效

问题 10　右心衰竭与其他疾病所致腹水、水肿、肝大如何鉴别诊断？

答　1. 肾源性水肿和门静脉肝硬化并非静脉压升高，通常没有颈静脉怒张或肝-颈静脉反流征的表现，既往病史和辅助检查有助于鉴别。

2. 急性心包炎或慢性缩窄性心包炎与右心衰竭的外周水肿鉴别时，急性心包炎的特点为心影扩大呈烧瓶状，心界范围随体位变化，超声检查容易鉴别；慢性缩窄性心包炎的特点为心影通常不大，超声检查心包增厚、右心室不扩大有助于鉴别。

问题 11　慢性心力衰竭的治疗原则与方法是什么？

答　1. 治疗原则：

（1）缓解临床症状——纠正血流动力学异常。

（2）改善生活质量——提高运动耐量。

（3）延长寿命——降低病死率与住院率，防止心肌损害加重。

2. 治疗方法：

（1）病因治疗：去除或限制病因，针对基础心脏病的治疗，消除诱因。

（2）一般治疗：休息、限盐（轻度心力衰竭钠摄入控制在 2～3 g/d，中重度＜2 g/d）、限水（＜1.5～2 L/d）、管理体重。如 3 天内体重突然增加 2 kg 以上，要考虑是否有液体潴留，以调整利尿剂的使用。

（3）药物治疗：强心、利尿、扩血管、抑制神经内分泌的激活。常用药物：利尿剂、RAAS 抑制剂、β受体阻滞剂、正性肌力药、扩血管药以及治疗新进展推荐的人重组脑钠肽、左西孟旦、伊伐布雷定、AVP 受体阻滞剂。

（4）非药物治疗：①心脏再同步化治疗；②左心室辅助装置；③心脏移植；④细胞替代治疗。

问题 12　急性左心衰竭的治疗有哪些？

答　1. 抢救措施

（1）体位：取坐位，双腿下垂，以减少静脉回心血量，减轻心脏前负荷。

（2）吸氧：高流量鼻管给氧，10～20 ml/min，对病情特别严重者应给予面罩用呼吸机加压给氧。

（3）镇痛药与镇静剂：吗啡是治疗急性肺水肿极为有效的药物；吗啡 5～10 mg 静脉缓注，必要时每间隔 15 min 重复一次，共 2～3 次。

（4）快速利尿：呋塞米 20～40 mg 静注，利尿、扩张静脉，利于肺水肿缓解。

（5）四肢轮流结扎止血带降低前负荷。

（6）血管扩张剂：①硝普钠，②硝酸酯类，③α 受体阻滞剂。

（7）洋地黄类药物：最适用于有心房颤动伴有快心室率并已知有心室扩大伴左心室收缩功能不全者。禁用于重度二尖瓣狭窄伴窦性心律者。对急性心肌梗死，在急性期 24 h 内不宜用洋地黄类药物。

（8）氨茶碱：解除支气管痉挛，还有正性肌力、扩张外周血管作用。

（9）其他疗法：主动脉内球囊反搏（IABP）、血液滤过、心室辅助装置。

2. 确定并治疗诱因。

3. 基本病因的诊断和治疗：如急性心肌梗死机械并发症等需紧急手术。

问题 13　利尿剂的分类是什么？

答　排钾利尿剂（袢利尿剂和噻嗪类利尿剂）和保钾利尿剂两大类。

（1）噻嗪类利尿剂：以氢氯噻嗪（双氢克尿塞）为代表，作用于肾远曲小管，抑制钠的再吸收。

（2）袢利尿剂：以呋塞米（速尿）为代表，作用于髓袢的升支，在排钠的同时也排钾，为强效利尿剂。

（3）保钾利尿剂：常用的有①螺内酯（安体舒通），作用于肾远曲小管，干扰醛固酮的作用，使钾离子吸收增加，同时排钠利尿，但利尿效果不强；②氨苯蝶啶；③阿米诺利。

问题 14　利尿剂的适应证是什么？

答　有液体潴留的心力衰竭患者均应给予利尿剂，且应早期应用。

问题 15　利尿剂的常见副作用有哪些？

答　1. 水与电解质紊乱：低血容量、低钠、低钾、低氯血症。

2. 神经内分泌激活：大量利尿，容量不足。

3. 低血压和氮质血症。

4. 高尿酸血症。

5. 其他：噻嗪类利尿剂干扰血糖、血脂、血尿酸代谢，螺内酯可引起男性乳腺发育。

问题 16　利尿剂使用的注意事项有哪些？

答　1. 严格掌握指征，避免滥用。

2. 急性心力衰竭或肺水肿，首选呋塞米静脉注射，如伴有心源性休克，则不宜使用。

3. 利尿剂联合使用：如排钾与保钾利尿剂合用，有明显协同作用，并防止低钾，一般可不必补充钾盐。

4. 肾功能不全时应选择袢利尿剂，禁用保钾利尿剂。

5. 注意水、电解质紊乱，特别是低钾、低镁和低钠血症。

6. 心力衰竭症状控制后，不能将利尿剂作为单一治疗，应与血管紧张素转化酶抑制剂（ACEI）和 β 受体阻滞剂联合使用。

问题 17　血管扩张剂的种类有哪些？

答　1. 硝普钠。

2. 硝酸酯类：硝酸甘油、二硝酸异山梨醇酯类、单硝酸异山梨醇酯类。

3. α 受体阻滞剂：乌拉地尔。

问题 18　硝普钠的适应证、禁忌证及用法是什么？

答　1. 适应证：急性左心衰竭和肺水肿、严重难治性心力衰竭及二尖瓣狭窄和（或）关闭不全伴肺循环阻力增高和肺淤血者。

2. 禁忌证：未经纠正的血容量不足及严重肾功能障碍。

3. 用法：一般初始剂量 $15\ \mu g/min$，可每隔 $5\sim10\ min$ 增加 $5\sim10\ \mu g/min$，直到获得满意效果。最大剂量 $300\ \mu g/min$，维持量 $25\sim250\ \mu g/min$。

问题 19　硝普钠的副作用是什么？

答　长期或大剂量连续使用时，有肝肾功能损害的患者，可引起血浆氰化物和硫氰化物浓度升高而中毒，引起急性精神病和甲减等；以及恶心、呕吐、出汗、烦躁不安、心悸等；还可引起高铁血红蛋白血症、静脉炎和代谢性酸中毒。

问题 20　硝酸甘油的适应证是什么？

答　主要直接作用于血管平滑肌，扩张外周静脉、肺小动脉及冠状动脉，用于预防和缓解心绞痛，也可用于降低血压或治疗充血性心力衰竭。

问题 21　硝酸甘油的副作用是什么？

答　①面色潮红、头痛、头晕；②低血压（或直立性低血压）；③反射性心动过速；④长期应用时可产生耐药性。

问题 22 硝酸甘油的用法是什么？

答 静脉用药时要从小剂量开始，用5%葡萄糖注射液或氯化钠注射液稀释后静脉滴注，开始剂量5 $\mu g/min$，最好用输液泵恒速输入。用于降低血压或治疗心力衰竭，可每3～5 min增加5 $\mu g/min$，如在20 $\mu g/min$ 时无效可以10 $\mu g/min$ 递增，以后可以20 $\mu g/min$ 递增，最高剂量200 $\mu g/min$。患者对本药的个体反应差异很大，静脉滴注无固定适合剂量，应根据个体的血压、心率和其他血流动力学参数来调整用量。停药时逐渐减量。

问题 23 正性肌力药的种类有哪些？

答 1. 非洋地黄类
    （1）拟交感神经药（β受体兴奋剂）：①多巴胺；②多巴酚丁胺。
    （2）磷酸二酯酶抑制剂：升高细胞内的环腺苷酸（cAMP）浓度，钙离子内流增加，心肌收缩力增强，如：米力农，氨力农。
2. 洋地黄类：通过抑制 Na^+/K^+-ATP 酶，抑制跨膜钠钾交换，增加细胞内钠含量，又经 Na^+-Ca^{2+} 交换增加细胞内钙浓度，产生正性肌力作用。包括①地高辛，②毛花苷C，③毒毛花苷K。

问题 24 洋地黄类药物的作用机制是什么？

答 1. 正性肌力作用：通过抑制 Na^+/K^+-ATP 酶，抑制跨膜钠钾交换，增加细胞内钠含量，又经 Na^+-Ca^{2+} 交换增加细胞内钙浓度，产生正性肌力作用。
2. 电生理作用：抑制心脏传导系统，对房室交界区抑制最明显。
3. 迷走神经兴奋作用：减慢心率作用。
4. 作用于肾小管细胞减少钠的重吸收并抑制肾素分泌，进而减少血管紧张素Ⅱ及醛固酮含量。

问题 25 洋地黄类药物的适应证是什么？

答 1. 可用于任何有症状的心力衰竭患者，即 NYHA Ⅱ～Ⅳ级。但是洋地黄对于舒张性心力衰竭的疗效很差。
2. 对于伴有快速心室率的心房扑动或心房颤动的心力衰竭患者，洋地黄特别有效。

问题 26 洋地黄类药物的禁忌证是什么？

答 1. 肥厚型心肌病无心力衰竭首选β受体阻滞剂，合并心房颤动伴心力衰竭，适量小心应用。
2. 窦性心律的单纯二尖瓣狭窄患者禁用，伴心房颤动时可适用。
3. 心包狭窄所致的心力衰竭无效。
4. 肺源性心脏病（肺心病）伴快速心房颤动或感染已控制而心力衰竭未纠正者可慎用。
5. 高度房室传导阻滞者禁用，或在人工心脏起搏器下应用。

6. 一般多主张在急性心肌梗死后 24 h 内不用洋地黄，必要时慎用。

问题 27 地高辛的常见不良反应及其影响因素是什么？

答 1. 不良反应

(1) 心脏反应：快速性心律失常，房室传导阻滞，窦性心动过缓。

(2) 胃肠道反应：厌食、恶心、呕吐及腹泻。

(3) 中枢神经系统反应：眩晕、头痛、失眠、疲倦和谵妄等症状及视觉障碍。

2. 影响因素：低钾、低镁、高钙、酸中毒、心肌缺氧、肾功能减退、严重心肌病变、甲减及老年患者等情况。

问题 28 洋地黄中毒的表现是什么？

答 1. 消化道反应：食欲不振、恶心、呕吐、腹泻等。

2. 视觉障碍：可有视物模糊、周围视野闪光。色视障碍以黄视、绿视为特异性症状。

3. 心脏症状：各种心律失常，包括期前收缩、折返性心律失常和传导阻滞，并且具有多样和易变性的特点。

问题 29 洋地黄中毒的预防和诱因是什么？

答 1. 预防

(1) 剂量个体化。

(2) 开始用药后，每天除应观察心力衰竭症状改善的情况外，还应密切观察是否有中毒的先兆出现，如恶心、呕吐、视觉异常。

(3) 必要时监测血药浓度。

(4) 注意避免促发强心苷中毒的各种因素。

2. 诱因：低钾、低镁、高钙、酸中毒、心肌缺血缺氧、肾功能减退、严重心肌病变、甲减及老年患者等。

问题 30 洋地黄中毒的处理有哪些？

答 1. 立即停用洋地黄和去除诱因：这是治疗的关键。单发性室性期前收缩、一度房室传导阻滞等停药后常自行消失。

2. 快速性心律失常者，如血钾浓度低则可用静脉补钾，房室传导阻滞时禁用，如血钾不低可用利多卡因或苯妥英钠。电复律一般禁用，因易致心室颤动。

3. 对洋地黄中毒单纯补钾无效时应立即补镁。

4. 有传导阻滞及缓慢性心律失常可先用阿托品，0.5～1.0 mg 皮下或静脉注射，如无血流动力学障碍，一般无需安置临时心脏起搏器。

问题 31 β受体阻滞剂用于心力衰竭治疗的机制是什么？

答 心力衰竭时机体的代偿机制虽然在早期能维持心脏排血功能，但在长期的发展过程中将对心肌产生有害的影响，加速患者的死亡。代偿机制中交感神经激活是一个重要的组成部分，而β受体阻滞剂可对抗交感神经激活，阻断上述各种有害影响，其改善心力衰竭预后的良好作用大大超过了其负性肌力作用。

问题 32 β受体阻滞剂用于心力衰竭治疗的时机是何时？

答 所有 NYHA Ⅱ、Ⅲ级病情稳定的收缩性心力衰竭患者，均必须应用β受体阻滞剂，除非有禁忌证或不能耐受。NYHA Ⅰ级有心肌梗死患者也应使用β受体阻滞剂。病情不稳定或 NYHA Ⅳ级的心力衰竭患者，一般不用β受体阻滞剂。但经过其他治疗病情已稳定，无液体潴留、体重恒定，且不需要静脉用药者，可考虑在严密监护下应用。

问题 33 β受体阻滞剂的常见副作用是什么？

答 1. 体液潴留和心力衰竭恶化。
2. 乏力：一般不需要治疗，经过数周乏力可自行消失。
3. 心动过缓和传导阻滞：严重心动过缓或传导阻滞，应当停药或安置起搏器后使用β受体阻滞剂。
4. 低血压。
5. 支气管痉挛。

问题 34 心律失常的诱因是什么？

答 1. 生理情况：窦性心动过速、窦性心动过缓和期前收缩。
2. 器质性心脏病：缺血性心脏病、充血性心力衰竭和心源性休克。
3. 非心源性疾病：其他系统的严重疾患，如慢性阻塞性肺疾病（COPD）、急性胰腺炎、急性脑血管病、妊娠高血压综合征等。
4. 电解质紊乱和酸碱失衡。
5. 理化因素作用及中毒。

问题 35 心律失常的发病机制是什么？

答 心律失常（cardiac arrhythmias）是指心脏冲动的频率、节律、起源部位、传导速度与激动次序的异常。按其发生原理，分为冲动形成异常和冲动传导异常两大类。
1. 冲动形成异常
（1）窦房结心律失常：①窦性心动过速，②窦性心动过缓，③窦性心律不齐，④窦性停搏。
（2）异位心律

1）被动性异位心律：①逸搏（房性、房室交界性、室性），②逸搏心律（房性、房室交界性、室性）。

2）主动性异位心律：①过早搏动（房性、房室交界性、室性），②阵发性心动过速（房性、房室交界性、室性），③心房扑动、心房颤动，④心室扑动、心室颤动。

2. 冲动传导异常

（1）生理性干扰及房室分离。

（2）病理性：①窦房传导阻滞，②房内传导阻滞，③房室传导阻滞，④室内传导阻滞（左、右束支及左束支分支传导阻滞）。

（3）房室间传导途径异常，如预激综合征。

问题36　抗心律失常药物的分类有哪些？

答　1. 抗快速性心律失常药物分类：

Ⅰ类：钠通道阻滞剂：

（1）ⅠA：中度钠通道阻滞剂，代表药奎尼丁。

（2）ⅠB：轻度钠通道阻滞剂，代表药利多卡因、美西律。

（3）ⅠC：明显钠通道阻滞剂，代表药氟卡尼、莫雷西嗪。

Ⅱ类：β受体阻滞剂，代表药普萘洛尔、美托洛尔、阿替洛尔。

Ⅲ类：钾通道阻滞剂，代表药胺碘酮。

Ⅳ类：钙通道阻滞剂，代表药维拉帕米、地尔硫草。

其他类：腺苷、地高辛。

2. 抗缓慢性心律失常药物分类：

（1）β受体兴奋剂：异丙肾上腺素、肾上腺素。

（2）M-胆碱受体阻断剂：阿托品、山莨菪碱（654-2）。

（3）非特异性兴奋、传导促进剂：糖皮质激素、氨茶碱、硝苯地平、甲状腺素。

问题37　抗心律失常药物与选用原则是什么？

答　1. 基础心脏病的治疗。

2. 病因治疗及祛除诱因。

3. 控制心率和恢复节律，立即采取有力措施终止心律失常引起的严重血流动力学障碍或引起致命性危险的恶性心律失常。

4. 掌握抗心律失常药物的适应证，治疗方案个体化。

5. 预防复发。

问题38　窦性心动过速的心电图特点及治疗是什么？

答　1. 心电图特点：窦性P波频率>100次/分，伴有房室传导或室内传导异常者，P-R间期可延长或QRS波群宽大畸形。

2. 治疗：无症状的一般无需治疗，有症状者应治疗原发病并祛除诱因，必要时可用 β 受体阻滞剂、维拉帕米、地尔硫䓬或镇静剂。

问题 39 窦性心动过缓的心电图特点及治疗有哪些？

答 1. 心电图特点：窦性 P 波频率<60 次/分，伴有窦性心律不齐时，P-P 间期不规则，但各 P-P 间期之差小于 0.2 s。

2. 治疗：无症状者一般无需治疗，有症状者应进行治疗原发病及祛除诱因，酌情选用 M 受体阻滞剂、β 受体兴奋剂或非特异性兴奋、传导促进剂，严重者必要时行心脏起搏治疗。

问题 40 房性期前收缩的心电图特点是什么？

答 1. 提前出现的房性 P′波，其形态与窦性 P 波有所不同。

2. P′波之后可以表现出三种形式：

（1）跟随一个正常的 QRS 波群。

（2）跟随一个宽大畸形的 QRS 波群，多呈右束支传导阻滞图形，极少数呈左束支传导阻滞图形，称为房性期前收缩伴室内差异性传导。

（3）无 QRS 波群跟随，称为房性期前收缩未下传。

3. P′-R 间期大于或等于 0.12 s。

4. 大多伴有不完全性代偿间歇。

问题 41 房性期前收缩的治疗有哪些？

答 1. 无器质性病变的无需治疗，症状显著的可用 β 受体阻滞剂。

2. 伴有器质性心脏病的不主张用抗心律失常药物治疗。

3. 可诱发室上性心动过速或心房颤动的，可选用 β 受体阻滞剂、普罗帕酮、莫雷西嗪、维拉帕米。

问题 42 室性期前收缩的心电图特点是什么？

答 1. 提前出现的宽大畸形 QRS 波群，时限大于或等于 0.12 s，其前无相关 P 波，ST 段和 T 波常与 QRS 波群主波方向相反。

2. 伴有继发性 ST-T 改变。

3. 往往伴有完全性代偿间歇。

问题 43 室性期前收缩的治疗有哪些？

答 1. 无器质性心脏病的患者，偶发室性期前收缩（室早）不必治疗，症状明显的应解除患者焦虑、纠正诱发因素，必要时用镇静剂、β 受体阻滞剂、美西律。

2. 有器质性病变的患者应加强病因治疗，复杂型室早可以选用 β 受体阻滞剂、胺碘酮。

急性心肌缺血或梗死易发恶性室性期前收缩，目前不主张使用抗心律失常药物，应尽早实施再灌注治疗。

问题 44　阵发性室上性心动过速的心电图特点是什么？

答　分两大类：房室结折返性心动过速（AVNRT）、房室折返性心动过速（AVRT）。

1. AVNRT 心电图特点
   （1）QRS 频率 150～250 次/分，节律规则。
   （2）QRS 波群形态与时限均正常，但如心室率过快发生室内差异性传导或束支传导阻滞可呈宽 QRS 波。
   （3）可见逆行 P 波，常重叠于 QRS 波群内或位于其终末部。
   （4）心脏电生理检查时心动过速可被期前刺激诱发和终止，R-P 间期＜60～70 ms，房室交界区存在双径路现象。

2. AVRT 心电图特点
   （1）心室率快而规则，频率 130～230 次/分，QRS 波群正常。
   （2）如逆 P′波埋于 QRS 波群之中，无法辨认。若 P′波出现于 QRS 波群之后，在 Ⅱ、Ⅲ、aVF 导联类似 s 波，在 V_1 导联类似 r′波。
   （3）R-P′间期小于 P′-R 间期，R-P′间期小于 70 ms。
   （4）发作特点为突发突止，通常由一个房性期前收缩所诱发，P′-R 间期明显延长。

问题 45　阵发性室上性心动过速的治疗有哪些？

答
1. AVNRT 和房室正路顺传型 AVRT：刺激迷走神经法、维拉帕米、地尔硫䓬、普罗帕酮、腺苷、毛花苷 C。
2. 房室正路逆传型 AVRT：普罗帕酮、索他洛尔、普鲁卡因胺、胺碘酮，必要时电复律。
3. 可用经导管电射频消融术治疗。
4. 口服 ⅠC 类、Ⅲ类和 ⅠA 类药物可预防发作。

问题 46　心房扑动的心电图特点是什么？

答
1. 窦性 P 波消失，代之以规律的锯齿状或扑动状波（F 波），方向、振幅一致，频率为 250～350 次/分，扑动波之间的等电位线消失，F 波在 Ⅱ、Ⅲ、aVF 或 V_1 导联最为明显。
2. 房室传导以 4：1～2：1 为多见，当传导比例不固定时，R-R 间期不匀齐；当传导比例固定时，R-R 间期匀齐。QRS 波群正常。

问题 47　心房扑动急性发作时的治疗有哪些？

答
1. 治疗应针对原发疾病进行治疗。
2. 药物治疗：减慢心室率——洋地黄、β 受体阻滞剂、非二氢吡啶类钙通道阻滞剂。

转复心房扑动药物——Ⅲ类、ⅠA类、ⅠC类抗心律失常药。

(1) 通道阻滞剂：维拉帕米或地尔硫䓬，能有效减慢心房扑动的心室率，静脉给药可使新发生的心房扑动转复为窦性心律。超短效的β受体阻滞剂，艾司洛尔可减慢心房扑动时的心室率。

(2) 上述治疗方法无效，可应用较大剂量洋地黄制剂，如地高辛或毛花苷C减慢心室率，或联合应用普萘洛尔或钙通道阻滞剂可有效控制心室率。

(3) ⅠA（如奎尼丁）或ⅠC（如普罗帕酮）类抗心律失常药能有效转复心房扑动并预防复发。

(4) 如心房扑动患者合并冠心病、充血性心力衰竭等严重的心脏病变时，选用胺碘酮较为适宜。

(5) 如心房扑动持续发作，Ⅰ类与Ⅲ类药物均不应继续应用，治疗目标只在减慢心室率，保持血流动力学稳定。

3. 非药物治疗：同步心脏电复律（最有效终止心房扑动的方法是直流电复律＜50 J）、食管调搏、射频消融（适用于药物治疗无效的顽固心房扑动患者）。

4. 抗凝治疗：同心房颤动抗凝治疗。

问题 48　心房颤动的心电图特点是什么？

答
1. 窦性P波消失，代之以形态各异、振幅不等、间期不匀的颤动波（f波），频率为350～600次/分。

2. R-R间期绝对不规则，QRS波群往往正常。心室率极不规则，通常在100～160次/分之间。当心室率过快，发生室内差异性传导，QRS波群增宽变形。当心室率大于100次/分，称快速性心房颤动。

3. 可以伴有ST-T改变。

4. 在使用洋地黄的情况下，当心室率变为整齐时，提示洋地黄中毒。慢而匀齐：为三度房室传导阻滞，提示洋地黄中毒。快而匀齐：为阵发性交界性心动过速，也提示洋地黄过量。

问题 49　心房颤动急性发作期的治疗有哪些？

答
1. 病因治疗。

2. 转复并维持窦性心律：对于症状显著或影响血流动力学的患者，应迅速给予治疗，静脉注射洋地黄、β受体阻滞剂或钙通道阻滞剂，使安静时心率保持在60～80次/分。必要时，洋地黄可与β受体阻滞剂或钙通道阻滞剂合用。未能恢复窦性心律者，可应用同步电复律、射频消融术和外科迷宫手术转复。

3. 控制心室率：无器质性心脏病患者，目标心室率＜110次/分；合并器质性心脏病患者，根据具体情况决定目标心率。药物可选用：洋地黄、β受体阻滞剂、非二氢吡啶类钙通道阻滞剂。

问题 50 室性心动过速（室速）的心电图特点有哪些？

答 （1）3 个或以上的室性期前收缩连续出现。

（2）QRS 波群形态畸形，时限超过 0.12 s；ST-T 波方向与 QRS 波群主波方向相反。

（3）心室率通常为 100～250 次/分；心律规则，但亦可略不规则。

（4）心房独立活动与 QRS 波群无固定关系，形成房室分离；偶尔个别或所有心室激动逆传夺获心房。

（5）通常发作突然开始。

（6）心室夺获与室性融合波，室速发作时少数室上性冲动可下传心室，产生心室夺获，表现为在 P 波之后，提前发生一次正常的 QRS 波群。心室夺获与室性融合波的存在是确立室性心动过速诊断的最重要依据。

尖端扭转型室性心动过速心电图特点有哪些？

（1）发作时出现一系列形态宽大且多形的 QRS 波群，每隔 3～20 个心搏，QRS 波群围绕基线逐渐或突然扭转其主波方向。

（2）心动过速由 R on T 或 R on U 的室性期前收缩所诱发。

（3）心室率 160～280 次/分（平均 220 次/分），R-R 间期极不匀齐。

（4）心动过速可自行终止，也可以恶化为心室颤动。

问题 51 室速的治疗是什么？

答 无器质性心脏病患者发生非持续性室速，无需进行治疗；

持续性室速发作和有器质性心脏病的非持续性室速发作均应考虑治疗。

（1）终止室速发作：室速患者如无显著的血流动力学障碍，首选药物复律。非持续性选用 β 受体阻滞剂，持续性有器质性心脏病无严重血流动力学障碍选用胺碘酮、利多卡因、β 受体阻滞剂，无器质性心脏病室速起源于右心室流出道首选腺苷和普罗帕酮，起源于左心室选用维拉帕米。症状明显者，应迅速施行直流电复律。洋地黄中毒引起的室速，不宜用电复律，应给予药物治疗。

（2）预防复发：应努力寻找及治疗诱发与使室速持续的可逆性病变，如缺血、低血压、低血钾等。

单一药物治疗无效时，可联合应用作用机制不同的药物，各自药量均可减少。不应使用单一药物大剂量治疗，以免增加药物的不良反应。抗心律失常药物与埋藏式心室或心房起搏装置合用，治疗复发性室性心动过速。埋藏式心脏复律除颤器、外科手术亦已成功应用于选择性病例。

问题 52 心室扑动的心电图特点及治疗是什么？

答 1. 心室扑动呈正弦波图形，波幅大而规则，频率 150～300 次/分（通常在 200 次/分以上），有时难与室速鉴别。

2. 治疗：与室颤治疗相同。

（1）心肺复苏（CPR）。

（2）电除颤：双相波 150～200 J，单相波 360 J，一次电击无效应继续 CPR，5 个周期的 CPR 后（约 2 min）再次分析心律，必要时再次除颤。

（3）药物：胺碘酮、利多卡因。

问题 53 心室颤动的心电图特点及治疗有哪些？

答 1. 心电图特点：呈混乱的波动，频率为 250～500 次/分，心室颤动的波形、振幅与频率均极不规则，无法识别 QRS 波群、ST 段与 T 波。

2. 治疗：电除颤，能量选择：双相波 150～200 J，单相波 360 J，一次电击无效应继续 CPR，5 个周期的 CPR 后（约 2 min）再次分析心律，必要时再次除颤。

问题 54 病态窦房结综合征的心电图特点是什么？

答 1. 持续而显著的窦性心动过缓，心率<50 次/分，且非由于药物引起。

2. 窦性停搏与窦房传导阻滞。

3. 窦房传导阻滞与房室传导阻滞同时存在。

4. 心动过缓-心动过速综合征（心动过缓与房性快速性心律失常交替发作）。

5. 在未使用抗心律失常药物的情况下，心房颤动的心室率缓慢，或发作前后有窦性心动过缓和（或）一度房室传导阻滞。

6. 变时功能不全，表现为运动后心率提高不显著。

7. 房室交界区性逸搏心律。

问题 55 病态窦房结综合征的治疗有哪些？

答 1. 祛除病因；停用对窦房结功能有抑制作用的药物。

2. 如无心动过缓有关症状，不必治疗，定期随诊观察。

3. 药物：β_1 受体兴奋剂，M 受体阻滞剂，非特异性兴奋传导促进剂。

4. 药物治疗无效、出现慢-快综合征、伴心力衰竭、反复出现严重症状（如晕厥）、心电图大于 3 s 长间歇者，应安装人工起搏器。

问题 56 窦房传导阻滞的心电图特点及治疗有哪些？

答 1. 心电图特点：

（1）二度Ⅰ型（莫氏Ⅰ型或文氏型）：P-P 间距逐渐缩短而后突然延长（即渐短突长的规律）。

（2）二度Ⅱ型（莫氏Ⅱ型）：规律的 P-P 间距中突然出现长 P-P 间距，长 P-P 间距与正常 P-P 间距呈倍数关系。

2. 治疗：同病态窦房结综合征。

问题 57　房室传导阻滞的心电图特点是什么？

答　1. 一度房室传导阻滞：P-R 间期延长＞0.20 s，每个 P 波后都有一个下传的 QRS 波群，若 QRS 波群形态和时限正常，则发生传导延缓的部位多在房室结；若 QRS 波群表现为束支传导阻滞图形，则发生传导延缓的部位可能在房室结和（或）希氏束及束支。

2. 二度房室传导阻滞

(1) 二度 I 型（莫氏 I 型或文氏型）：P 波规律出现，P-R 间期逐渐延长，直至 P 波后脱落一次 QRS 波群，如此周而复始。

(2) 二度 II 型（莫氏 II 型）：P-R 间期恒定（正常或延长），部分 P 波后无 QRS 波群（QRS 波群间歇性脱漏），传导比多为 2：1、3：1，或不等比阻滞，下传的 QRS 波群形态正常或呈束支传导阻滞图形。

3. 三度房室传导阻滞（完全性房室传导阻滞）

(1) P 波与 QRS 波群无固定传导关系，各自保持自己的频率，心房率快于心室率。

(2) 窄 QRS 波为交界性逸搏性心律，频率为 40～60 次/分。宽 QRS 波群为室性逸搏性心律，频率为 20～40 次/分。

问题 58　房室传导阻滞的治疗有哪些？

答　1. 针对病因及诱因的治疗。

2. 一度房室传导阻滞与二度 I 型房室传导阻滞心室率不太慢者，无需特殊治疗。

3. 二度 II 型以上酌情选用 β_1 受体兴奋剂、M 受体阻滞剂、非特异性兴奋传导促进剂。

4. 二度 II 型以上伴心室率过慢、血流动力学障碍，甚至阿-斯综合征者应行起搏器治疗，无心脏起搏条件时，可应用阿托品（0.5～2 mg，静脉注射）、异丙肾上腺素（1～4 μg/min 静脉滴注）以提高心室率，尽早给予永久性心脏起搏治疗。

问题 59　左右束支传导阻滞的心电图特点是什么？

答　1. 完全性右束支传导阻滞

(1) QRS 波群时限≥0.12 s。

(2) V_1 导联呈 rsR'，R' 波粗钝；V_5、V_6 导联呈 qRS 型，S 波宽阔。

(3) T 波与 QRS 主波方向相反。

2. 完全性左束支传导阻滞

(1) QRS 波群时限≥0.12 s。

(2) V_1 或 V_2 导联 QRS 波呈 rS 型或 QS 型，V_5、V_6 导联呈宽大 R 波，顶峰有切迹或粗钝，其前方无 q 波。

(3) T 波与 QRS 主波方向相反，ST-T 改变。

3. 不完全性左/右束支传导阻滞：QRS 时限＜0.12 s，余特点同完全性左/右束支传导阻滞。

问题 60 左/右束支传导阻滞的治疗有哪些?

答 1. 单纯右束支传导阻滞或左束支传导阻滞本身无需特殊治疗,主要针对病因治疗。

2. 左前分支阻滞若无合并其他传导阻滞或器质性心脏病也无需治疗。

3. 左后分支阻滞常与不同程度的右束支传导阻滞和左前分支阻滞合并存在,容易进展为完全性房室传导阻滞,需严密观察。

4. 三分支阻滞和双束支传导阻滞伴晕厥者,应安装临时性或永久性起搏器。

问题 61 心脏电复律的适应证是什么?

答 1. 心室颤动与心室扑动。

2. 已祛除病因、药物和其他方法治疗无效或伴显著血流动力学障碍的室性和室上性心动过速。

3. 性质未明、治疗困难和病情危重的快速性心律失常等。

问题 62 射频消融术的适应证是什么?

答 1. 预激综合征合并阵发性心房颤动和快速心室率。

2. 房室结折返性室上性心动过速(室上速)、房室折返性室上速、房性心动过速和无器质性心脏病证据的室速呈反复发作性,或合并有心动过速心肌病,或血流动力学不稳定者。

3. 发作频繁、心室率不易控制的典型或非典型心房扑动。

4. 发作频繁,症状明显的心房颤动。

5. 不适当窦性心动过速(窦速)合并心动过速性心肌病。

6. 对于发作频繁和(或)症状重、药物预防发作效果差的合并有器质性心脏病的室速,射频消融术多作为 ICD 的补充治疗。

问题 63 心脏起搏器的适应证是什么?

答 1. 永久起搏器

(1) 伴有临床症状的任何水平的完全或高度房室传导阻滞。

(2) 束支-分支水平阻滞,间歇发生二度Ⅱ型房室传导阻滞,有症状者;在观察过程中阻滞程度进展、H-V 间期>100 ms 者,虽无症状,也是适应证。

(3) 病态窦房结综合征或房室传导阻滞,心室率经常低于 50 次/分,有明显的临床症状,或间歇发生心室率<40 次/分;或有长达 3 s 的 R-R 间隔,虽无症状,可应考虑植入起搏器。

(4) 由于颈动脉窦过敏引起的心率减慢,心率或 RR 间隔达到上述标准,伴有明确症状者,起搏器治疗有效;但血管反应所致的血压降低,起搏器不能防治。

(5) 有窦房结功能障碍和(或)房室传导阻滞的患者,因其他情况必须采用具有减慢心率的药物治疗时,为了保证适当的心室率,应植入起搏器。

2. 临时起搏器

(1) 可逆性原因，如急性心肌梗死、电解质紊乱、药物过量、急性心肌炎等引起的心动过缓。

(2) 程度较轻的窦房结功能低下或房室传导阻滞患者需要手术治疗其他疾病，担心麻醉意外。

(3) 某些药物难以终止的室上速、室速。

问题 64　心房颤动的临床分类是什么？

答

表 1-2　心房颤动的临床分类

名称	临床特点
首诊心房颤动	首次确诊（首次发作或首次发现）
阵发性心房颤动	持续时间≤7 天（常≤48 h），能自行终止
持续性心房颤动	持续时间＞7 天，非自限性
长期持续性心房颤动	持续时间≥1 年，患者有转复愿望
永久性心房颤动	持续时间＞1 年，不能终止或终止后又复发，无转复愿望

问题 65　慢性心房颤动的治疗原则是什么？

答

1. 病因治疗，消除诱因。

2. 转复心律

(1) 药物复律：1) 无器质性心脏病，IA（奎尼丁、普鲁卡因胺）和IC 类（普罗帕酮）。
2) 伴器质性心脏病，Ⅲ 类（胺碘酮）。

(2) 同步电复律：任何快速性心律失常，如导致血流动力学障碍或心绞痛发作加重，药物治疗无效者，均应考虑电复律。

(3) 射频消融术。

(4) 外科迷宫手术。

3. 控制心室率：洋地黄、β 受体阻滞剂、钙通道阻滞剂（非二氢吡啶类）。

4. 防治血栓栓塞：阿司匹林、华法林［如心房颤动发作持续时间超过 48 h，应在复律前口服华法林 3 周，复律成功后再口服 4 周，维持国际标准化比值（INR）于 2.0～3.0］。

问题 66　高血压的分类是什么？

答

1. 原发性高血压：原因不明，约占 95%。

2. 继发性高血压：某种疾病引起的血压增高，约占 5%。

问题 67　高血压病的诊断标准是什么？

答

在未服用抗高血压药物的情况下，非同日 3 次测量血压，收缩压（SBP）≥140 mmHg 和（或）舒张压（DBP）≥90 mmHg。收缩压≥140 mmHg 和舒张压＜90 mmHg 为单纯收缩期高血压。患者既往有高血压史，目前正服用抗高血压药物，即使血压已低于

140/90 mmHg，仍应诊断为高血压。

问题 68　详细阐述高血压分级及危险分层（包括列举危险因素、靶器官损害及相关临床情况）。

表 1-3　高血压分级

类别	收缩压		舒张压
正常血压	＜120	和	＜80
正常高值血压	120～139	和（或）	80～89
高血压	≥140	和（或）	≥90
1 级高血压（轻度）	140～159	和（或）	90～99
2 级高血压（中度）	160～179	和（或）	100～109
3 级高血压（重度）	≥180	和（或）	≥110
单纯收缩期高血压	≥140	和	＜90

当收缩压和舒张压分属不同分级时，以较高的级别作为标准。

表 1-4　高血压患者心血管危险分层

其他危险因素和病史	高血压（mmHg）		
	1 级	2 级	3 级
无	低危	中危	高危
1～2 个其他危险因素	中危	中危	很高危
≥3 个其他危险因素或靶器官损害	高危	高危	很高危
临床并发症或合并糖尿病	很高危	很高危	很高危

表 1-5　影响高血压患者心血管预后的重要因素

心血管危险因素	靶器官损害	伴随临床疾患
• 高血压（1～3 级） • 男性＞55 岁 • 女性＞65 岁 • 吸烟 • 糖耐量受损和（或）空腹血糖受损 • 血脂异常 　TC≥5.7 mmol/L 　（220 mg/dl） 　或 LDL-C＞3.3 mmol/L 　（130 mg/dl） 　或 HDL-C＜1.0 mmol/L 　（40 mg/dl） • 早发心血管病家族史 　一级亲属发病年龄男性＜55 　岁，女性＜65 岁	• 左心室肥厚 　心电图 Sokolow 标准（$S_{V1}+R_{V5}$ 　＞38 mm）或 Cornell 标准（$R_{aVL}+$ 　S_{V3}＞2440 mm·ms） 　超声心动图：LVMI 　男≥125 g/m²， 　女≥120 g/m² • 动脉壁增厚 　颈动脉超声 IMT≥0.9 mm 或 　脉粥样硬化斑块 • 颈-股动脉脉搏波速度≥12 m/s 　（选择使用） • 踝/臂血压指数＜0.9 　（选择使用） • eGFR＜60 ml/(min·1.73 m²) 　或肌酐轻度升高	• 脑血管病 　缺血性卒中 　脑出血 　TIA • 心脏疾病 　心肌梗死史 　心绞痛 　冠状动脉血运重建 　慢性心力衰竭 • 肾脏疾病 　糖尿病肾病 　肾功能受损（肌酐） 　男性≥133 μmol/L（1.5 mg/dl） 　女性≥124 μmol/L 　（1.4 mg/dl） 　蛋白尿≥300 mg/24 h

续表

心血管危险因素	靶器官损害	伴随临床疾患
• 腹型肥胖或肥胖 　腹型肥胖腰围男≥90 cm 　女≥85 cm 　肥胖 BMI≥28 kg/m² • 血同型半胱氨酸≥10 μmol/L	男 115～133 μmol/L （1.3～1.5 mg/dl） 女 107～124 μmol/L （1.2～1.4 mg/dl） • 微量白蛋白尿 　尿白蛋白 30～300 mg/24 h 　或白蛋白/肌酐≥30 mg/g 　（3.5 mg/mmol）	• 周围血管疾病 • 视网膜病变：出血或渗出，视乳头水肿 • 糖尿病

　　LVMI，左心室质量指数；IMT，颈动脉内膜中层厚度；BMI，体重指数；eGFR，肾小球滤过率；TC，总胆固醇；LDL-C，低密度脂蛋白胆固醇；HDL-C，高密度脂蛋白胆固醇

问题 69　高血压临床表现是什么？

答　1. 症状：大多起病缓慢、渐进，一般缺乏特异性临床表现。头晕、头痛、疲劳、心悸等，不一定与血压水平有关。可出现视物模糊、鼻出血等较重症状。约 1/5 患者在测量血压和发生并发症时才发现。

　　2. 体征：血压随季节、昼夜、情绪等因素有较大波动。听诊时可有主动脉瓣区第二心音亢进，收缩期杂音，少数在颈部或腹部可听到血管杂音。

问题 70　高血压患者降压目标值是什么？

答　普通人群：＜140/90 mmHg。

脑卒中后：＜140/90 mmHg。

糖尿病或慢性肾病、心力衰竭或病情稳定的冠心病合并高血压患者：＜130/80 mmHg。24 h 尿蛋白＞1.0 g/L 患者：＜125/75 mmHg［2007 年欧洲高血压学会/欧洲心脏病学学会（ESH/ESC）指南；2005 年中国指南］。

老年（65 岁以上）收缩期高血压：SBP＜150 mmHg，如能耐受还可进一步降低至 140 mmHg 以下。

问题 71　降压药的分类有哪些？

答　（1）利尿剂（有噻嗪类、袢利尿剂和保钾利尿剂）。

（2）β 受体阻滞剂（有选择性 $β_1$、非选择性 $β_1$ 与 $β_2$、兼有 α 受体拮抗作用）。

（3）血管紧张素转化酶抑制剂（ACEI）。

（4）血管紧张素 II 受体拮抗剂（ARB）。

（5）钙通道阻滞剂（CCB）：有二氢吡啶类和非二氢吡啶类两类。

主要为上述五大类，历史中还有 $α_1$ 受体阻滞剂、交感神经抑制剂、直接血管扩张剂等。

问题 72 ACEI 的降压机制是什么？

答 1. 抑制循环和组织的 RAAS，减少神经末梢释放去甲肾上腺素和血管内皮细胞形成内皮素。

2. 作用于缓激肽系统，抑制缓激肽降解，增加缓激肽和扩血管的前列腺素的形成。

问题 73 常用的 ACEI 有哪些？

答
卡托普利	12.5～50 mg	2～3 次/日
依那普利	10～20 mg	2 次/日
贝那普利	10～20 mg	1 次/日
赖诺普利	10～20 mg	1 次/日
雷米普利	2.5～10 mg	1 次/日
福辛普利	10～20 mg	1 次/日
西拉普利	2.5～5 mg	1 次/日
培哚普利	4～8 mg	1 次/日

问题 74 ACEI 的常见副作用有哪些？

答 1. 刺激性干咳。

2. 高钾血症。

3. 其他：低血压、血管神经性水肿、皮疹、味觉障碍。

问题 75 ARB 的降压机制是什么？

答 通过阻滞组织血管紧张素（AT）Ⅱ受体亚型 AT_1，更充分有效地阻断 ATⅡ的血管收缩、水钠潴留，使血压下降。

问题 76 ARB 的常见副作用有哪些？

答 1. 高钾血症。

2. 直立性低血压。

3. 其他：头晕、皮疹、血管神经性水肿、腹泻、肝功能异常、肌痛和偏头痛。

问题 77 常用的 ARB 有哪些？

答
氯沙坦	50～100 mg	1 次/日
缬沙坦	80～160 mg	1 次/日
厄贝沙坦	150～300 mg	1 次/日
替米沙坦	40～80 mg	1 次/日
坎地沙坦	8～16 mg	1 次/日
奥美沙坦	20～40 mg	1 次/日

问题 78 β受体阻滞剂的降压机制是什么？

答 交感神经阻滞剂的一种，通过抑制中枢和周围 RAAS，竞争性阻断 β 受体以抑制交感活性，抑制心肌收缩力和减慢心率。

问题 79 β受体阻滞剂的常见副作用是什么？

答
1. 心动过缓。
2. 增加气道阻力，引起支气管痉挛。
3. 其他：乏力、淡漠、多梦、四肢发冷。
4. 增加胰岛素抵抗，掩盖低血糖症状。

问题 80 钙通道阻滞剂的降压机制是什么？

答 通过阻滞电压依赖 L 型钙通道，减少细胞外钙离子进入血管平滑肌细胞内，减少兴奋-收缩耦联，降低阻力血管的收缩效应。钙通道阻滞剂还能减轻 AT II 和 a_1 肾上腺素能受体的缩血管效应，减少肾小管钠重吸收。

问题 81 钙通道阻滞剂的常见副作用是什么？

答 开始治疗有反射性交感活性增强，引起心率增快、头痛、面部潮红、下肢水肿等，尤其是使用短效制剂时。非二氢吡啶类有抑制心肌收缩和传导功能，不宜在心力衰竭、窦房结功能低下或心脏传导阻滞患者中应用。

问题 82 利尿剂的降压机制是什么？

答 使细胞外液容量减少，心排血量降低，并通过利钠作用使血压下降。

问题 83 利尿剂的常见副作用是什么？

答 噻嗪类利尿剂：低钾，高血糖，高三酰甘油（甘油三酯）血症，高尿酸血症。
袢利尿剂：低钾，低血压。
保钾利尿剂：高钾。

问题 84 α受体阻滞剂的降压机制是什么？

答 选择性 a_1 受体阻滞剂通过对突触后 a_1 受体阻滞，对抗去甲肾上腺素的动静脉收缩作用，使血管扩张，血压下降。

问题 85 α受体阻滞剂的常见副作用是什么？

答 主要副作用为"首剂现象"，多见于首次给药后 30～90 min，表现为严重的直立性低血压、眩晕、晕厥、心悸等。防治方法是首剂剂量减半，临睡前服用，服用后平卧或半卧位休息 60～90 min，并在给药前至少一天停用利尿剂。

其他副作用有头痛、嗜睡、口干、心悸、鼻塞、乏力、性功能障碍等，常可在连续用药过程中自行减轻或缓解。

问题 86 高血压急症的定义是什么？

答 高血压急症（hypertensive emergencies）是指原发性或继发性高血压患者，在某些诱因作用下，血压突然和显著升高（一般超过 180/120 mmHg），同时伴有进行性心、脑、肾等重要靶器官功能不全的表现，如高血压脑病、颅内出血、蛛网膜下腔出血、急性脑梗死伴严重高血压、心肌梗死、不稳定型心绞痛、急性左心衰竭、肺水肿、急性主动脉夹层、眼底病变等。

并发急性肺水肿、主动脉夹层动脉瘤、心肌梗死者，即使血压仅为中度升高，也应视为高血压急症。

问题 87 高血压急症的降压目标是什么？

答 初始阶段（数分钟到 1 h 内）血压控制目标为平均动脉压的降低幅度不超过治疗前水平的 25%。在随后的 2～6 h 内将血压降至较安全水平，一般为 160/100 mmHg，如果可耐受这样的血压水平，临床情况稳定，在以后 24～48 h 逐步降低血压到正常水平。

若患者为急性冠状动脉综合征（ACS）或以前没有高血压病史的高血压脑病（如急性肾小球肾炎、子痫所致等），初始目标血压水平可适当降低。

若为主动脉夹层动脉瘤，在患者耐受情况下，降压目标应为 SBP 100～110 mmHg，一般需要联合使用降压药物，并要重视足量 β 受体阻滞剂的使用。

问题 88 高血压急症的治疗有哪些？

答 在严密监测血压、尿量和生命体征的情况下，应视临床情况的不同使用短效静脉降压药物，使血压迅速降低，同时处理并发症。

（1）硝普钠：10 μg/min 开始，根据血压逐渐增加剂量，最大剂量 200 μg/min。

（2）硝酸甘油：5～10 μg/min 开始，最大可用至 100～200 μg/min。

（3）尼卡地平：0.5～10 μg/(kg·min)。

（4）拉贝洛尔：0.5～2 mg/min，最大量不超过 300 mg。

问题 89 高血压亚急症的定义是什么？

答 高血压亚急症（hypertensive urgencies）是指血压明显升高但不伴严重临床症状及进行性靶器官损害。患者可以有血压明显升高造成的症状，如头痛、胸闷、鼻出血和烦躁不安等。

问题 90 高血压亚急症的降压目标是什么?

答 在 24～48 h 将血压缓慢降至 160/100 mmHg。

问题 91 高血压亚急症的治疗有哪些?

答 可采用口服降压药缓慢降压,如钙通道阻滞剂、ACEI、ARB、α 受体阻滞剂、β 受体阻滞剂,还可根据情况应用袢利尿剂。初始治疗可在门诊或急诊室,用药后观察 5～6 h,2～3 天后门诊调整剂量,此后可应用长效制剂至最终的靶目标血压。

问题 92 常见继发性高血压的临床特点是什么?

答
1. 肾实质性高血压:早期均有明显的肾脏病变的临床表现,在病程中后期出现高血压,至终末期肾病阶段高血压几乎都和肾功能不全相伴发。
2. 肾动脉狭窄:血压明显增高,且呈顽固性、持续性增高。服降压药无效,某些患者可反复发作肺水肿。查体于脐上或肋脊角处闻及血管杂音。
3. 原发性醛固酮增多症:为高血压、血浆肾素活性受抑制、醛固酮分泌增多,在大多数患者有持续性低血钾而出现肌肉无力、周期性瘫痪(麻痹)、多尿、口渴、多饮等症状。
4. 嗜铬细胞瘤:血压波动明显,在应激、药物激发及触摸肿瘤等诱因下血压呈阵发性增高并伴有心动过速及发作性头痛、苍白、出汗、心悸、焦虑等临床征象,患者体温升高,体重下降,血糖增高,基础代谢率增高,服用一般降压药无效。
5. 皮质醇增多症:高血压,满月脸,向心性肥胖,水牛背,皮肤紫纹,毛发增多,骨质疏松,血糖增高。
6. 主动脉缩窄:上肢血压增高而下肢血压不高或降低,在肩胛间区、胸骨旁、腋部可有侧支循环动脉的搏动和杂音。

问题 93 简述冠心病的发病机制。

答
1. 冠状动脉粥样硬化:高血压、高血脂等易患因素对血管内皮的损伤是粥样硬化发病的启动环节,内皮损伤和功能失调导致脂质和巨噬细胞在局部聚集,低密度脂蛋白被巨噬细胞吞噬后产生泡沫细胞,后者聚集形成早期可见的脂质条纹。在此基础上,损伤局部血小板和巨噬细胞释放生长因子使平滑肌和成纤维细胞增殖和迁移,逐渐形成了纤维组织层,至此可形成典型的动脉粥样硬化斑块。
2. 冠状动脉痉挛:血小板在局部释放缩血管物质,如 5-羟色胺或血栓烷 A2 而导致一支或多支冠状动脉狭窄或闭塞。
3. 血栓形成学说:血栓常出现在斑块破裂或斑块侵蚀时,前者常使血栓深达基底,使斑块迅速增大,后者使血栓附着于斑块表面。两者均可导致狭窄程度迅速变化甚至血管闭塞。
4. 炎症:冠心病的发病在冠状动脉局部已被认为是一个炎症过程,巨噬细胞出现,炎症物质释放,斑块破裂处存在激活的 T 淋巴细胞,肥大细胞存在于易破裂的斑块边缘部位。

问题 94　动脉粥样硬化的危险因素是什么？

答　1. 不可控危险因素：性别、年龄、遗传因素、家族史。

2. 可控危险因素：血脂异常、高血压、糖尿病和糖耐量异常、吸烟、肥胖。

3. 其他危险因素：①A 型性格者；②口服避孕药；③饮食习惯（高热量、高胆固醇、高糖、高动物脂肪饮食）；④微量元素摄入量改变。

问题 95　冠心病如何进行临床分类（1979 年世界卫生组织分型）？

答　1. 隐匿型或无症状型。

2. 心绞痛型。

3. 心肌梗死型。

4. 缺血性心肌病型。

5. 猝死型。

近年趋向于根据发病特点和治疗原则不同分为两大类：

1. 慢性冠状动脉疾病，也称慢性心肌缺血综合征（包括稳定型心绞痛、缺血性心肌病、隐匿型冠心病）。

2. 急性冠状动脉综合征（包括不稳定型心绞痛、非 ST 段抬高型心肌梗死和 ST 段抬高型心肌梗死，也有将冠心病猝死包括在内）。

问题 96　急性冠状动脉综合征的概念是什么？

答　是一组由急性心肌缺血引起的临床综合征，主要包括：不稳定型心绞痛、非 ST 段抬高型心肌梗死、急性 ST 段抬高型心肌梗死。

问题 97　心绞痛的临床表现是什么？

答

表 1-6　心绞痛的临床表现

	稳定型心绞痛	不稳定型心绞痛
诱因	劳力、情绪激动、受寒、饱食	不如前者常有
部位	胸骨中、上段之后	相同，但可在较低位置或上腹部
范围	手掌大小范围	更大
放射	常放射至左肩、左臂内侧达无名指和小指，或至颈、咽或下颌	相同
持续时间	短，1～5 min 或 15 min 内	长，可达数十分钟
缓解方式	硝酸甘油显著缓解	硝酸甘油作用较差
性质	压榨性或窒息性	相似，但更剧烈

问题 98　心绞痛的诊断是什么？

答　心绞痛的诊断主要依靠症状，典型的心绞痛通过症状分析诊断即可成立。临床表现不典型和无症状性心肌缺血常需依靠心电图、核素心肌灌注显影、冠状动脉造影等辅助检查手段。

1. 心绞痛的分型诊断

（1）稳定型心绞痛。

（2）不稳定型心绞痛：①初发劳力型心绞痛，②恶化劳力型心绞痛，③自发型心绞痛，④心肌梗死后心绞痛，⑤变异型心绞痛。

2. 稳定型心绞痛严重程度分级：加拿大心血管病学会分级（CCS 分级）。

Ⅰ级：一般体力活动（如步行或登楼）不受限，仅在强、快或持续用力时发生心绞痛。

Ⅱ级：一般体力活动轻度受限。快步、饭后、寒冷或处于刮风环境中、精神应激或醒后数小时内发作心绞痛。一般情况下平地步行 200 m 以上或登楼一层以上受限。

Ⅲ级：一般体力活动明显受限。一般情况下平地步行 200 m 内，或登楼一层引起心绞痛。

Ⅳ级：轻微活动或休息时即可发生心绞痛。

问题 99 心绞痛的治疗是什么？

答 1. 一般治疗：发作时立刻休息，平时避免诱因，调节饮食，减轻精神负担，保持适当体力活动，治疗高血压、糖尿病、贫血、甲亢等相关疾病。

2. 药物治疗

（1）抗心绞痛和抗缺血治疗

1）硝酸酯类药物：硝酸甘油等。

2）β受体阻滞剂：美托洛尔等。

3）钙通道阻滞剂：硝苯地平等。

（2）抗栓治疗

1）抗血小板治疗：阿司匹林、氯吡格雷。

2）抗凝治疗：普通肝素、低分子肝素。

不稳定型心绞痛需要抗凝，同时加用阿司匹林和氯吡格雷抗血小板治疗；

稳定型心绞痛不需要抗凝，只用阿司匹林。

（3）二级预防

1）ACEI/ARB。

2）β受体阻滞剂。

3）他汀类药物。

3. 经皮冠状动脉介入治疗。

4. 冠状动脉旁路移植术。

问题 100 急性心肌梗死的症状是什么？

答 1. 先兆

半数以上患者在发病前数日有乏力，胸部不适，活动时心悸，气急，烦躁，心绞痛等前驱症状，其中以新发生心绞痛和原有心绞痛加重最为突出，心绞痛发作较以前频繁，硝酸甘油疗效差，应警惕心肌梗死的可能。

2. 症状

(1) 疼痛：最先出现，多发生于清晨，疼痛部位和性质与心绞痛相同。但程度重，持续时间长，休息或服用硝酸甘油无效，可伴濒死感，少数人一开始就出现休克或急性心力衰竭。

(2) 全身症状：发热、心动过速、白细胞增高和红细胞沉降率（血沉）增快等。发热多在疼痛发生后 24～48 h 后出现，体温多在 38℃ 左右。

(3) 胃肠道症状：恶心，呕吐和上腹胀痛，重症者有呃逆。

(4) 心律失常：多发生在起病 1～2 周内，而以 24 h 内最多见。以室性心律失常最多，尤其是室性期前收缩。房室和束支传导阻滞亦较多。

(5) 低血压和休克：休克多在起病后数小时至 1 周内发生，多为心源性的。

(6) 心力衰竭：主要是急性左心衰竭，为梗死后心肌收缩力减弱或收缩不协调所致。

问题 101 急性心肌梗死的体征是什么？

答 (1) 心脏体征：心界正常，也可轻至中度扩大，心率快，心尖部第一心音减弱，可出现第四心音奔马律，多在 2～3 天有心包摩擦音。心尖区可出现粗糙的收缩期杂音或收缩中晚期喀喇音，为二尖瓣乳头肌功能失调或断裂所致，可有各种心律失常。

(2) 血压降低。

(3) 其他：可出现与心律失常、休克和心力衰竭相关的其他体征。

问题 102 急性心肌梗死的诊断标准是什么？

答 心肌损伤标志物显著增高（CK-MB、TnT/I），并且具有下述一项即可诊断急性心肌梗死：

(1) 典型临床表现。

(2) 特征心电图改变及动态演变。

问题 103 急性心肌梗死心电图表现是什么？

答 1. 特征改变

(1) 坏死区出现病理 Q 波，在面向透壁心肌坏死区导联出现。

(2) 损伤区 ST 段弓背向上型抬高，在面向坏死区周围心肌损伤区导联出现。

(3) 缺血区 T 波倒置，在面向损伤区周围心肌缺血区导联出现。

(4) 背向心肌梗死区 R 波增高，ST 段压低和 T 波直立并增高。

2. 动态演变

(1) 超急性期：在起病数分钟内可无异常或出现异常高大两肢不对称的 T 波。

(2) 急性期：数小时后，ST 段明显抬高，弓背向上，与直立的 T 波连接，形成单相曲线；数小时至 2 天内出现病理性 Q 波，同时 R 波减低。

（3）亚急性期：抬高的 ST 段可在数日至 2 周内逐渐回到基线水平，T 波逐渐平坦或倒置，为亚急性期改变。

（4）慢性期：数周至数月后，T 波呈 V 形倒置，两肢对称，波谷尖锐，为慢性期改变，T 波倒置可永久存在，也可数月或数年内逐渐恢复。

问题 104　急性心肌梗死心肌损伤标志物的升高及演变过程是什么？

表 1-7　急性心肌梗死心肌损伤标志物的升高及演变过程

	出现时间	高峰	恢复时间	意　义
CK-MB	4～6 h	16～24 h	3～4 d	高峰出现时间是否提前有助于判断溶栓是否成功；判断再梗
cTnT/	3～4 h	24～48 h	10～14 d	特异性、敏感性最高
cTnI	2～4 h	11～24 h	7～10 d	
MYO	1～2 h	4～12 h	24～48 h	早期诊断特异性差；除外诊断意义大

CK-MB，肌酸激酶同工酶；cTnT，肌钙蛋白 T；cTnI，肌钙蛋白 I；MYO，肌红蛋白

问题 105　急性心肌梗死常见并发症是什么？

答　1. 乳头肌功能失调或断裂：心尖区出现收缩中晚期喀喇音和吹风样收缩期杂音，第一心音可不减弱，多发生在二尖瓣后乳头肌，见于下壁心肌梗死。

2. 心脏破裂：常在起病 1 周内出现，多为心室游离壁破裂，造成心包积血引起急性心脏压塞而猝死。室间隔穿孔，在胸骨左缘 3～4 肋间出现响亮的收缩期杂音，常伴有震颤，但有的为亚急性。

3. 栓塞：见于起病后 1～2 周，可引发脑、肾、脾、四肢等动脉栓塞。

4. 心室壁瘤：多见于左心室。左侧心界扩大，心脏搏动广泛，搏动减弱或反常搏动。ST 段持续升高，X 线和超声可见左心室局部心缘突出。

5. 心肌梗死后综合征：表现为心包炎、胸膜炎或肺炎，有发热、胸痛等症状。可能为机体对坏死物质过敏。

问题 106　急性 ST 段抬高型心肌梗死的治疗措施有哪些？

答　1. 一般治疗：休息，吸氧，监护（保持大便通畅）。

2. 解除疼痛：①吗啡或哌替啶，②硝酸酯，③β 受体阻滞剂（合并心力衰竭、休克时不用）。

3. 抗栓治疗：抗血小板与抗凝联用。

（1）抗血小板：阿司匹林加氯吡格雷联合应用。

（2）抗凝：肝素、低分子肝素。

4. 再灌注治疗

（1）溶栓（尿激酶、链激酶、rt-PA）。

  （2）经皮冠状动脉介入治疗（PCI）——经皮腔内冠状动脉成形术（PTCA）及支架置入术。

  （3）外科冠状动脉旁路移植术（CABG）。

5. 二级预防

  （1）ACEI（改善心肌重构，减少病死率和心力衰竭发生）。

  （2）β受体阻滞剂（口服，降低发病率和死亡率）。

  （3）他汀类（降脂，稳定斑块，改善内皮功能）。

6. 并发症治疗：心律失常、心力衰竭、休克。

问题 107　急性心肌梗死急诊 PCI 治疗的禁忌证是什么？

答　①狭窄直径<50%，无缺血证据；②左主干合并多支非局限病变；③严重左心功能不全，射血分数（EF)<25%；④肾功能不全；⑤发病大于 12 h 不宜行急诊 PCI。

问题 108　急性心肌梗死溶栓治疗的适应证是什么？

答　1. 心电图：2 个或 2 个以上相邻导联 ST 段抬高（肢体导联≥0.1 mV；胸导联≥0.2 mV）距起病 12 h 以内；年龄<75 岁。

2. 新出现的左束支传导阻滞，病史提示为急性心肌梗死。

3. 相对适应证：年龄>75 岁；或发病超过 12 h，但仍有胸痛伴心电图持续性 ST 段抬高而无 Q 波，也可考虑。

问题 109　急性心肌梗死溶栓治疗的禁忌证是什么？

答　1. 绝对禁忌证

  （1）出血性脑卒中史。

  （2）一年内发生其他脑血管事件。

  （3）已知的颅内肿瘤。

  （4）活动性内脏出血。

  （5）可疑主动脉夹层。

2. 相对禁忌证

  （1）严重、没有控制的高血压（BP>180/110 mmHg）。

  （2）既往脑血管病变或已知颅内病变（不在绝对禁忌证内）。

  （3）已在抗凝治疗中。

  （4）已知出血体质。

  （5）近期（2~4 周）外伤（包括有创心肺复苏、大手术）；不能压迫的血管穿刺。

  （6）近期（2~4 周）内脏出血。

  （7）链激酶过敏。

  （8）妊娠。

  （9）活动性消化性溃疡。

（10）慢性严重高血压病史。

（11）ST 段抬高，但发病超过 24 h 且胸痛缓解或单纯 ST 段压低的心肌梗死，不主张溶栓。

问题 110　急性心肌梗死溶栓再通的指征是什么？

答　1. 直接指征：冠状动脉造影观察，TIMI 分级 2、3 级表明再通。

TIMI 分级　0 级：血管远端完全无血流灌注；

1 级：远端部分灌注；

2 级：完全灌注，但血流速度缓慢；

3 级：完全灌注，流速正常。

2. 间接指征：具备 2 条或以上，（2）＋（4）除外

（1）抬高 ST 段 2 h 内回降＞50%。

（2）胸痛 2 h 内基本消失。

（3）血清 CK-MB 峰值提前至发病 14～16 h 内。

（4）2 h 内出现再灌注性心律失常（短暂加速性室性自主心律；非持续室性心动过速；心室颤动；房室或束支传导阻滞消失；下壁心肌梗死，出现一过性窦性心动过缓、传导阻滞伴不同程度低血压）。

问题 111　急性心肌梗死心律失常的处理有哪些？

答　1. 室性期前收缩：利多卡因 50～100 mg 静推，每 5～10 min 重复一次，至期前收缩消失或总量已达 300 mg，继以 1～3 mg/min 维持。如室性心律失常反复可用胺碘酮。

2. 室速：血流动力学稳定，可用利多卡因、胺碘酮；血流动力学不稳定、药物无效，行电复律。

3. 室颤或持续多形性室速：尽快非同步直流电除颤或同步直流电复律。

4. 室上性心律失常：选用维拉帕米、地尔硫䓬、美托洛尔或胺碘酮等药物不能控制时，可考虑同步电复律。

5. 窦性心动过缓：阿托品；无效或心率＜40 次/分，行心脏临时起搏。

6. 房室或室内传导阻滞发展到二度或三度，伴血流动力学障碍者宜用人工心脏起搏器做临时的经静脉心内膜右心室起搏治疗，待传导阻滞消失后撤除。

问题 112　急性心肌梗死合并急性左心力衰竭或心源性休克的处理有哪些？

答　1. 心力衰竭：利尿剂（呋塞米）；血管扩张剂（硝酸甘油，硝普钠）；正性肌力药物（多巴胺，多巴酚丁胺）。

2. 心源性休克：持续血流动力学监测；补充血容量（低分子右旋糖酐，5%～10% 葡萄糖）；血管活性药（多巴胺，间羟胺，去甲肾上腺素）；血管扩张剂（硝普钠，硝酸甘油，酚妥拉明）；主动脉内球囊反搏（IABP）；冠状动脉血运重建（PCI，CABG）

问题 113 急性非 ST 段抬高型心肌梗死的处理有哪些？

答　1. 抗心肌缺血

（1）硝酸酯（硝酸甘油，硝酸异山梨酯）。

（2）β 受体阻滞剂（阿替洛尔，美托洛尔，比索洛尔，艾司洛尔）。

（3）钙通道阻滞剂（硝苯地平，地尔硫䓬，维拉帕米）。

2. 抗栓治疗：抗血小板与抗凝联用，不能溶栓。

（1）抗血小板：阿司匹林，氯吡格雷，或合用血小板糖蛋白 Ⅱ b/Ⅲ a 受体阻滞剂（替罗非班）。

（2）抗凝治疗：低分子肝素，普通肝素。

3. 调脂治疗：阿托伐他汀或瑞舒伐他汀。

4. ACEI 或 ARB。

5. 再灌注治疗：经皮冠状动脉介入治疗（PCI），冠状动脉旁路术（CABG）。

6. 二级预防。

7. 一般治疗：卧床休息，吸氧，心电、血压监测。

问题 114 冠心病二级预防治疗有哪些？

答　A. aspirin　抗血小板聚集（或氯吡格雷）

anti-anginals　抗心绞痛，硝酸类制剂

B. beta-blocker　预防心律失常，减轻心脏负荷等

blood pressure control　控制好血压

C. cholesterol lowing　控制血脂水平

cigarettes quiting　戒烟

D. diet control　控制饮食

diabetes treatment　治疗糖尿病

E. education　普及有关冠心病的教育，对象包括患者及家属

exercise　鼓励有计划的、适当型运动锻炼

问题 115 心脏性猝死的临床表现是什么？

答　1. 前驱期：猝死前数天至数月，有些患者可出现胸痛、心慌、气促、疲乏等非特异性症状，但亦可无前驱表现，瞬间发生心搏骤停。

2. 终末事件期：心搏骤停前往往有急性心血管病发作，通常不超过 1 h。典型症状有长时间的心绞痛或急性心肌梗死的疼痛，急性呼吸困难，头晕，甚至昏迷。心电图通常为恶化的室性早搏、室性心动过速、心室颤动、心室停搏等。

3. 心搏骤停期：心搏骤停发生后，其心脏性猝死的症状和体征依次出现：心音消失；脉搏扪不出、血压测不出；意识突然丧失或伴短暂全身性抽搐，多在心脏停搏后 10 s 内出现；呼吸呈叹息样，以后即停止，在心脏停搏后 20～30 s 内出现；昏迷，一般在心脏停搏后 30 s 内出现；瞳孔散大，心脏停搏后 30～60 s 内出现。

4. 生物学死亡：大部分患者在心搏骤停 4～6 min 内开始发生不可逆脑损害，随后经数分钟过渡到生物学死亡。

问题 116 心搏骤停的处理是什么？

答
1. 基础心肺复苏（CPR）：C-A-B
   （1）胸外按压（circulation）
      1）部位：胸骨中下 1/3；
      2）频率＞100 次/分；
      3）深度＞5 cm；
      4）与呼吸的比例（无论单人或双人心肺复苏）：按压与通气比均 30：2。
   （2）开放气道（airway）：仰头抬颏法。
   （3）人工呼吸（breathing）：口对口人工呼吸或气管内插管。
2. 高级心肺复苏
   （1）通气与供氧：恢复有效通气，纠正低氧血症，使用呼吸机，根据血气分析结果调整呼吸机参数。
   （2）电除颤、复律与起搏治疗：引起心搏骤停最常见原因为心室颤动，每延迟除颤 1 min，复苏成功率下降 7%～10%。电除颤能量选择：双相波 150～200 J，单相波 360 J，一次电击无效应继续 CPR，5 个周期的 CPR 后（约 2 min）再次分析心律，必要时再次除颤。
   （3）静脉通路：用必要的药物维持已恢复的循环。

问题 117 病毒性心肌炎常见病原有哪些？

答 主要为柯萨奇 B 组 2～5 型和 A 组 9 型病毒，其次为埃可病毒、人类腺病毒，还有风疹病毒、虫媒病毒、巨细胞病毒（CMV）、脑炎病毒、肝炎（甲、乙、丙型）病毒、人类免疫缺陷病毒（HIV）、EB 病毒、流感病毒、流行性腮腺炎病毒、脊髓灰质炎病毒、鹦鹉热病毒、合胞体病毒。

问题 118 病毒性心肌炎的临床表现是什么？

答
1. 全身非特异症状：发热，肌痛，咽痛，乏力；发病前 1～3 周有呼吸道或消化道感染症状。
2. 心脏受累表现：多以心律失常为首发症状。心率增速与体温不相称；或心率异常缓慢。严重者可有心脏扩大，病理性第三心音或奔马律；累及心包可有心包摩擦音。

问题 119 病毒性心肌炎的诊断标准是什么？

答 1999 年全国心肌炎心肌病专题研讨会提出的成人急性心肌炎诊断参考标准如下：
1. 病史与体征：上呼吸道感染、腹泻等病毒感染后 3 周内出现与心脏相关的表现。

2. 感染后 3 周内出现心律失常/心电图改变

(1) 窦性心动过速、房室传导阻滞、窦房传导阻滞或束支传导阻滞。

(2) 多源、成对室性期前收缩，自主性房性或交界性心动过速，阵发或非阵发性室性心动过速，心房或心室扑动或颤动。

(3) 两个以上导联的 ST 段呈水平型或下斜型下移≥0.05 mV 或 ST 段异常抬高或出现异常 Q 波。

3. 心肌损伤的参考指标

(1) TnI 或 TnT、CK-MB 明显增高。

(2) 超声心动图示心腔扩大或室壁运动异常。

4. 病原学证据

(1) 急性期从心内膜、心肌、心包或心包穿刺液中检测出病毒、病毒基因片段或病毒蛋白抗体。

(2) 病毒抗体：第 2 份血清中同型病毒抗体（如柯萨奇 B 组病毒中和抗体或流行性感冒病毒血凝抑制抗体等）滴度较第 1 份血清升高 4 倍（2 份血清应相隔 2 周以上）或一次抗体效价≥640 者为阳性，320 者为可疑（如以 1∶32 为基础者则宜以≥256 为阳性，128 为可疑阳性，根据不同实验室标准决定）。

(3) 病毒特异性 IgM 以≥1∶320 者为阳性。

注：同时具有上述 1、2 ［(1)、(2)、(3) 中任何一项］、3 中任何两项。在排除其他原因心肌疾病后临床上可诊断急性病毒性心肌炎；如仅具有 4 中第 (2)、(3) 项者，在病原学只能拟诊为急性病毒性心肌炎。

问题 120　病毒性心肌炎的治疗原则是什么？

答　1. 一般治疗：急性病毒性心肌炎患者尽早卧床休息，可以减轻心脏负荷。

(1) 有严重心律失常、心力衰竭的患者，卧床休息 1 个月，半年内不参加体力活动。

(2) 无心脏形态功能改变者，休息半个月，3 个月内不参加重体力活动。

2. 抗病毒治疗

(1) α-干扰素能够阻断病毒复制和调节细胞免疫功能。

(2) 黄芪可能有抗病毒、调节免疫功能，对干扰素系统有激活作用。

3. 保护心肌疗法

(1) 维生素 C。

(2) 辅酶 Q10。

(3) 曲美他嗪。

4. 免疫抑制治疗

5. 对症治疗

问题 121　心肌病的定义是什么？

答　心肌病是一组异质性心肌疾病，由不同病因（遗传性病因较多见）引起的心肌病变导致心肌机械和（或）心电功能障碍，常表现为心室肥厚或扩张。该病可局限于心脏本身，亦可为系统性疾病的部分表现，最终可导致心脏性死亡或进行性心力衰竭。

问题 122　目前心肌病的分型是什么？

答　心肌病是以心肌病变为主的疾病。分类仍不统一，目前分为三类：

1. 遗传性心肌病：肥厚型心肌病、右心室发育不良心肌病、左心室致密化不全、糖原贮积症、先天性传导阻滞、线粒体肌病、离子通道病（包括长 QT 综合征、Brugada 综合征、短 QT 综合征、儿茶酚胺敏感性室性心动过速）、原因不明（原发性心肌病）、致心律失常性右心室心肌病。
2. 混合性心肌病：扩张型心肌病、限制型心肌病。
3. 获得性心肌病：感染性心肌病、心动过速性心肌病、心脏气球样变、围生期心肌病。

问题 123　扩张型心肌病的症状是什么？

答　本病起病缓慢，可在任何年龄发病，但以 30～50 岁为多见，家族遗传性扩张型心肌病发病年龄更早。扩张型心肌病的病程可分为三个阶段：

1. 无症状期，体检可以正常，X 线检查心脏可轻度增大，心电图有非特异性改变，超声心动图测量左心室舒张末期内径为 5～6.5 cm，射血分数为 40％～50％。
2. 有症状期，活动时呼吸困难和活动耐量下降，超声心动图测量左心室舒张末期内径为 6.5～7.5 cm，射血分数为 20％～40％。
3. 病情晚期，有肝大、水肿、腹水等充血性心力衰竭的表现，其病程长短不一，有的可相对稳定，反复心力衰竭达数年至十余年，有的心力衰竭进行性加重，短期内死亡。多数患者合并各种心律失常，部分患者发生血栓栓塞（18％）或者猝死（30％）。

问题 124　扩张型心肌病的体征是什么？

答　主要体征为心脏扩大，75％的病例可闻及第三或第四心音呈奔马律，常合并各种类型的心律失常，有肺循环和体循环淤血征。

问题 125　扩张型心肌病的超声心动图表现是什么？

答
1. 室壁运动弥漫性减弱。
2. 心脏四腔均增大而以左心室扩大为显著。
3. 射血分数降低。
4. 其他：左心室流出道扩大，附壁血栓多发生在左心室心尖部，多合并有二尖瓣和三尖瓣反流。

问题 126　扩张型心肌病的治疗原则是什么？

答　治疗目标：有效控制心力衰竭和心律失常，缓解基础病因介导的心肌损害，阻断造成心力衰竭加重的神经体液机制，预防猝死，预防栓塞，提高扩张型心肌病患者的生活质量和生存率。

1. 病因治疗：积极寻找病因，给予相应治疗，如控制感染、戒酒、治疗内分泌疾病。
2. 针对心力衰竭的药物治疗：ACEI 或 ARB、β受体阻滞剂、地高辛、呋塞米、伊伐布雷定、依普利酮、螺内酯等。
3. 心力衰竭的心脏再同步化治疗（CRT）。
4. 心力衰竭的其他治疗：心脏移植。
5. 抗凝治疗：预防栓塞、猝死。

问题 127　肥厚型心肌病的分类是什么？

答　根据左心室流出道有无梗阻分为梗阻性和非梗阻性肥厚型心肌病。

问题 128　肥厚型心肌病的症状是什么？

答　半数以上患者无明显症状。最常见症状是劳力性呼吸困难和乏力，1/3 患者可有劳力性胸痛。最常见的持续性心律失常是心房颤动。伴有流出道梗阻的患者可在起立或运动时出现眩晕，甚至晕厥，与室性快速性心律失常有关。

问题 129　肥厚型心肌病的体征是什么？

答　心尖搏动强而有力，呈抬举样，或有心尖双搏动（由于心房向顺应性降低的心室排血时产生的搏动，在心尖搏动前被触及）。左心室流出道梗阻者可在胸骨左缘下段相当于左第 4 肋间处，与心尖区之间闻及收缩中期或晚期喷射性杂音，向心尖而不向心底部以上传导，可伴有震颤。

梗阻性肥厚型心肌病患者心尖区内侧或胸骨左缘中下段闻及喷射性收缩期杂音。增加心肌收缩力的因素（如运动、Valsalva 动作、静脉滴注异丙肾上腺素 2 μg/min）使杂音增强；减弱心肌收缩力因素（如下蹲、口服普萘洛尔）使杂音减弱。

问题 130　肥厚型心肌病的心电图表现有哪些？

答
1. 30%～50%患者 Ⅱ、Ⅲ、aVF 及 V_4，某些可于 V_6 导联上出现深而窄的 Q 波（<0.04 s）。
2. 左心室前壁肥厚：$S_{V_1} + R_{V_5}$ 呈有意义的增大（$S_{V_1} + R_{V_5} \geq 4.0$ mV），$S_{V_1} + R_{V_5}$ 值逐年减少与心肌退行性变化有关。
3. 胸前导联 QRS 电压增高伴倒置 T 波逐年加深，反映心尖室壁厚度变化。

问题 131　肥厚型心肌病的超声心动图表现有哪些？

答
1. 室间隔明显肥厚>1.5 cm，室间隔厚度/左心室游离壁厚度之比>1.3～1.5。
2. 梗阻型还可见：
（1）二尖瓣前叶收缩期前移贴近室间隔。

（2）左心室流出道狭窄。

（3）主动脉瓣收缩中期呈部分性关闭。彩色多普勒血流显像可评价左心室流出道压力阶差、二尖瓣反流，其结果与左心导管检查密切相关。

问题 132　肥厚型心肌病的治疗原则是什么？

答　治疗目标：减轻左心室流出道梗阻，缓解症状，尽可能逆转心肌肥厚，改善左心室舒张功能，预防猝死，提高肥厚型心肌病患者的长期生存率。

1. β受体阻滞剂：梗阻性肥厚型心肌病的一线治疗用药。

2. 非二氢吡啶类钙通道阻滞剂：用于不能耐受β受体阻滞剂患者。

3. 猝死的预防：对患者进行生活指导，提醒患者避免激烈运动、持重或屏气等，减少猝死的发生。

4. 其他治疗：针对心力衰竭和心房颤动的治疗。

5. 本病进展缓慢，应长期随访，并对其直系亲属进行心电图、超声心动图等检查，以便早期发现家族中的其他肥厚型心肌病患者。

问题 133　限制型心肌病的诊断是什么？

答　限制型心肌病的临床诊断较困难。对于出现运动耐力下降、乏力、劳力性呼吸困难、胸痛、腹水、水肿等症状，心室没有明显扩大而心房扩大者，应考虑本病。心内膜心肌活检有助于确定限制型心肌病属于原发性还是继发性。

　　本病主要与缩窄性心包炎鉴别诊断。缩窄性心包炎患者既往可有活动性心包炎或心包积液病史。查体可有奇脉、心包叩击音。胸部 X 线有时可见心包钙化。超声心动图有时可见心包增厚、室间隔抖动征。而限制型心肌病常有双心房明显增大，室壁可增厚。

问题 134　简述何为致心律失常性右心室心肌病。

答　致心律失常性右心室心肌病也称为右心室心肌病，本病是一种右心室心肌被纤维脂肪组织进行性替代的心肌病，30%患者呈家族性发病，多为常染色体显性遗传。80%以上病例年龄在 7～40 岁之间，男性占 60%，男女发病之比为 2.7∶1. 临床主要表现为室性心动过速、右心室进行性扩大、难治性右心衰竭，猝死多见于年轻患者。治疗应控制室性心律失常。高危患者可植入埋藏式心脏复律除颤器。

问题 135　感染性心内膜炎的分类是什么？

答　感染性心内膜炎是由病原微生物循血行途径引起的心内膜、心瓣膜或邻近大动脉内膜的感染并伴赘生物的形成。

1. 根据病情和病程，可分为：急性感染性心内膜炎、亚急性感染性心内膜炎。

2. 根据瓣膜类型，可分为：自体瓣膜心内膜炎、人工瓣膜心内膜炎。

3. 根据感染的病原体或受累部位，可命名为：金黄色葡萄球菌性心内膜炎、真菌性心内膜炎等。

问题 136 感染性心内膜炎的常见致病菌有哪些？

答 1. 亚急性感染性心内膜炎：草绿色链球菌最多见。

2. 自体瓣膜心内膜炎：主要为链球菌，其中急性感染性心内膜炎以葡萄球菌最为多见（尤其是金黄色葡萄球菌）。

3. 人工瓣膜心内膜炎分为早期和晚期两种。早期是因手术期感染、经由导管或静脉输液引起，主要病因是表皮葡萄球菌和金黄色葡萄球菌。静脉注射毒品成瘾者所致的感染性心内膜炎，金黄色葡萄球菌占 50％ 以上。

问题 137 感染性心内膜炎赘生物的常见部位是哪些？

答 1. 主动脉瓣和二尖瓣（低压腔侧）。

2. 缺损的间隔、腱索或腔室壁内膜。

问题 138 哪些人为感染性心内膜炎的易感患者？

答 1. 接受手术、心导管检查或者治疗（如漂浮导管放置、主动脉内球囊反搏术、起搏器安装）者。

2. 先天性心脏病（如室间隔缺损、动脉导管未闭、法洛四联症）患者。

3. 获得性心脏病（如主动脉瓣关闭不全）患者及接受泌尿生殖器和消化道器械检查和治疗（如膀胱镜检查）、支气管镜检查和治疗、拔牙等口腔手术及操作、人工心脏瓣膜置换、人工血管置换患者。

4. 静脉注射毒品者导致的感染性心内膜炎越来越多见。

问题 139 感染性心内膜炎的症状是什么？

答 1. 几乎均有发热。亚急性者起病隐匿。

2. 可有全身不适、乏力、食欲不振和体重减轻等非特异性症状。可有弛张热，一般为低热，多<39℃，午后和晚上高，伴寒战和盗汗。

3. 头痛、背痛和肌肉关节痛常见。

4. 急性者呈暴发性败血症过程，有高热寒战，常诉头、胸、背和四肢肌肉关节疼痛。

5. 突发心力衰竭者较常见。

问题 140 感染性心内膜炎的体征是什么？

答 1. 发热：最常见症状，除有些老年或重症心、肾衰竭患者外，几乎均有发热。

2. 心脏杂音：绝大多数患者可闻及心脏杂音，急性者要比亚急性者更易出现杂音强度和性质的变化，或出现新的杂音（尤以主动脉瓣关闭不全多见）。

3. 周围体征：多为非特异性。

（1）瘀点：可出现于任何部位，以锁骨以上皮肤、口腔黏膜和结合膜常见，病程长者较多见。

（2）指和趾甲下线状出血。

（3）Roth 斑：视网膜卵圆形出血斑，其中心呈白色，多见于亚急性感染。

（4）Osler 结节：指和趾垫的豌豆大小的红色或紫色痛性结节，常见于亚急性者。

（5）Janeway 损害：手掌和足底处直径 1～4 mm 无痛性出血性红斑，急性患者多见。

4. 贫血：较常见，尤其多见于亚急性者，多为轻、中度贫血，晚期患者可重度贫血。

5. 脾大：见于 30% 的病程＞6 周的患者，急性者少见。

6. 动脉栓塞。

问题 141 感染性心内膜炎如何诊断（Duke 标准）？

答 1. 主要标准

（1）血培养阳性：

1）两次血培养均为一致的典型感染性心内膜炎致病微生物：草绿色链球菌、牛链球菌组、HACEK、金黄色葡萄球菌；无原发灶的获得性肠球菌；

2）持续的阳性血培养，均为同一致病微生物：至少 2 次血培养阳性，且间隔 12 h 以上；4 次阳性血培养中 3 次为同一致病微生物（首次与最后一次抽取时间至少相隔 1 h 以上）；

3）Q 热病原体 1 次血培养阳性或其 IgG 抗体滴度＞1：800。

（2）心内膜受累的依据：超声心动图阳性发现［人工瓣膜或复杂感染性心内膜炎（瓣周脓肿）推荐使用经食管超声心动图（TEE）；其他患者推荐首选经胸超声心动图（TTE）］：血流反流束中可见瓣叶或支撑结构有震荡物，或心内植入物上存在无法解释的震荡物；或可见脓肿；或新出现的人工瓣膜部分裂开；或新出现的瓣膜反流（新出现杂音或杂音较前加重）。

2. 次要标准

（1）易患体质，心脏本身存在易患因素，或注射毒品者。

（2）发热：体温≥38.0℃。

（3）血管现象：主要动脉栓塞、感染性肺梗死、细菌性动脉瘤、颅内出血、结膜出血、Janeway 结节。

（4）免疫学现象：肾小球肾炎、Osler 结节、Roth 斑，类风湿因子阳性。

（5）细菌学依据：血培养阳性但不符合上述主要标准，或与感染性心内膜炎一致的活动性细菌感染的血清学证据。

（6）超声心动图：有感染性心内膜炎的表现，但未达主要标准。

确诊：2 条主要标准，或 1 条主要标准＋3 条次要标准，或 5 条次要标准确诊。

疑诊：1 条主要标准＋1 条次要标准，或 3 条次要标准。

问题 142 感染性心内膜炎如何进行抗生素治疗？

答 用药原则为：①早期应用，在连续送 3～5 次血培养后即可开始治疗；②足量用药，选用杀菌性抗微生物药物，大剂量和长疗程，旨在完全消灭深藏于赘生物内的致病菌；③静脉用药为主，保持高而稳定的血药浓度；④病原微生物不明时，急性者选用针对金黄色葡萄球菌、链球菌和革兰氏阴性杆菌均有效的广谱抗生素，亚急性者选用针对包括肠球菌在内的大多数链球菌的抗生素；⑤已分离出病原微生物时，应根据致病微生物对药物的敏感程度选择抗微生物药物，了解致病菌对药物敏感程度以作为选择抗生素的基础。

1. 经验治疗：在病原菌尚未培养出时，急性者采用萘夫西林加氨苄西林；亚急性者按常见致病菌的用药方案，以青霉素为主或加庆大霉素。

2. 已知致病微生物的治疗

   (1) 对青霉素敏感的细菌：草绿色链球菌、牛链球菌、肺炎球菌等多属此类。首选青霉素；或用头孢曲松钠。对青霉素过敏者可用万古霉素。所有病例均至少用药 4 周。

   (2) 对青霉素的敏感性不确定者，青霉素用药量应加大同时加庆大霉素，后者一般用药不超过两周。

   (3) 对青霉素耐药的细菌：青霉素的用量需高达 1800 万～3000 万 U，持续静脉滴注，或用氨苄西林，加用庆大霉素。治疗过程中酌减或撤除庆大霉素，预防其毒副作用。上述治疗效果不佳或患者不能耐受时也可改用万古霉素。

   (4) 金黄色葡萄球菌和表皮葡萄球菌：①萘夫西林或苯唑西林。②如用青霉素后延迟出现皮疹，用头孢噻吩。③如对青霉素和头孢菌素过敏或耐甲氧西林菌株致病者，用万古霉素。

   (5) 其他细菌用青霉素、头孢菌素或万古霉素，加或不加氨基糖苷类。

   (6) 真菌感染静脉滴注两性霉素 B 足够疗程后口服氟胞嘧啶。用药原则是早期使用杀菌药，足够剂量，静脉用药，疗程要足（4～6 周以上）。

问题 143　感染性心内膜炎的外科手术指征是什么？

答　1. 绝对指征

　　(1) 由瓣膜功能不全引起的进行性或者顽固性充血性心力衰竭。

　　(2) 经最佳抗生素治疗无效的顽固性脓毒血症。

　　(3) 真菌性感染。

　　(4) 瓣口梗阻。

　　(5) 超声心动图或 X 线检查证实人造移植物固定不稳、心肌脓肿或新发生的心脏传导阻滞。

2. 相对指征

　　(1) 有关瓣膜功能不全引起的轻度充血性心力衰竭。

　　(2) 非链球菌感染性心内膜炎。

　　(3) 栓塞。

　　(4) 超声心动图显示赘生物形成。

　　(5) 人工心脏瓣膜出现瓣周漏。

　　(6) 复发性感染性心内膜炎。

　　(7) 早期的（术后 60 天以内）人工瓣膜感染性心内膜炎。

　　(8) 内科治疗后血培养阴性，但仍持续发热的人造瓣膜感染性心内膜炎。

问题 144 感染性心内膜炎的并发症是什么？

答 1. 心脏并发症

(1) 心力衰竭：最常见并发症，主要由瓣膜关闭不全所致。

(2) 心肌脓肿：可发生于心脏任何部位，常见于急性患者。

(3) 急性心肌梗死：大多由冠状动脉栓塞引起。

(4) 化脓性心包炎：不多见。

(5) 心肌炎。

2. 细菌性动脉瘤：多见于亚急性者。

3. 迁移性脓肿

4. 神经系统：①脑栓塞；②颅内出血；③中毒性脑病；④脑脓肿；⑤化脓性脑膜炎；⑥细菌性脑动脉瘤。

5. 肾脏：①肾动脉栓塞和肾梗死；②免疫复合物所致继发性肾小球肾炎；③肾脓肿。

问题 145 二尖瓣狭窄的病因是什么？

答 1. 风湿热：主要病因是 A 组 β 溶血性链球菌咽峡炎导致的一种反复发作的急性或慢性全身性结缔组织炎症。

2. 老年性二尖瓣环或环下钙化：少见病因。

3. 婴儿或儿童先天性畸形。

4. 类癌瘤或结缔组织病：罕见病因。

问题 146 二尖瓣狭窄的症状是什么？

答 一般在二尖瓣中度狭窄即瓣口 $<1.5\ cm^2$ 时始有明显症状。

1. 呼吸困难：最常见、最早期症状。首次发作常以运动、精神紧张、妊娠、感染或心房颤动为诱因使心排血量增加，左心房压力升高，并多先有劳力性呼吸困难，随狭窄加重，出现静息时呼吸困难、端坐呼吸和阵发性夜间呼吸困难，甚至发生急性肺水肿。

2. 咳嗽：多在夜间睡眠或劳动后出现，原因为支气管黏膜水肿或支气管受压。

3. 咯血：有以下几种情况：

(1) 大咯血：通常见于严重二尖瓣狭窄，可为首发症状，由于支气管静脉回流入肺静脉，静脉压升高，支气管静脉破裂出血所致。

(2) 痰中带血或血痰：常伴夜间阵发性呼吸困难。

(3) 肺梗死伴咯血，呈胶冻状暗红色痰。

(4) 粉红色泡沫状痰：急性肺水肿特征。

4. 血栓栓塞：二尖瓣狭窄严重并发症。

5. 其他症状：

(1) 声嘶：由于扩大心房和肺动脉压迫左喉返神经致麻痹引起。

(2) 吞咽困难：由于扩大心房和肺动脉压迫食管引起。

(3) 消化道淤血症状等。

问题 147 二尖瓣狭窄的体征是什么?

答 1. 严重二尖瓣狭窄体征:常有"二尖瓣面容",双颧绀红。右心室扩大时剑突下可触及收缩期抬举样搏动。可出现右心衰竭的体征:肝大、双下肢水肿、颈静脉怒张等。

2. 心音:①心尖区可闻及第一心音亢进或开瓣音,提示前叶柔顺、活动度好;如瓣叶钙化僵硬,第一心音减弱,开瓣音消失。②当出现肺动脉高压时,P2亢进和分裂。

3. 心脏杂音:①特征性杂音为心尖区有低调的隆隆样舒张中晚期杂音,呈递增型,局限,左侧卧位明显,运动或用力呼气可使杂音增强,常可触及舒张期震颤。心房颤动时,杂音可不典型。②严重肺动脉高压时,肺动脉及其瓣环扩张,导致相对肺动脉瓣关闭不全,在胸骨左缘第2肋间可闻及递减型高调叹气样舒张早期杂音,称为Graham-Steell杂音。③右心室扩大伴三尖瓣关闭不全时,胸骨左缘第4、5肋间有全收缩期吹风样杂音,吸气时增强。

问题 148 二尖瓣狭窄的特征性超声心动图表现是什么?

答 1. 二尖瓣瓣膜增厚、钙化、瓣膜僵硬。M型超声可见二尖瓣"城墙样"改变,右心室舒张期充盈速度下降等异常。

2. 估算二尖瓣瓣口面积,判断二尖瓣狭窄的严重性。

3. 该检查还能提供有关左心房大小、肺动脉压力和左心室功能状态的资料。

问题 149 二尖瓣狭窄的分级是什么?

答 正常瓣口面积:$4\sim6\ cm^2$

轻度二尖瓣狭窄:瓣口面积 $1.5\sim2\ cm^2$。

中度二尖瓣狭窄:瓣口面积 $1.0\sim1.5\ cm^2$。

重度二尖瓣狭窄:瓣口面积 $<1.0\ cm^2$。

问题 150 二尖瓣狭窄的常见并发症是什么?

答 1. 心房颤动:多是体力活动明显受限之始。

2. 急性肺水肿:重度二尖瓣狭窄的严重并发症。患者突然出现重度呼吸困难和发绀,不能平卧,咳粉红色泡沫状痰,双肺满布湿性啰音,需紧急抢救。

3. 血栓栓塞:以脑栓塞最常见,约占2/3。肺栓塞多来源于右心房的栓子。四肢、脾、肾、肠系膜动脉栓塞,栓子多来源于扩大的左心房伴心房颤动者。

4. 右心衰竭:为晚期并发症,临床表现出右心衰竭的症状和体征。

5. 感染性心内膜炎:少见。

6. 肺部感染:很常见。

问题 151 二尖瓣狭窄的治疗原则是什么?

答 1. 内科治疗:针对症状轻微、心功能Ⅰ～Ⅱ级的轻中度二尖瓣狭窄患者,或用于控制二尖瓣狭窄的并发症。主要包括以下几个方面：

（1）预防风湿热复发用苄星青霉素 G。

（2）预防感染性心内膜炎。

（3）无症状者避免剧烈体力活动，定期（6～12 个月）复查。

（4）呼吸困难者应减少体力活动，限制钠盐摄入，口服利尿剂，避免和控制诱发急性肺水肿的因素，如急性感染、贫血等，必要时应用 β 受体阻滞剂。

2. 并发症的处理

（1）大量咯血应取坐位，用镇静剂，静脉注射利尿剂，以降低肺静脉压。

（2）急性肺水肿，注意：①不用扩张小动脉的扩血管药，②正性肌力药物，当心房颤动伴快心室率可用毛花苷 C。

（3）心房颤动治疗目的为满意控制心室率，争取恢复和保持窦性心律，预防血栓栓塞，可用 β 受体阻滞剂。

（4）预防栓塞：有栓塞史或超声检查示有左心房附壁血栓，应使用华法林。

（5）右心衰竭限制钠盐摄入，应用利尿剂和地高辛。

3. 手术治疗，为根本措施。

（1）经皮球囊二尖瓣成形术：仅适用于单纯二尖瓣狭窄患者。

（2）二尖瓣分离术：适用于无明显钙化，前叶活动好，未有左心房血栓的患者；直视分离术适用于瓣叶严重钙化、病变累及腱索和乳头肌、左心房内有血栓或狭窄的患者。

（3）人工瓣膜置换术适应证为：①严重瓣叶和瓣下结构钙化、畸形，不宜做分离术者；②二尖瓣狭窄合并明显二尖瓣关闭不全者。

问题 152　二尖瓣关闭不全的病因是什么？

表 1-8　二尖瓣关闭不全的病因

慢性	急性或亚急性
炎症	结构性的
风湿性心脏病	外伤
结缔组织病	乳头肌断裂或功能失调
退行性改变	人工瓣异常：瓣周漏
二尖瓣黏液样改变	感染
二尖瓣环钙化	感染性心内膜炎
马方综合征	急性风湿热
感染	退行性改变
感染性心内膜炎	黏液样变性所致腱索断裂
结构性的	
腱索断裂	
乳头肌功能失调	
左心室扩张所致的二尖瓣环扩张	
先天性	
二尖瓣叶裂口	
伞状二尖瓣	

问题 153　二尖瓣关闭不全的症状是什么?

答　1. 急性二尖瓣反流:如少数腱索断裂仅有轻微劳力性呼吸困难,严重反流如乳头肌断裂则会很快发生急性左心衰竭,甚至出现急性肺水肿或心源性休克。

2. 慢性进行性二尖瓣反流:慢性严重反流有心排血量减少,首先出现的突出症状是疲乏无力、活动耐力下降,肺淤血的症状如呼吸困难出现较晚。发展至晚期出现右心衰竭表现,包括腹胀、纳差、肝淤血肿大、水肿、胸腔积液、腹水。合并冠状动脉疾病的患者因心排血量减少出现心绞痛的临床症状。

问题 154　二尖瓣关闭不全的体征是什么?

答　1. 慢性关闭不全

(1) 心尖搏动:呈高动力型,左心室增大时向左下移位。

(2) 心音:风湿性心脏病(风心病)时瓣叶缩短所致,重度关闭不全时第一心音减弱;二尖瓣脱垂和冠心病时第一心音多正常。第二心音分裂明显。

(3) 心脏杂音:瓣叶挛缩所致(如风心病),有自第一心音后立即开始、与第二心音同时终止的全收缩期吹风样高调一贯型杂音,在心尖区最响伴有震颤,杂音可向左腋下和左肩胛下区传导,后叶异常时,杂音则向胸骨左缘和心底部传导;典型的二尖瓣脱垂表现为随喀喇音之后的收缩晚期杂音;冠心病乳头肌功能失常时可有收缩早期、中期、晚期或全收缩期杂音;腱索断裂伴连枷样瓣叶时杂音可似海鸥鸣或音乐性;反流严重时,心尖区可闻及紧随第三心音后短促的舒张期隆隆样杂音。

2. 急性关闭不全:心尖搏动为高动力型。第二心音肺动脉瓣成分亢进,非扩张的左心房强有力收缩致心尖区第四心音常见。心尖区反流杂音于第二心音前终止而非全收缩期,呈递减型,低调。严重反流也可出现心尖区第三心音和短促舒张期隆隆样杂音。

问题 155　二尖瓣关闭不全的治疗原则是什么?

答　1. 急性二尖瓣关闭不全

(1) 治疗目的:急性治疗目的是减少反流,降低肺静脉压,增加心排血量和纠正病因和病理生理异常。

(2) 治疗

1) 内科:内科治疗一般为术前过渡措施,尽可能在床旁球囊飘浮导管血流动力学监测指导下进行,静滴硝普钠、扩血管药(硝普钠)、利尿剂(呋塞米)等。

2) 外科:外科治疗为根本措施,根据情况选择紧急、择期或选择性手术(人工瓣膜置换术或修复术)。

2. 慢性二尖瓣关闭不全

(1) 内科治疗

1) 预防感染性心内膜炎,风心病者预防风湿活动。

2）无症状、心功能正常者：无需特殊治疗，应定期随访。

3）心房颤动者：转复窦性心律、控制心室率、抗凝（华法林）。

4）心力衰竭者：限制钠盐摄入，给予利尿剂、ACEI 或 ARB、β 受体阻滞剂、洋地黄。

（2）外科治疗：恢复瓣膜关闭完整性的根本措施——瓣膜修补术或人工瓣膜置换术。

问题 156　主动脉瓣狭窄的病因是什么？

答　1. 风心病：几乎无单纯的风湿性主动脉瓣狭窄，大多伴有关闭不全和二尖瓣损害。

2. 先天性畸形：先天性二叶瓣畸形。

3. 退行性老年钙化性主动脉瓣狭窄：多见于 65 岁以上老年人，常伴有二尖瓣环钙化。

4. 其他少见原因：大的赘生物阻塞瓣口，如真菌性感染性心内膜炎和系统性红斑狼疮、类风湿关节炎伴瓣叶结节样增厚等。

问题 157　主动脉瓣狭窄的症状：主动脉瓣狭窄的常见三联征是什么？

答　1. 呼吸困难：劳力性呼吸困难、夜间阵发性呼吸困难、端坐呼吸、急性肺水肿。

2. 心绞痛：常由运动诱发，休息后缓解。

3. 晕厥：见于 $15\%\sim30\%$ 的有症状者。部分仅表现为黑矇，可为首发症状，多发生于直立、运动中或运动后即刻，少数在休息时发生，由于脑缺血引起。

问题 158　主动脉瓣狭窄的体征是什么？

答　1. 心音：第一心音正常，第二心音减弱或消失，A_2 逆分裂，可闻及第四心音。

2. 收缩期喷射性杂音：在第一心音稍后或紧随喷射音开始，止于第二心音前，为吹风样、粗糙、递增-递减型。胸骨右缘第 $1\sim2$ 肋间最响，主要向颈动脉传导，常伴震颤。

3. 其他：动脉脉搏上升缓慢、细小而持续。在晚期，收缩压和脉压均下降。

问题 159　主动脉瓣狭窄的治疗原则是什么？

答　1. 内科治疗

（1）目的：确定狭窄程度，观察狭窄进展情况，选择合理手术时间（有手术指征患者）。

（2）治疗措施：①预防感染性心内膜炎；②定期复查（包括超声心动图定量测定）；③抗心律失常；④治疗心绞痛；⑤治疗心力衰竭。

2. 外科治疗

（1）人工瓣膜置换术为治疗成人主动脉瓣狭窄的主要方法，重度狭窄（平均跨瓣压差＞50 mmHg）伴心绞痛、晕厥或心力衰竭症状为手术指征；无症状的重度狭窄患者，伴有进行性心脏增大和（或）明显左心室功能不全，也应考虑手术，术后的远期预后优于二尖瓣疾病和主动脉瓣关闭不全的换瓣患者。

（2）直视下主动脉瓣分离术。

（3）经皮球囊主动脉瓣成形术：主要治疗对象为高龄、有心力衰竭和手术高危患者。

（4）经皮主动脉瓣置换术。

问题 160 主动脉瓣关闭不全的病因是什么？

答 由于主动脉瓣和（或）主动脉根部疾病所致。

1. 急性
   （1）感染性心内膜炎所致主动脉瓣膜穿孔或瓣周脓肿。
   （2）创伤：穿透性伤或钝性胸部创伤致升主动脉根部、瓣叶支持结构和瓣叶破损，瓣叶急性脱垂。
   （3）主动脉夹层。
   （4）人工瓣膜撕裂。
2. 慢性
   （1）主动脉疾病
      1）风心病：约 2/3 的主动脉瓣关闭不全为风心病所致。
      2）感染性心内膜炎：瓣叶破损或穿孔等，为单纯性主动脉瓣关闭不全常见病因。
      3）先天性畸形：①二叶主动脉瓣；②室间隔缺损时由于无冠瓣失去支持可引起主动脉瓣关闭不全。
      4）主动脉瓣黏液样变性，致瓣叶舒张期垂入左心室。
      5）强直性脊柱炎。
   （2）主动脉根部扩张
      1）梅毒性主动脉炎。
      2）马方综合征（Marfan 综合征）：是一种遗传性结缔组织病，累及骨、关节、心脏和血管。
      3）强直性脊柱炎：升主动脉弥漫性扩张。
      4）特发性升主动脉扩张。
      5）严重高血压和（或）动脉粥样硬化致升主动脉瘤。

问题 161 主动脉瓣关闭不全的症状是什么？

答 1. 急性：轻者可无症状；重者出现急性左心衰竭和低血压。
2. 慢性：可多年无症状，甚至可耐受运动。最先的主诉与心搏量增多有关，如心悸、心前区不适、头部强烈搏动感等症状。晚期出现左心衰竭表现。心肌缺血所致心绞痛少见，常有体位性头晕或眩晕。

问题 162 主动脉瓣关闭不全的体征是什么？

答 1. 急性：收缩压、舒张压和脉压正常或舒张压稍低、脉压稍增大。无明显周围血管征。心尖搏动正常。心动过速常见。主动脉瓣舒张期杂音较慢性者短和调低。第一心音（S_1）减低或消失。第二心音肺动脉瓣成分增强。可闻及病理性第三心音、第四心音。肺部听诊可闻及哮鸣音或水泡音。

2. 慢性

(1) 血管：收缩压升高，舒张压下降，脉压升高，周围血管征常见，包括随心脏搏动的点头征（De Musset 征）、颈动脉和桡动脉扪及水冲脉或陷落脉、股动脉枪击音（Traube 征）、听诊器轻压股动脉闻及双期杂音（Duroziez 征）和毛细血管搏动征等，主动脉根部扩大，胸骨旁左侧第 2、3 肋间扪及收缩期搏动。

(2) 心尖搏动：向左下移位，常弥散而有力，呈抬举性。

(3) 心音：A_2 减弱或消失，心底部可闻及收缩期喷射音。

(4) 心脏杂音：高调叹气样递减型舒张早期杂音，坐位前倾和深呼气时更易听到，杂音为乐音性时，提示瓣叶脱垂、撕裂或穿孔，常在心尖区听到舒张早中期杂音（Austin-Flint 杂音），需要与器质性二尖瓣狭窄的杂音鉴别。

表 1-9　二尖瓣器质性与相对性狭窄杂音的鉴别

	器质性	相对性
杂音特点	粗糙，呈递增型，为舒张中晚期杂音，常伴震颤	柔和，递减型，为舒张早期杂音，无震颤
拍击性 S1	常有	无
开瓣音	可有	无
心房颤动	常有	无
X 线心影	呈二尖瓣型，右心室、左心房增大	呈主动脉型，左心室增大

问题 163　主动脉瓣关闭不全的治疗原则是什么？

答 1. 急性

(1) 外科治疗（人工瓣膜置换术或主动脉修复术）为根本措施。

(2) 内科治疗一般仅为术前准备过渡措施，目的在于降低肺静脉压，增加心排血量，稳定血流动力学。

2. 慢性

(1) 内科治疗

1) 预防感染性心内膜炎、预防风湿热。

2) 梅毒性主动脉炎应予青霉素治疗。

3) 舒张压＞90 mmHg 应用降压药。

4) 无症状的轻或中度反流者，定期随访，应包括超声心动图检查。ACEI 应用于严重反流和左心室扩张者，即使无症状。

5) 左心衰竭的治疗：应用血管扩张药（尤其是 ACEI）、利尿剂和洋地黄类药物。

6) 心绞痛的处理：可试用硝酸酯类药物。

7) 积极纠正心房颤动和治疗心律失常。

8）如有感染及早应用敏感抗生素控制。

（2）外科治疗：人工瓣膜置换术为严重主动脉瓣关闭不全的主要治疗方法。

问题 164 心包炎如何分类及鉴别？

表 1-10 心包炎的分类及鉴别诊断

	急性非特异性	结核性	化脓性	肿瘤性	心脏损伤后综合征
病史	发病前数日常有上呼吸道感染，起病多急骤，常反复发作	常伴原发性结核病或与其他浆膜腔结核并存	常有原发感染病灶，伴明显败血症表现	转移性肿瘤多见，并可见于淋巴瘤及白血病	有手术、心肌梗死、心脏创伤等心脏损伤史，可反复发作
发热	持续发热	常无	高热	常无	常有
心包摩擦音	明显出现早	有	常有	少有	少有
胸痛	常剧烈	常无	常有	常无	常有
白细胞（WBC）	正常或增高	正常或轻度增高	明显增高	正常或轻度增高	正常或轻度增高
血培养	阴性	阴性	可阳性	阴性	阴性
心包积液量	较少	常大量	较多	大量	一般中量
性质	草黄色或血性	多为血性	脓性	多为血性	常为浆液性
细胞分类	淋巴细胞占多数	淋巴细胞较多	中性粒细胞占多数	淋巴细胞较多	淋巴细胞较多
细菌	无	有时能找到结核分枝杆菌	能找到化脓性细菌	无	无
治疗	非甾体消炎药	抗结核药	抗生素及心包切开	原发病治疗，心包穿刺	糖皮质激素

问题 165 心包积液的症状是什么？

答 1. 胸痛：疼痛的性质和部位易变，常位于胸骨后或心前区。呈锐痛，可随每次心脏跳动而发生刺痛。疼痛多在卧位、咳嗽、深吸气时加重，前倾位时减轻。
   2. 呼吸困难：大量心包积液导致心腔压塞、邻近支气管、肺组织受压时加重，表现为面色苍白，烦躁。患者常坐位，身体前倾，使心包积液向下、向前移位以减轻其对心脏及邻近脏器的压迫从而缓解症状。
   3. 全身症状：可伴全身疾病如结核、肿瘤等导致的症状。

问题 166 心包积液的体征是什么？

答 当心包积液达 200～300 ml 以上或积液迅速积聚时出现。
   1. 心脏体征：心脏搏动减弱或消失，心浊音界扩大，心音低而遥远，心率快。
   2. 左肺受压迫征：心脏向左后移位，压迫左肺，引起左肺下叶不张，在左肩胛下角区出现肺实变表现，并伴有语颤增强及支气管呼吸音——Ewart 征。

3. 心脏压塞征

(1) 急性心脏压塞征：Beck 三联征［动脉压降低，静脉压升高（颈静脉怒张），心音遥远］，心动过速，心排血量下降，发绀，呼吸困难。

(2) 慢性心脏压塞征：静脉压升高，颈静脉怒张，吸气时颈静脉扩张——Kussmaul 征。

问题 167 心包积液的 X 线表现是什么？

答 心影增大呈"烧瓶状"，心影随体位改变而变动，透视下可显示心脏搏动减弱或消失，上腔静脉影增宽。

问题 168 心包积液的超声表现是什么？

答 二维超声心动图检查时可见一个无回声区（液性暗区）将心肌回声与心包回声隔开。大量心包积液时心脏可在心包囊中自由摆动。超声心动图还能对液体进行定位和定量。

问题 169 急性心脏压塞的治疗原则是什么？

答 1. 紧急在超声心动图引导下穿刺引流，立即给予吸氧，迅速补充血容量，同时注意补液速度，避免血压过高。

2. 停用抗凝药物，若常规使用肝素抗凝者可用鱼精蛋白对抗其作用。

3. 若情况恶化迅速应紧急开胸手术。

问题 170 主动脉夹层的降压目标是什么？

答 应迅速静脉使用降压药物，将收缩压降至 100～120 mmHg 或更低，常用硝普钠、乌拉地尔、艾司洛尔、拉贝洛尔等。通过降压减轻或延缓夹层血肿的蔓延。

问题 171 主动脉夹层的治疗原则是什么？

答 1. 急性期紧急处理：绝对卧床休息，严密监测生命体征和血管受累征象。立即入住重症监护治疗病房（ICU）或心脏监护治疗病房（CCU），给予有效止痛、镇静、吸氧等。忌用抗凝或溶栓治疗。

2. 治疗原则

(1) 急性期无论是否介入或手术，均应首先给予强化内科药物治疗。

(2) 升主动脉夹层，特别是波及主动脉瓣或心包内有渗液者宜急诊外科手术。

(3) 降主动脉夹层急性期病情进展迅速者，病变局部血管直径≥5 cm 或有血管并发症者应介入治疗；夹层范围不大无特殊血管并发症时，可试行内科药物保守治疗，若一周不缓解或发生特殊并发症：如血压控制不佳、疼痛顽固、夹层扩展或破裂，出现神经系统损害或证明有膈下大动脉分支受累等，应立即行介入或手术治疗。

3. 内科药物治疗

(1) 降压：迅速将收缩压降至＜100～120 mmHg 或更低，可静点硝普钠。

（2）β受体阻滞剂：减慢心率至 60～70 次/分，降低左心室内压力上升速率，以防止夹层进一步扩展，静脉 β受体阻滞剂作用更快，可选用美托洛尔、艾司洛尔、拉贝洛尔等。

（3）非二氢吡啶类 CCB：当患者存在 β受体阻滞剂禁忌证时，可选用，如地尔硫䓬 2.5～15 mg/h。

4. 外科手术治疗：A 型主动脉夹层往往需要手术治疗。目的是预防主动脉破裂、心脏压塞并矫治主动脉瓣关闭不全，以减少患者死亡。

5. 介入治疗：血管内支架置入术，可用于 A 型和 B 型主动脉夹层并发的低灌注综合征的治疗。

第二章 呼吸系统

问题 1 一般成人大约有多少个肺泡？其呼吸面积有多大？在静息状态下每天进出呼吸道的气体大约有多少升？

答 肺泡总数为（3～7.5）亿。正常人肺泡的内表面积可达 100 m^2。正常成年人在安静状态下呼吸时，每次吸入或呼出的气量平均约为 400～500 ml，成年人在静息状态下每日有 12 000 L 气体进出呼吸道。

问题 2 与体循环相比，肺循环有哪些特点？

答 1. 血流阻力小，肺动静脉阻力相当；肺动脉血压远较主动脉低。
2. 肺的血容量大，变化范围较大。
3. 肺部组织液的压力为负压，有利于气体交换，有利于肺泡内液体的吸收。

问题 3 消化系统肿瘤除经血行转移至肺，还可经哪种途径转移至肺组织内？

答 1. 淋巴转移：常见于腹腔的恶性肿瘤。肿瘤可经腹膜后淋巴道转移至纵隔淋巴结，造成纵隔或肺门淋巴道阻塞或扩张，再反流进入肺内淋巴管而形成转移灶。
2. 直接浸润或蔓延：邻近于肺的恶性肺瘤可直接浸润、扩散或蔓延至肺部，如食管癌、肝癌等。此种方式少见。

问题 4 常见的呼吸系统症状有哪些？

答 常见有四种：咳嗽咳痰、呼吸困难、咯血、胸痛。

问题 5 咳嗽的性质与呼吸系统疾病之间有哪些关系？

表 2-1 咳嗽的性质与呼吸系统疾病之间的关系

疾病	性质
急性喉炎、气管炎、支气管炎	急性发作的刺激性干咳伴发热
慢性支气管炎	长期间断慢性咳嗽、咳痰，秋冬季加重
支气管扩张、肺脓肿	体位改变时咳嗽、咳痰加剧

续表

疾病	性质
咳嗽型哮喘	发作性干咳（尤其在夜间规律发作）
支气管肺癌、纵隔肿瘤	金属音调、高亢的干咳伴呼吸困难
特发性肺间质纤维化	持续逐渐加重的刺激性咳嗽伴气促
支气管肺泡癌	持续逐渐加重的刺激性咳嗽伴气促和大量浆液泡沫样痰

问题6　痰液的性状与呼吸系统疾病之间有哪些关系？

表 2-2　痰液的性状与呼吸系统疾病之间的关系

疾病	性状
肺脓肿、支气管扩张	大量黄脓痰
肺炎链球菌感染	铁锈色痰
肺炎克雷伯杆菌感染	砖红色或红棕色胶冻样痰
金黄色葡萄球菌感染	脓痰带血丝或呈粉红色乳状
厌氧菌感染	脓臭痰
肺阿米巴病	咖啡色样痰
肺吸虫病	果酱样痰
肺结核干酪性肺炎	微黄奶酪样
念珠菌感染	白黏稠痰，牵拉成丝
肺水肿	粉红色稀薄浆液性泡沫样痰
肺泡蛋白沉积症	黄桃样乳状
肺棘球蚴病	水样痰液，内含粉皮样物

问题7　什么是咯血？如何确定咯血的量？

答　咯血是指喉及喉以下呼吸道任何部位的出血，经口排出者。

咯血的量：小量：小于 100 ml/d。

中量：100～500 ml/d。

大量：大于 500 ml/d 或每次大于 100 ml。

咯血量并非实际出血量。

问题8　呼吸系统疾病的体格检查包括哪些？

答　包括视、触、叩、听四诊法。

1. 视诊：主要观察患者的呼吸频率、幅度和用力程度，咳嗽强度，胸廓外形等。
2. 胸部触诊：包括气管、呼吸动度、触觉语颤及胸膜摩擦感等。
3. 叩诊：可确定肺尖部的宽度、肺下界及其移动度。浊音或实音可见于胸腔积液、胸膜肥厚、肺实变、肿块或膈肌抬高；过清音或鼓音见于肺内含气增加或气胸。

4. 听诊：用于确定双肺呼吸音的性质，是否有呼吸音异常或附加音如啰音、哮鸣音、Velcro 啰音及胸膜摩擦音。纵隔气肿可闻及与心动周期一致的拍击性摩擦音，称之为 Hamman 征。单侧呼吸音完全消失见于气胸、胸腔积液、血胸、支气管阻塞等。

问题 9　如何确定细菌培养的痰液为相对污染少的痰标本？

答　充分漱口后咳出深部的痰，涂片在低倍镜视野中上皮细胞<10 个，白细胞>25 个或白细胞/上皮细胞>2.5 为合格的痰标本。

问题 10　何种呼吸道标本可防止咽喉部寄殖菌的污染？

答　经环甲膜穿刺气管吸引、经纤维支气管镜（纤支镜）防污染双套管毛刷采样。

问题 11　痰培养中的细菌定量为多少时可判定为致病菌？

答　定量培养菌量≥10^7 cfu/ml 可判定为致病菌。

问题 12　阻塞性肺疾病和限制性肺疾病的通气功能变化有哪些区别？

表 2-3　阻塞性与限制性肺疾病的通气功能变化

呼吸参数	阻塞性	限制性
FEV$_1$（第一秒用力呼气量）	↓↓	↑
VC（肺活量）	↓ 或正常	↓↓
RV（残气量）	↑	↓↓
TLC（肺总量）	正常或↑	↓↓
FEV$_1$/FVC（第一秒用力呼气量占用力肺活量百分比）	↓↓	正常或↑
RV/TLC（残气比）	↑↑	正常或↑

问题 13　呼吸道中的哪部分为上呼吸道？

答　声门以上的部分，包括鼻、鼻窦、咽喉。

问题 14　什么是急性上呼吸道感染？

答　急性上呼吸道感染是鼻腔、咽或喉部急性炎症的概称。常见病原体为病毒，少数是细菌。一般病情较轻，病程较短，预后良好。本病全年皆可发病，但以冬春季节高发，可通过含有病毒的飞沫或被污染的手和用具传播，多为散发，但可在气候突变时流行。

问题 15　什么是普通感冒？

答　普通感冒，简称感冒，俗称伤风，是急性上呼吸道病毒感染中最常见病种，多呈自限性，但发生率高。常为病毒感染，多为散发。临床上以鼻塞流涕为主要症状，呼吸道症状重而全身症状轻，不发热或仅有低热。

问题 16　病毒性咽炎有哪些特征？

答　1. 病原体多样，以疱疹病毒多见。

2. 急性型多见，尤其小儿多见，全身症状明显。

3. 慢性型多为成人，咽部症状明显，无其他明显症状。

4. 咽外表现：多在口腔黏膜及其周围皮肤发生疱疹，也可发生于角膜及外生殖器。

问题 17　急性喉炎有哪些特征？

答　1. 多继发于上呼吸道感染，也可由职业因素或外伤引起。

2. 以声音嘶哑、喉部疼痛为突出症状。

3. 充分发声休息是治疗的主要措施。

问题 18　疱疹性咽峡炎有哪些特征？

答　1. 由肠道病毒（柯萨奇病毒为主）引起，粪口或呼吸道为主要传播途径的自限性疾病。

2. 以急性发热和咽峡部疱疹溃疡为特征。

3. 儿童易感，传染性强，诊断后需隔离。

问题 19　咽结膜热有哪些特征？

答　1. 常流行发病，多见于小儿和年轻人。

2. 表现为急性滤泡性结膜炎，并伴有上呼吸道感染和发热的病毒性结膜炎。

3. 发热、咽炎、结膜炎三大症状为特点。

问题 20　细菌性咽-扁桃体炎有哪些特征？

答　局部和全身症状明显，咽部剧痛，不敢吞咽，且向耳部放射，引起耳痛。颈上淋巴结肿大。

问题 21　急性上呼吸道感染有哪些并发症？

答　常见的并发症可有鼻窦炎、中耳炎、眼结合膜炎、颈淋巴结炎及咽后（或侧）壁脓肿。部分可继发风湿病、肾小球肾炎、心肌炎等。

问题 22　急性上呼吸道感染应与哪些疾病鉴别？

答　普通感冒须与流行性感冒（流感）、鼻腔疾病（过敏性鼻炎、血管舒缩性鼻炎、萎缩性鼻炎、鼻中隔偏曲、鼻息肉）、某些急性传染病（麻疹、脑炎、流行性脑脊髓膜炎、伤寒、斑疹伤寒等）、其他上呼吸道感染（咽结膜热、咽-扁桃体综合征、咽炎综合征、疱疹性咽峡炎等）鉴别。

表 2-4　流感与普通感冒鉴别点

	流感	普通感冒
症状范围	全身性	局部（鼻腔和咽喉）
发热速度	急骤	渐进
发热	高热（>38℃）	常为低热
临床表现	头痛、寒战、肌肉痛、咳嗽和咽喉痛、耳痛	打喷嚏、鼻腔充血、鼻塞、咽喉痛
严重程度	全身虚弱	轻度
病程	全身不适1～2周	康复快
并发症	严重，如肺炎	轻

问题 23　流行性感冒有何特点？

答　1. 流感病毒引起的急性呼吸道感染，也是一种传染性强、传播速度快的疾病。其主要通过空气中的飞沫、人与人之间的接触或与被污染物品的接触传播。

2. 有流行病学史，典型的临床症状是：急起高热、全身疼痛、显著乏力和轻度呼吸道症状。

3. 一般秋冬季节是其高发期，所引起的并发症非常严重并可导致死亡。

问题 24　如何治疗急性上呼吸道感染？

答　1. 对症治疗，休息：如异丙托溴铵治疗流涕打喷嚏；伪麻黄碱减轻鼻塞；解热止痛药、止咳药等。

2. 抗病毒药物治疗：如利巴韦林。

3. 中药治疗。

问题 25　什么是急性气管-支气管炎？有何特点？

答　是由于生物性或非生物性致病因素引起的支气管树黏膜急性炎症。与慢性支气管炎不存在内在联系。

1. 多为病毒感染。

2. 咳嗽是主要表现，可伴有咳痰、发绀、呼吸困难等。

问题 26　什么是慢性支气管炎（慢支）？

答　慢支是指气管、支气管黏膜及其周围组织的慢性非特异性炎症。临床上以咳嗽、咳痰或伴有喘息以及反复发作的慢性过程为特征。病程若缓慢进展，常并发阻塞性肺气肿，甚至肺动脉高压、肺源性心脏病。老年人多见。

问题 27　引起慢支的病因有哪些？

答　吸烟、大气污染、感染、气候寒冷、机体内在因素（如过敏、自主神经功能失调、年龄、营养、遗传因素等）。

问题 28　慢性支气管炎有哪几种类型？

答　可分为单纯型和喘息型，单纯型表现为咳嗽、咳痰两项症状；喘息型除咳嗽咳痰外，尚有喘息症状，并经常多次出现喘鸣音。

问题 29　慢性支气管炎的病程有无分期？

答　慢性支气管炎分期按病情进展可分三期。

1. 急性发作期：指在 1 周内出现脓性或黏液性痰，痰量明显增加，或伴有发热等炎症表现，或 1 周内"咳""痰""喘"等症状任何一项明显加剧。急性发作期患者按其病情严重程度又分为：

   （1）轻度急性发作：指气短、痰量增多和脓性痰等三项表现中的任意一项。

   （2）中度急性发作：指气短、痰量增多和脓性痰等三项表现中的任意两项。

   （3）重度急性发作：指气短、痰量增多和脓性痰等全部三项表现。

2. 慢性迁延期：不同程度的"咳""痰""喘"症状迁延 1 个月以上。

3. 临床缓解期：经治疗或自然缓解，症状基本消失或偶有轻微咳少量痰液，保持 2 个月以上者。

问题 30　如何诊断慢性支气管炎？

答　慢性支气管炎的诊断标准

1. 咳嗽、咳痰或伴喘息，每年发病 3 个月，连续 2 年或以上者。

2. 每年发病不足 3 个月，而有明确的客观检查依据（如 X 线、呼吸功能测定等）者亦可诊断。

3. 能排除其他心、肺疾病（如肺结核、哮喘、支气管扩张、肺癌、心脏病等）。

1＋3 或 2＋3 即可诊断为慢性支气管炎。

问题 31　慢性支气管炎应和哪些疾病鉴别？

答　慢性支气管炎应与一些疾病进行鉴别诊断。

1. 支气管哮喘：喘息型慢性支气管炎应与支气管哮喘相鉴别。哮喘常于幼年或青年突然起病，一般无慢性咳嗽、咳痰史，以发作性哮喘为特征。发作时两肺布满哮鸣音，缓解后可无症状，常有个人或家族过敏性疾病史。喘息型慢性支气管炎多见于中、老年人，一般以咳嗽、咳痰伴发喘息及哮鸣音为主要临床表现，感染控制后症状多可缓解，但肺部可听到哮鸣音。典型病例不难区别，但哮喘并发慢支和（或）肺气肿则难以区别。

2. 支气管扩张：具有咳嗽、咳痰反复发作的特点，合并感染时有大量脓痰，或有反复和多、少不等的咯血史。肺部以湿啰音为主，多位于一侧且固定在下肺。可有杵状指（趾）。X 线检查常见下肺纹理粗乱或呈卷发状。支气管造影或 CT 检查可以鉴别。

3. 肺结核：肺结核患者多有结核中毒症状或局部症状（如发热、乏力、盗汗、消瘦、咯血等）。经 X 线检查和痰结核菌检查可以明确诊断。

4. 肺癌：患者年龄常在 40 岁以上，特别是有多年吸烟史，发生刺激性咳嗽，常有反复发生或持续的血痰，或者慢性咳嗽性质发生改变。X 线检查可发现有块状阴影或结节状阴影，或阻塞性肺炎，经抗生素治疗，未能完全消散，应考虑肺癌的可能。查痰脱落细胞学及经纤维支气管镜活检一般可明确诊断。

5. 矽肺及其他尘肺：有粉尘和职业病接触史。X 线检查有矽结节、肺门阴影扩大、肺纹理增多。

问题 32　如何选择不同阶段慢性支气管炎的治疗？

答　1. 缓解期治疗

（1）吸烟的患者首先要戒烟，吸烟者比不吸烟者慢性支气管炎发病率高许多倍，戒烟后患者的肺功能有较大改善，同时也要避免被动吸烟。

（2）加强身体锻炼，增强机体的抵抗力。运动量要根据自己的身体情况而定。每天早晨可散步、打拳、慢跑等，这样能呼吸新鲜空气，促进血液循环，冬季锻炼能提高呼吸道黏膜对冷空气的适应能力。

（3）合理调节室温，预防感冒，冬季室内温度不宜过高，否则与室外温差大，易患感冒。夏天，不宜贪凉，使用空调温度要适中，否则外出易患"热伤风"诱发支气管炎发作。流感流行季节，尽量少到人群中去，大量出汗后不要突然脱衣，以防受凉，注意随季节改变增减衣服。老年人可注射流感疫苗，减少流感感染机会。

（4）平时多食含维生素 A 类的食物，如胡萝卜素等，维生素 A 能使气管黏膜上皮抵抗力增强，对防止细菌及病毒感染与毒物刺激有一定作用。

（5）在医生指导下口服中药扶正固本，如中药黄花等疗效较好。西医方面，可以口服必思添、核酪等药物，或肌内注射胸腺素等提高免疫力。

2. 急性发作期治疗

（1）控制感染：视感染的主要致病菌和严重程度或根据病原菌药敏结果选用抗生素。轻者可口服，较重患者肌内注射或静脉滴注抗生素。常用的有青霉素 G、红霉素、氨基苷类、喹诺酮类、头孢菌素类抗生素等。能单独用窄谱抗生素时应尽量避免使用广谱抗生素，以免二重感染或产生耐药菌株。

（2）祛痰、镇咳：对急性发作期患者在抗感染治疗的同时，应用祛痰药及镇咳药物，以改善症状。迁延期患者尤应坚持用药，以求消除症状。常用药物有氯化铵合剂、溴己新、喷托维林（维静宁）等。中成药止咳也有一定效果，对老年体弱无力咳痰者或痰量较多者，应以祛痰为主，协助排痰，畅通呼吸道。应避免应用强效镇咳剂如可待因等，以免抑制中枢及加重呼吸道阻塞和产生并发症，导致病情恶化。

　（3）解痉、平喘：常选用氨茶碱、特布他林等口服，或用沙丁胺醇等吸入剂。若气道
　　　舒张剂使用后气道仍有持续阻塞，可使用皮质激素，泼尼松 20～40 mg/d。
　（4）气雾疗法：气雾湿化吸入或加复方安息香酊，可稀释气管内的分泌物，有利排痰。
　　　如痰液黏稠不易咳出，目前超声雾化吸入有一定帮助，亦可加入抗生素及痰液稀
　　　释剂。

问题 33　什么叫慢性阻塞性肺气肿？

答　慢性阻塞性肺气肿主要是肺组织终末支气管远端部分包括呼吸性细支气管、肺泡管、
肺泡囊和肺泡的膨胀和过度充气，导致肺组织弹力减退，容积增大。由于其发病缓慢，
病程较长，故称为慢性阻塞性肺气肿。

问题 34　什么是慢性阻塞性肺疾病（COPD）？

答　慢性阻塞性肺疾病是一种可预防、可治疗、以不完全可逆的气流受限为主要特征的疾
病。由于吸入有害颗粒或气体（主要是吸烟）的影响，肺部产生异常的炎症反应，从
而产生气流受限，常呈进行性加重。COPD 主要累及肺，但也可引起全身（或称肺外）
的不良效应。

问题 35　慢性阻塞性肺疾病的发生机制有哪些？

答　COPD 的发病机制尚未完全明了。目前普遍认为 COPD 以气道、肺实质和肺血管的慢
性炎症为特征，在肺的不同部位有肺泡巨噬细胞、T 淋巴细胞和中性粒细胞增加，部
分患者有嗜酸性粒细胞增多。激活的炎症细胞释放多种介质，包括白三烯 B4
（LTB4）、白细胞介素 8（IL-8）、肿瘤坏死因子 α（TNF-α）和其他介质。这些介质能
破坏肺的结构和（或）促进中性粒细胞炎症反应。除炎症外，肺部的蛋白酶和抗蛋白
酶失衡、氧化与抗氧化失衡以及自主神经系统功能紊乱（如胆碱能神经受体分布异常）
等也在 COPD 发病中起重要作用。吸入有害颗粒或气体可导致肺部炎症；吸烟能诱导
炎症并直接损害肺；COPD 的各种危险因素都可产生类似的炎症过程，从而导致
COPD 的发生。

问题 36　慢性阻塞性肺疾病的病理改变有哪些？

答　COPD 特征性的病理学改变存在于中央气道、外周气道、肺实质和肺的血管系统。在
中央气道（气管、支气管以及内径＞2～4 mm 的细支气管），炎症细胞浸润表层上皮，
黏液分泌腺增大和杯状细胞增多使黏液分泌增加。在外周气道（内径＜2 mm 的小支气
管和细支气管）内，慢性炎症导致气道壁损伤和修复过程反复循环发生。修复过程导
致气道壁结构重塑，胶原含量增加及瘢痕组织形成，这些病理改变造成气腔狭窄，引
起固定性气道阻塞。

　　COPD 患者典型的肺实质破坏表现为小叶中央型肺气肿，涉及呼吸性细支气管的
扩张和破坏。病情较轻时这些破坏常发生于肺的上部区域，但随着病情发展，可弥漫

分布于全肺，并有肺毛细血管床的破坏。由于遗传因素或炎症细胞和介质的作用，肺内源性蛋白酶和抗蛋白酶失衡，为肺气肿性肺破坏的主要机制，氧化作用和其他炎症后果也起作用。

COPD 肺血管的改变以血管壁的增厚为特征，这种增厚始于疾病的早期。内膜增厚是最早的结构改变，接着出现平滑肌增加和血管壁炎症细胞浸润。COPD 加重时平滑肌、蛋白多糖和胶原的增多进一步使血管壁增厚。COPD 晚期继发肺源性心脏病（肺心病）时，部分患者可见多发性肺细小动脉原位血栓形成。

问题 37　慢性阻塞性肺疾病可导致哪些病理生理改变？

答　在 COPD 肺部病理学改变的基础上出现相应 COPD 特征性病理生理学改变，包括黏液高分泌、纤毛功能失调、气流受限、肺过度充气、气体交换异常、肺动脉高压和肺心病以及全身的不良效应。黏液高分泌和纤毛功能失调导致慢性咳嗽及多痰，这些症状可出现在其他症状和病理生理异常发生之前。小气道炎症、纤维化及管腔的渗出与 FEV_1、FEV_1/FVC 下降有关。肺气肿病变使肺泡对小气道正常牵拉力减小，小气道较易塌陷，但这在气流受限中所起的作用较小。

随着 COPD 的进展，外周气道阻塞、肺实质破坏及肺血管的异常等减少了肺气体交换能力，产生低氧血症，以后可出现高碳酸血症。长期慢性缺氧可导致肺血管广泛收缩和肺动脉高压，常伴有血管内膜增生，某些血管发生纤维化和闭塞，造成肺循环的结构重组。COPD 晚期出现的肺动脉高压是其重要的心血管并发症，进而产生慢性肺源性心脏病及右心衰竭，提示预后不良。

COPD 可以导致全身不良效应，包括全身炎症和骨骼肌功能不良等方面。全身炎症表现为全身氧化负荷异常增高、循环血液中细胞因子浓度异常增高以及炎症细胞异常活化等；骨骼肌功能不良表现为骨骼肌重量逐渐减轻等。COPD 的全身不良效应具有重要的临床意义，它可加剧患者的活动能力受限，使生活质量下降，预后变差。

问题 38　慢性阻塞性肺疾病的临床表现有哪些？

答　1. 慢性咳嗽：通常为首发症状。初起咳嗽呈间歇性，早晨较重，以后早晚或整天均有咳嗽，但夜间咳嗽并不显著。少数病例不伴咳痰，也有少数病例虽有明显气流受限但无咳嗽症状。

2. 咳痰：咳嗽后通常咳少量黏液性痰，部分患者在清晨较多；合并感染时痰量增多，常有脓性痰。

3. 气短或呼吸困难：是慢性阻塞性肺疾病（COPD）的标志性症状，是使患者焦虑不安的主要原因，早期仅于劳力时出现，后逐渐加重，以至日常活动甚至休息时也感气短。

4. 喘息和胸闷：不是慢性阻塞性肺疾病（COPD）的特异性症状。部分患者特别是重度患者有喘息；胸部紧闷感通常于劳力后发生，与呼吸费力、肋间肌等容性收缩有关。

5. 其他症状：晚期患者常有体重下降、食欲减退、精神抑郁和（或）焦虑等，合并感染时可咳血痰或咯血。

问题 39　慢性阻塞性肺疾病的肺功能有何特点？

答　气流受限是以 FEV_1 和 FEV_1/FVC 降低来确定的。FEV_1/FVC 是 COPD 的一项敏感指标，可检出轻度气流受限。FEV_1 占预计值的百分比是中、重度气流受限的良好指标，它变异性小，易于操作，应作为 COPD 肺功能检查的基本项目。吸入支气管舒张剂后 $FEV_1/FVC\% < 70\%$ 者，可确定为不能完全可逆的气流受限。呼气流量峰值（PEF）及最大呼气流量-容积曲线（MEFV）也可作为气流受限的参考指标，但 COPD 时 PEF 与 FEV_1 的相关性不够强，PEF 有可能低估气流阻塞的程度。气流受限可导致肺过度充气，使肺总量（TLC）、功能残气量（FRC）和残气容积（RV）增高，肺活量（VC）减低。TLC 增加不及 RV 增加的程度大，故 RV/TLC 增高。肺泡隔破坏及肺毛细血管床丧失可使弥散功能受损，一氧化碳弥散量（D_LCO）降低，D_LCO 与肺泡通气量（VA）之比（D_LCO/VA）比单纯 D_LCO 更敏感。深吸气量（IC）是潮气量与补吸气量之和，IC/TLC 是反映肺过度膨胀的指标，它在反映 COPD 呼吸困难程度甚至反映 COPD 患者生存率上具有意义。

问题 40　慢性阻塞性肺气肿的胸部 X 线有何特点？

答　X 线检查对确定肺部并发症及与其他疾病（如肺间质纤维化、肺结核等）鉴别有重要意义。COPD 早期 X 线胸片可无明显变化，以后出现肺纹理增多、紊乱等非特征性改变。主要 X 线特征为肺过度充气：肺容积增大，胸腔前后径增长，肋骨走向变平，肺野透亮度增高，横膈位置低平，心脏悬垂狭长，肺门血管纹理呈残根状，肺野外周血管纹理纤细稀少等，有时可见肺大疱形成。并发肺动脉高压和肺源性心脏病时，除右心增大的 X 线征象外，还可有肺动脉圆锥膨隆，肺门血管影扩大及右下肺动脉增宽等。

问题 41　慢性阻塞性肺疾病有哪些并发症？

答
1. 慢性呼吸衰竭：常在 COPD 急性加重时发生，其症状明显加重，发生低氧血症和（或）高碳酸血症，可具有缺氧和二氧化碳潴留的临床表现。
2. 自发性气胸：如有突然呼吸加重，并伴有明显的发绀，患侧肺部叩诊为鼓音，听诊呼吸音减弱或消失，应考虑并发自发性气胸，通过 X 线检查可以确诊。
3. 慢性肺源性心脏病：由于 COPD 肺病变引起肺血管床减少及缺氧致肺动脉痉挛、血管重塑，导致肺动脉高压、右心室肥厚扩大，最终发生右心功能不全。
4. 感染。

问题 42　慢性阻塞性肺疾病的诊断标准是什么？

答　慢性阻塞性肺疾病（COPD）的诊断应根据病史、吸烟等危险因素接触史、临床症状、体征及实验室检查等资料，并排除可引起类似症状和肺功能改变的其他疾病，综合分析确定。存在不完全可逆性气流受限是诊断慢性阻塞性肺疾病（COPD）的必备条件。

肺功能检查是诊断慢性阻塞性肺疾病（COPD）的金标准。吸入支气管舒张药后 $FEV_1/FVC<70\%$，同时 $FEV_1<80\%$ 预计值，可确定为不完全可逆性气流受限，可明确诊断为 COPD；对于 $FEV_1/FVC<70\%$，而 $FEV_1\geqslant80\%$ 预计值者，可诊断为轻度 COPD。

有少数患者并无咳嗽、咳痰症状，仅在肺功能检查时发现 $FVC<70\%$，而 $FEV_1\%$ 预计值低于正常值下限，在除外其他疾病后，亦可诊断为 COPD。

问题 43 慢性阻塞性肺疾病应和哪些疾病鉴别？

答 慢性阻塞性肺疾病中年发病，症状缓慢进展，长期吸烟史，活动后气促，大部分为不可逆性气流受限。

1. 支气管哮喘：起病年龄较轻，常有个人或家族过敏性病史；气管和支气管对各种刺激的反应性增高，表现为广泛的支气管痉挛和管腔狭窄，临床上有阵发性呼吸困难和咳嗽，发作短暂或持续。胸部叩诊有过清音，听诊有呼气延长伴高音调的哮鸣音。晚期常并发慢性支气管炎。嗜酸性粒细胞在支气管哮喘患者的痰中较多，而在喘息型支气管炎患者的痰中较少。

2. 肺结核：活动性肺结核常伴有低热、乏力、盗汗、咯血等症状；咳嗽和咳痰的程度与肺结核的活动性有关。X 线检查可发现肺部病灶，痰结核菌检查阳性，老年肺结核的毒性症状不明显，常因慢性支气管炎症状的掩盖，长期未被发现，应特别注意。

3. 支气管扩张：多发生于儿童或青年期，常继发于麻疹、肺炎或百日咳后，有反复大量脓痰和咯血症状。两肺下部可听到湿啰音。胸部 X 线检查两肺下部支气管阴影增深，病变严重者可见卷发状阴影。支气管碘油造影示柱状或囊状支气管扩张。

4. 心脏病：由于肺淤血而引起的咳嗽，常为干咳，痰量不多。详细询问病史可发现有心悸、气急、下肢水肿等心脏病征象。体征、X 线和心电图检查均有助于鉴别。

5. 肺癌：多发生在 40 岁以上男性，长期吸烟者，常有痰中带血，刺激性咳嗽。胸部 X 线检查肺部有团块影或阻塞性肺炎。痰脱落细胞学或纤维支气管镜检查可明确诊断。

6. 闭塞性细支气管炎：发病年龄较轻且不吸烟；可能有类风湿关节炎病史或烟雾接触史；CT 在呼气相显示低密度影弥漫性泛细支气管炎；大多数为男性非吸烟者；几乎所有患者均有慢性鼻窦炎；X 线胸片和高分辨率 CT 显示弥漫性小叶中央结节影和过度充气征。

问题 44 COPD 不同分期的治疗原则有哪些？

答 1. 稳定期治疗

(1) 戒烟，脱离污染环境；

(2) 支气管舒张剂，为控制症状主要措施；药物包括：β2 肾上腺素受体激动剂、抗胆碱能药、茶碱类药；

(3) 祛痰药：盐酸氨溴索，30 mg 每日 3 次；

（4）长期家庭氧疗；

（5）长期吸入糖皮质激素：沙美特罗加氟替卡松、福莫特罗加布地奈德；

（6）康复治疗；

（7）免疫调节治疗；

（8）外科治疗。

2. 急性加重期治疗

（1）控制性氧疗：低流量吸氧，氧浓度 28%～30%，避免吸入氧浓度过高引起二氧化碳潴留；

（2）抗生素；急性加重最多见原因为细菌或病毒感染；

（3）支气管舒张剂；沙丁胺醇、异丙托溴铵；

（4）糖皮质激素；泼尼松 30～40 mg/d，口服；甲泼尼龙 40～80 mg 每日 1 次；

（5）祛痰剂；盐酸氨溴索，30 mg 每日 3 次；溴己新 8～16 mg 每日 3 次；

（6）机械通气；

（7）其他治疗：补充液体、营养，维持水、电解质平衡；

（8）并发肺源性心脏病、右心衰竭的患者注意治疗并发症。

问题 45　慢性阻塞性肺疾病患者通常应采取哪种方式进行呼吸功能锻炼？

答　包括呼吸生理治疗，肌肉训练，营养支持、精神治疗与教育等多方面措施。在呼吸生理治疗方面包括帮助患者咳嗽，用力呼气以促进分泌物清除；使患者放松，进行缩唇呼吸以及避免快速浅表的呼吸以帮助克服急性呼吸困难等措施。在肌肉训练方面有全身性运动与呼吸肌锻炼，前者包括步行、登楼梯、踏车等，后者有腹式呼吸锻炼等。在营养支持方面，应要求达到理想的体重；同时避免过高碳水化合物饮食和过高热卡摄入，以免产生过多二氧化碳。

问题 46　如何确定 COPD 严重度分级？

答　COPD 严重程度评估需根据患者的症状、肺功能异常、是否存在合并症（呼吸衰竭、心力衰竭）等确定，其中反映气流受限程度的 FEV_1 下降有重要参考意义。根据肺功能可将 COPD 严重性分为 4 级。

表 2-5　慢性阻塞性肺疾病临床严重程度的肺功能分级（吸入支气管舒张剂后）

级别	特征
Ⅰ级（轻度）	$FEV_1/FVC<70\%$，FEV_1 占预计值百分比≥80%
Ⅱ级（中度）	$FEV_1/FVC<70\%$，50%≤FEV_1 占预计值百分比<80%
Ⅲ级（重度）	$FEV_1/FVC<70\%$，30%≤FEV_1 占预计值百分比<50%
Ⅳ级（极重度）	$FEV_1/FVC<70\%$，FEV_1 占预计值百分比<30% 或 FEV_1 占预计值百分比<50%，伴有慢性呼吸衰竭

问题 47 肺动脉高压诊断标准有哪些?

答 海平面、静息状态下,右心导管测量所得平均肺动脉压>25 mmHg,或者运动状态下 mPAP>30 mmHg,还应包括肺毛细血管楔压或左心室舒张末压<15 mmHg。

问题 48 肺动脉高压如何分类?

答
1. 动脉性肺动脉高压
  (1) 特发性肺动脉高压。
  (2) 遗传性肺动脉高压
    1) 骨形成蛋白受体 II 基因突变;
    2) 活化素受体样激酶 I,内皮因子突变;
    3) 未知遗传因素。
  (3) 药物和毒物所致肺动脉高压。
  (4) 疾病相关性肺动脉高压
    1) 结缔组织疾病;
    2) HIV 感染;
    3) 门静脉高压;
    4) 先天性心脏病;
    5) 血吸虫病;
    6) 慢性溶血性贫血。
  (5) 新生儿持续性肺动脉高压。
  肺静脉闭塞病(PVOD)和肺毛细血管瘤样增生症(PCH)
2. 左心疾病所致肺动脉高压
  (1) 收缩性心功能不全。
  (2) 舒张性心功能不全。
  (3) 心脏瓣膜疾病。
3. 肺部疾病和(或)低氧所致肺动脉高压
  (1) 慢性阻塞性肺疾病(COPD)。
  (2) 间质性肺疾病。
  (3) 其他同时存在限制性和阻塞性通气功能障碍的肺疾病。
  (4) 睡眠呼吸障碍。
  (5) 长期居住高原环境。
  (6) 肺泡低通气综合征。
  (7) 肺发育异常。
4. 慢性血栓栓塞性肺动脉高压
5. 未明多因素机制所致肺动脉高压
  (1) 血液疾病:骨髓增生性疾病,脾切除等。
  (2) 系统性疾病:结节病,淋巴管平滑肌瘤病,血管炎,肺朗格汉斯组织细胞增多症,神经纤维瘤等。

（3）代谢性疾病：甲状腺功能亢进（甲亢），糖原贮积病。

（4）其他：肿瘤性阻塞，长期透析的慢性肾衰竭。

问题 49　什么叫慢性肺源性心脏病（肺心病）？

答　慢性肺源性心脏病是由支气管-肺组织、肺动脉血管或胸廓的慢性病变引起肺组织结构和功能异常，产生肺血管阻力增加，肺动脉压力增高，使右心扩张、肥大，伴或不伴右心衰竭的心脏病。

问题 50　引起慢性肺心病的病因有哪些？

答　1. 支气管-肺疾病，分为两类：

（1）阻塞性疾病，如慢性支气管炎、支气管哮喘和支气管扩张等所谓慢性阻塞性肺气肿，现称慢性阻塞性肺疾病。

（2）限制性疾病，如弥漫性肺间质纤维化、肺结核、尘肺、接触有毒气体（如氯、二氧化碳、氧化亚氮等）、胸部放射治疗等致广泛性肺间质纤维化变化、结节病、硬皮病、播散性红斑狼疮、皮肌炎、特发性肺含铁血黄素沉着症等。

2. 影响呼吸活动的疾病，如脊柱后侧弯和其他胸廓畸形、胸廓改形术后、胸膜纤维化、神经肌肉疾患（如脊髓灰质炎、肌营养不良等）、过度肥胖伴肺泡通气障碍等。肺血管可能弯曲或扭转。

另外，慢性高原病缺氧致肺血管长期收缩也是肺心病的一种病因。

问题 51　慢性肺心病肺动脉高压的发生机制有哪些？

答　1. 肺血管阻力增加的功能性改变：缺氧、高碳酸血症的呼吸性酸中毒使肺血管收缩、痉挛。缺氧时一方面产生大量的血管收缩物质，如内皮素、组胺、血管紧张素 II、白三烯、前列腺素 F_2；另一方面，通过颈动脉窦、主动脉弓缺氧反射使肺血管收缩；此外，缺氧可以直接使肺血管的平滑肌收缩。

2. 肺血管阻力增加的器质性改变：慢性缺氧除引起肺动脉收缩外，还可产生血小板衍生生长因子、胰岛素样生长因子、表皮生长因子等，长期作用于血管，可导致血管重塑。

3. 血容量增多和血液黏稠度增加。

问题 52　慢性肺心病心力衰竭的发生机制有哪些？

答　慢性肺心病影响右心功能的机制主要是肺动脉高压引起右心负荷增加，右心室后负荷增加，右心室壁张力增加，心肌耗氧量增加；此外，右心冠状动脉阻力增加，右心室心肌血流减少，心肌供氧量减少；低氧血症和呼吸道反复感染时的细菌毒素对心肌亦可直接产生损害。这些因素长期作用，最终造成右心室肥厚、扩大。当呼吸道发生感染、缺氧加重或其他原因使肺动脉压进一步增高而超过右心室所能负担者，右心室排血量就不完全，收缩末期残留的血液过多，使右心室舒张末期压增高，右心室扩张加重，最后导致右心衰竭。

问题 53 慢性肺心病的临床表现有哪些？

答 本病病程进展缓慢，可分为代偿与失代偿两个阶段，但其界限有时并不清楚。

1. 功能代偿期：原发病表现，肺动脉高压、右心室肥大体征，患者都有慢性咳嗽、咳痰或哮喘史，逐步出现乏力、呼吸困难、劳动耐力下降。体检示明显肺气肿表现，包括桶状胸、肺部叩诊呈过清音、肝浊音上界下降、心浊音界缩小，甚至消失。听诊呼吸音低，可有干湿啰音，心音轻，有时只能在剑突下听到。肺动脉区第二音亢进，上腹部剑突下有明显心脏搏动，是病变累及心脏的主要表现。颈静脉可有轻度怒张，但静脉压并不明显增高。

2. 功能失代偿期：肺组织损害严重引起缺氧、二氧化碳潴留，可导致呼吸和（或）心力衰竭。

   (1) 呼吸衰竭：缺氧早期主要表现为发绀、心悸和胸闷等，病变进一步发展时发生低氧血症和高碳酸血症，可出现各种精神神经障碍症状，称为肺性脑病。表现为头痛、头胀、烦躁不安、语言障碍，并有幻觉、精神错乱、抽搐或震颤等。动脉血氧分压低于 3.3 kPa（25 mmHg）时，动脉血二氧化碳分压超过 9.3 kPa（70 mmHg）时，中枢神经系统症状更明显，出现神志淡漠、嗜睡，从而昏迷以至死亡。

   (2) 心力衰竭：多发生在急性呼吸道感染后，因此常合并有呼吸衰竭，患者出现气喘、心悸、少尿、发绀加重，上腹胀痛、食欲不振、恶心甚至呕吐等右心衰竭症状。体检示颈静脉怒张、心率增快、心前区可闻及奔马律或有相对性三尖瓣关闭不全引起的收缩期杂音，杂音可随病情好转而消失。可出现各种心律失常，特别是房性心律失常，肝大伴压痛，肝颈静脉回流征阳性，水肿和腹水，病情严重者可发生休克。

   此外，由于肺心病是以心、肺病变为基础的多脏器受损的疾病，因此在重症患者中，可有肾功能不全、弥散性血管内凝血、肾上腺皮质功能减退所致面颊色素沉着等表现。

问题 54 慢性肺心病右心室肥大的体征有哪些？

答 肺、心功能代偿期体征：P2＞A2，三尖瓣区出现收缩期杂音，剑突下心脏搏动增强。部分患者可有颈静脉充盈，呼气期尤为明显，吸气期充盈减轻。

肺、心功能失代偿期体征：发绀更明显，颈静脉怒张，心率增快，可出现心律失常，剑突下可闻及收缩期杂音，甚至出现舒张期杂音。肝大且有压痛，肝颈静脉回流征阳性，下肢水肿，重者可有腹水。

问题 55 慢性肺心病胸部 X 线右心室肥大有哪些征象？

答
1. 右下肺动脉干扩张：横径≥15 mm 或右下肺动脉横径与气管横径比值≥1.07 或经动态观察右下肺动脉干横径增宽达 2 mm 以上。
2. 肺动脉段明显凸出或其高度≥3 mm。
3. 中心肺动脉扩张与外周分支纤细两者形成鲜明对比，呈"残根状"。

4. 圆锥部显著凸出（右前斜位 45°）或其高度≥7 mm。

5. 右心室增大（结合不同体位判断）。

具有上述任一条均可诊断。

问题 56 慢性肺心病时右心室肥大的心电图（ECG）改变有哪些？

答 1. 主要条件

(1) 额面平均电轴≥+90°；

(2) 重度顺钟向转位，V_5 导联 R/S≤1（阳性率较高）；

(3) V_1 导联 R/S≥1；

(4) aVR 导联 R/S 或 R/Q≥1（阳性率较低）；

(5) V_1～V_3 导联呈现 QS、Qr、qr（须除外心肌梗死）；

(6) $R_{V1}+S_{V5}$≥1.05 mV；

(7) 肺型 P 波：P 波电压≥0.22 mV；或电压≥0.2 mV，呈尖峰型；或低电压时 P 波电压>1/2R 波，呈尖峰型；P 波电轴≥80°。

2. 次要条件

(1) 肢体导联普遍低电压；

(2) 完全或不完全性右束支传导阻滞。

具有 1 项主要条件即可诊断，两项次要条件者为可疑。

问题 57 超声心动图（UCG）如何确定慢性肺心病时右心室肥大？

答 1. 主要条件：①右心室流出道内径≥30 mm。②右心室内径≥20 mm。③右心室前壁的厚度≥5.0 mm，或者前壁搏动幅度增强者。④左/右心室内径比值<2。⑤右肺动脉内径≥18 mm，或肺动脉干≥20 mm。⑥右心室流出道/左心房内径比值>1.4。肺动脉瓣曲线出现肺动脉高压征象者（a 波低平或<2 mm，有收缩中期关闭征等）。

2. 参考条件：室间隔厚度≥12 mm，搏幅<5 mm 或呈矛盾运动征象者。右心房增大≥25 mm（剑突下区）。三尖瓣前叶曲线 DE、EF 速度增快，E 峰呈尖高型，或有 AC 间期延长者。二尖瓣前叶曲线幅度低，CE<18 mm，CD 段上升缓慢，延长；呈水平位或有 EF 下降速度减慢，<90 mm/s。

凡有胸肺慢性疾病的患者，具有上述两项条件者（其中必须具有一项主要条件）均可诊断肺心病。

问题 58 如何诊断慢性肺心病？

答 肺、胸廓或肺血管病变史，肺动脉高压、右心室肥大或右心功能不全表现，辅之以 ECG、UCG 和胸部影像学检查，可做出诊断。

1. 有慢性支气管炎、肺气肿及其他引起肺的结构或功能损害而导致肺动脉高压、右心肥大的疾病。

2. 有慢性咳嗽、咳痰症状及肺气肿体征，剑突下有增强的收缩期搏动和（或）三尖瓣区心音明显增强或出现收缩期杂音，肺动脉瓣区第二心音明显亢进（心肺功能代偿期）。在急性呼吸道感染或较剧烈活动后出现心悸、气短及发绀等症状及右心功能不全的表现（心肺功能失代偿期）。

3. 胸部 X 线诊断（见问题 55）

4. 心电图检查（见问题 56）

5. 超声心动图检查（见问题 57）

6. 右心导管检查：有条件时可做漂浮导管检查，静息状态下肺动脉收缩压＞4 kPa（30 mmHg），平均压＞2.6 kPa（20 mmHg）作为早期肺心病诊断依据；平均肺动脉压＞4 kPa（30 mmHg）则应考虑肺动脉高压伴右心室肥厚。

7. 心电向量图检查显示右心室及右心房增大图形。

8. 放射性核素检查：用 ^{99}mTc-MAA 做肺灌注检查，出现肺上部血流增加，下部减少，示肺动脉高压存在。

9. 肺功能检查：显示通气和换气功能障碍。

10. 动脉血气测定：绝大多数晚期肺心病患者低氧血症与高碳酸血症并存。

11. 化验检查：红细胞计数和血红蛋白含量可增高；白细胞计数及中性粒细胞在感染时增高；痰培养可见病原菌；红细胞沉降率（血沉）一般偏慢；谷丙转氨酶和血浆尿素氮、血及尿的 β2-微球蛋白（β2-M）、血浆肾素活性（PRA）、血浆血管紧张素（PATⅡ）等含量增高。

12. 其他检查：肺阻抗血流图检查、血液流变学检查、甲皱微循环检查等亦有助于诊断。

问题 59 慢性肺心病急性加重期的治疗原则有哪些？

答 1. 控制呼吸道感染：呼吸道感染是发生呼吸衰竭和心力衰竭的常见诱因，故需积极应用药物予以控制。

2. 改善呼吸功能，抢救呼吸衰竭。

3. 控制心力衰竭。

4. 控制心律失常。

5. 并发症的处理：并发症如酸碱平衡失调和电解质紊乱、消化道出血、休克、弥散性血管内凝血等的治疗。

问题 60 慢性肺心病在营养治疗上有何要求？

答 1. 肺心病为慢性消耗性病症，病程较长，且易反复发作，发病时患者体内蛋白质及热量消耗很大，使患者体质逐渐降低。故应给予患者高蛋白、高纤维素、高热量而又容易消化的食物，同时应适当多进食补肺脾肾的食物，如杏仁、核桃仁、莲子、豆浆、茯苓、薏米等。

2. 肺心病患者咳痰清稀时，应多吃些温性食物，如骨头汤、猪肺汤、排骨汤、瘦肉、鸡汤、肝汤、蛋羹、豆制品等；久患肺气肿者，宜选用滋阴生津的食物，如梨、山楂、话梅、杏子、杏仁、苹果、鳖、老鸭等。

3. 体重正常的患者应给予平衡的饮食，以增强呼吸道的抵抗力；体重低于正常值者，应给予高热量高蛋白饮食，以利于受损伤的支气管组织修复。

4. 适量限制奶类，因奶制品易使痰液变稠，使感染加重。

5. 维生素 A 和维生素 C 亦可增强机体免疫力，促进支气管黏膜的修复，应注意补充。

6. 增加液体摄入量，大量饮水，有助于痰液稀释，保持气管通畅。

7. 忌食刺激性食物，如过冷、过热及其他刺激性食物，可刺激气管黏膜。

问题 61　慢性肺心病有哪些并发症？

答　1. 肺性脑病：由于呼吸功能衰竭所致缺氧，二氧化碳潴留而引起精神障碍，神经系统症状的综合征，是肺心病死亡首要原因。

2. 酸碱失衡及电解质紊乱：由于缺 O_2 和 CO_2 潴留引发，类型多样。

3. 心律失常：多表现为房性期前收缩及阵发性室上性心动过速，以紊乱性房性心动过速最具特征性，也可有心房扑动和颤动。

4. 休克：发生原因①严重感染；②失血性休克，多由上消化道出血引起；③心源性休克，严重心力衰竭或心律失常所致。

5. 消化道出血。

6. 弥散性血管内凝血（DIC）。

7. 深静脉血栓形成。

问题 62　肺动脉栓塞的血栓主要来源于何处？

答　肺栓塞病例中，约 90％的血栓来源于下肢和盆腔静脉。

问题 63　肺血栓栓塞症的危险因素有哪些？

答　1. 静脉血液淤滞。

2. 静脉系统内皮损伤。

3. 血液高凝状态。

问题 64　肺血栓栓塞症的病理生理改变有哪些？

答　1. 血流动力学改变：肺血栓栓塞可导致肺循环阻力增加，肺动脉压升高。

2. 右心功能不全：肺血管床阻塞范围越大则肺动脉压升高越明显。

3. 心室间相互作用：肺动脉压迅速升高会导致右心室后负荷突然增加，引起右心室扩张、室壁张力增加和功能紊乱。右心室扩张会引起室间隔左移，导致左心室舒张末期容积减少和充盈减少，进而心排血量减少，体循环血压下降，冠状动脉供血减少及心肌缺血。

4. 呼吸功能：肺栓塞还可导致气道阻力增加、相对性肺泡低通气、肺泡无效腔增大以及肺内分流等呼吸功能改变，引起低氧血症和低二氧化碳血症等病理生理改变。

问题 65 肺栓塞有哪些临床表现？

答 1. 症状：肺血栓栓塞症的症状缺乏特异性，主要取决于栓子的大小、数量、栓塞的部位及患者是否存在心、肺等器官的基础疾病。较小栓子可能无任何临床症状。较大栓子可引起呼吸困难、发绀、晕厥、猝死等。有时晕厥可能是急性肺栓塞的唯一或首发症状。当肺栓塞引起肺梗死时，临床上可出现"肺梗死三联征"，表现为：①胸痛，为胸膜炎性胸痛或心绞痛样疼痛；②咯血；③呼吸困难。合并感染时伴咳嗽、咳痰、高热等症状。由于低氧血症及右心功能不全，可出现缺氧表现，如烦躁不安、头晕、胸闷、心悸等。因上述症状缺乏临床特异性，给诊断带来一定的困难，应与心绞痛、脑卒中及肺炎等疾病相鉴别。

2. 体征：主要是呼吸系统和循环系统体征，特别是呼吸频率增加（超过 20 次/分）、心率加快（超过 90 次/分）、血压下降及发绀。颈静脉充盈或异常搏动提示右心负荷增加；下肢静脉检查发现一侧大腿或小腿周径较对侧增加超过 1 cm，或下肢静脉曲张，应高度怀疑肺血栓栓塞症。其他呼吸系统体征有肺部听诊湿啰音及哮鸣音，胸腔积液阳性等。肺动脉瓣区可出现第 2 心音亢进或分裂，三尖瓣区可闻及收缩期杂音。急性肺栓塞致急性右心负荷加重，可出现肝大、肝颈静脉反流征和下肢水肿等右心衰竭的体征。

3. 肺栓塞临床综合征：大块肺栓塞易导致心源性休克和多器官功能衰竭。肾功能不全、肝功能不全和精神紧张是常见临床表现，是需要紧急处理的急症。

问题 66 肺栓塞有哪些临床类型？

表 2-7 肺栓塞（PTE）的临床类型

分类		临床表现
急性	低危（非大面积）PTE	血流动力学稳定，无右心功能不全和心肌损伤
	中危（次大面积）PTE	血流动力学稳定，但存在右心功能不全和（或）心肌损伤扩张
	高危（大面积）PTE	右心功能不全，伴低血压或心源性休克，即体循环收缩压<90 mmHg，或较基础值下降幅度≥40 mmHg，持续 15 min 以上
慢性		多出现慢性、进行性发展的肺动脉高压，后期出现右心衰竭。各种特殊检查可发现肺动脉分支内血栓栓塞外，心脏超声检查可见右心室壁肥厚等慢性肺源性心脏病的改变

问题 67 肺栓塞时辅助检查有何异常？

答 1. 动脉血气分析：低氧血症、低碳酸血症、肺泡-动脉血氧分压差 $[P(A-a)O_2]$ 增大。

2. 血浆 D-二聚体：血浆 D-二聚体测定的主要价值在于能排除急性肺栓塞。

3. 心电图：心电图早期常常表现为胸前导联 $V_1 \sim V_4$ 及肢体导联 Ⅱ、Ⅲ、aVF 的 ST 段压低和 T 波倒置，部分病例可出现 $S_I Q_{\text{III}} T_{\text{III}}$（即 Ⅰ 导联 S 波加深，Ⅲ 导联出现 Q/q 波及 T 波倒置）。

4. 超声心动图：直接征象能看到肺动脉近端或右心腔血栓，但阳性率低。间接征象多是右心负荷过重的表现，如右心室壁局部运动幅度降低，右心室和（或）右心房扩大，三尖瓣反流速度增快以及室间隔左移运动异常，肺动脉干增宽等。

5. 胸部 X 线平片：X 线平片可出现肺缺血征象如肺纹理稀疏、纤细，肺动脉段突出或瘤样扩张，右下肺动脉干增宽或伴截断征，右心室扩大征。也可出现肺野局部浸润阴影；尖端指向肺门的楔形阴影；盘状肺不张，患侧膈肌抬高；少量胸腔积液；胸膜增厚粘连等。

6. CT 肺动脉造影：肺栓塞的直接征象为肺动脉内低密度充盈缺损，部分或完全包围在不透光的血流之内（轨道征），或者呈完全充盈缺损，远端血管不显影；间接征象包括肺野楔形密度增高影，条带状的高密度区或盘状肺不张，中心肺动脉扩张及远端血管分布减少或消失等。

7. 放射性核素肺通气灌注扫描：典型征象是与通气显像不匹配的肺段分布的灌注缺损。

8. 肺动脉造影：PTE 的直接征象有肺动脉内造影剂充盈缺损，伴或不伴轨道征的血流阻断；间接征象有肺动脉造影剂流动缓慢，局部低灌注，静脉回流延迟。

9. 下肢深静脉检查：对怀疑 PTE 患者应检测有无下肢 DVT 形成。

问题 68 肺栓塞的诊断程序包括哪些步骤？

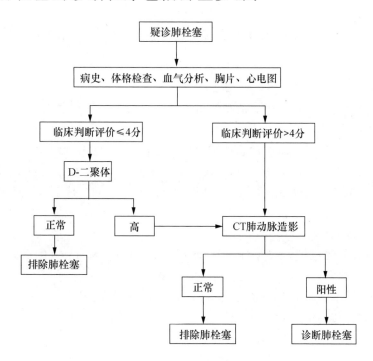

问题 69 肺栓塞溶栓疗法的指征、时机、禁忌证和常用方法各是什么？

答 1. 适应证：
（1）高危（大面积）肺栓塞病例（有明显呼吸困难、胸痛、低氧血症等）。
（2）部分中危（次大面积）肺栓塞，若无禁忌证，可考虑溶栓，目前尚无一致意见。

2. 禁忌证
（1）绝对禁忌证：①活动性内出血；②近期自发性颅内出血。

（2）相对禁忌证：①2周内的大手术、分娩、器官活检或不能以压迫止血部位的血管穿刺；②2个月内的缺血性卒中；③10天内的胃肠道出血；④15天内的严重创伤；⑤1个月内的神经外科或眼科手术；⑥难于控制的重度高血压（收缩压>180 mmHg，舒张压>110 mmHg）；⑦创伤性心肺复苏；⑧血小板计数低于$100×10^9$/L；⑨妊娠；⑩细菌性心内膜炎；⑪严重肝肾功能不全；⑫糖尿病出血性视网膜病变；⑬出血性疾病；⑭抗凝过程中（正在应用华法林）；⑮心包炎或心包积液；⑯年龄>75岁。

3. 溶栓时机：在急性肺栓塞起病48 h内即开始行溶栓治疗能够取得最大的疗效，但对于那些有症状的急性肺栓塞患者在6~14天内行溶栓治疗仍有一定作用。

4. 常用方法：
   （1）尿激酶：负荷量4400 U/kg，静注10 min，随后以2200 U/(kg·h)静滴12 h，也可用20 000 IU/kg静滴2 h。
   （2）链激酶：负荷量250 000 IU，静注30 min，随后以100 000 IU/h静滴24 h，用药前一般需肌注苯海拉明或地塞米松防过敏。
   （3）rt-PA：20~100 mg持续静滴2 h。

问题 70　肺栓塞抗凝治疗的适应证、禁忌证和常采用的方法是什么？

答　1. 适应证：低危（非大面积）肺栓塞、中危（次大面积）肺栓塞患者应抗凝，高危（大面积）PTE患者先溶栓再抗凝。

2. 相对禁忌证：血小板减少、活动性出血、凝血功能障碍、严重未控制高血压、近期手术者等。

3. 抗凝治疗：高度疑诊或确诊急性肺栓塞的患者应立即予抗凝治疗。
   （1）普通肝素：予3000~5000 IU或按80 IU/kg静脉注射，继之以18 IU/(kg·h)持续静脉滴注，检测活化部分凝血时间（APTT），并维持于正常值1.5~2.5倍。
   （2）低分子肝素：根据体重给药，建议每次100 IU/kg，皮下注射每日1~2次。无需监测APTT。
   （3）磺达肝癸钠：选择性Ⅹa因子抑制剂：使用剂量为5 mg（体重<50 kg）；7.5 mg（体重50~100 kg）；10 mg（体重>100 kg）。
   （4）华法林：起始剂量为3~5.0 mg/d，3~4日后开始测定INR，调整剂量使INR在正常值的1.5~2.5倍。

问题 71　肺栓塞有哪些预防措施？

答　早期识别危险因素，早期预防是防止肺栓塞的关键。

1. 防止血栓形成：积极治疗脚部感染，抬高下肢，穿弹力袜，防治静脉曲张，鼓励术后早下床。

2. 预防性治疗：对有血栓形成或栓塞证据者行预防性抗凝，包括低分子肝素、低剂量普通肝素、华法林等。

问题 72　如何理解支气管哮喘（bronchial asthma）的定义？

答　1. 慢性气道炎症，由多种细胞（肥大、嗜酸性细胞和 T 细胞）参与。
2. 反复发作的喘息、气促、胸闷和咳嗽等症状，夜间多发。
3. 常伴广泛而多变的呼气流速受限，但可部分地自然缓解或经治疗缓解。
4. 伴有气道对多种刺激因子反应性增高。

问题 73　引起支气管哮喘的病因有哪些？

答　1. 发病机制：
（1）过敏反应学说（外源性变应原速发型哮喘反应）。
（2）气道炎症学说（最重要的发病机制迟发型哮喘反应）。
（3）神经调节机制。
（4）其他（感染、药物、运动、遗传、胃食管反流、心理因素）。
2. 病因：
（1）遗传因素：多基因遗传，与以下三条相关——气道高反应性、IgE 调节、特应性反应。
（2）环境因素：①吸入物：尘螨、花粉、真菌、动物毛屑、刺激性气体；②感染：病毒、原虫、寄生虫；③高蛋白食物：鱼、虾、蟹、蛋、奶等；④药物：普萘洛尔、阿司匹林等；⑤其他：气候、运动、妊娠、心理。

问题 74　根据变应原吸入后哮喘发生的时间进行分类时，哮喘有哪些类型？

答　1. 速发型哮喘反应（IAR）15～30 min 达高峰，2 h 后逐渐恢复正常。
2. 迟发型哮喘反应（LAR）6 h 左右发病，持续时间长，可达数天。而且临床症状重，常呈持续性哮喘表现，肺功能损害严重而持久。发病机制与 IgE 介导的肥大细胞脱颗粒有关。
3. 双相型哮喘反应（OAR）。

问题 75　哮喘时嗜酸性粒细胞在气道局部释放的炎性因子有哪些？

答　1. 嗜酸性粒细胞阳离子蛋白（ECP）。
2. 主要碱性蛋白（MBP）。
3. 白三烯（LTs）。
4. 血小板活化因子（PAF）。

问题 76　支配支气管的神经有哪几种？

答　支气管受复杂的自主神经支配。包括胆碱能神经、肾上腺素能神经以及非肾上腺素非胆碱能（NANC）神经系统。

问题 77　支气管哮喘常见哪些临床症状？

答
1. 典型表现是发作性伴有哮鸣音的呼气性呼吸困难或发作性胸闷和咳嗽。
2. 严重者可被迫采取坐位或呈端坐呼吸，干咳或咳大量白色泡沫痰，甚至出现发绀等。
3. 咳嗽变异型哮喘者仅表现为顽固性咳嗽。
4. 哮喘症状可在数分钟内发作，经数小时至数天，用支气管舒张药缓解或自行缓解。
5. 多在夜间及清晨发作。
6. 有些患者表现为剧烈运动后出现胸闷和呼吸困难。

问题 78　支气管哮喘常见哪些体征？

答
1. 胸部呈过度充气状态，呼气相延长，有广泛的哮鸣音。
2. 轻度哮喘者可无哮鸣音。
3. 严重哮喘发作时也可不出现哮鸣音，但呼吸音明显减低，呈"寂静肺"，并常出现心率增快、奇脉、胸腹反常运动和发绀。

问题 79　支气管哮喘时痰涂片在显微镜下发现的尖棱结晶（Charcort-Leyden 结晶体）是如何形成的？

答　支气管哮喘的主要病理特征为气道内以嗜酸性粒细胞浸润为主的变态反应性炎症。患者痰涂片染色后镜检可见较多嗜酸性粒细胞，及嗜酸性粒细胞退化形成的尖棱结晶（Charcort-Leyden 结晶体），黏液栓（Curschmann 螺旋）和透明的哮喘珠（Laennec 珠）。

问题 80　支气管哮喘进行性加重时动脉血气分析有何特点？

答　哮喘严重发作时可有缺氧，PaO_2 和 SaO_2 降低，由于过度通气可使 $PaCO_2$ 下降，pH 值上升，表现为呼吸性碱中毒。如重症哮喘，病情进一步发展，气道阻塞严重，可有缺氧及 CO_2 潴留，$PaCO_2$ 上升，表现呼吸性酸中毒。如缺氧明显，可合并代谢性酸中毒。

问题 81　哮喘的诊断标准是什么？

答　哮喘的诊断标准为症状、体征、缓解方式、除外其他疾病、试验检查五项。
1. 症状：反复发作喘息、气急、胸闷或咳嗽，多与接触变应原、冷空气、物理、化学性刺激以及病毒性上呼吸道感染、运动等有关。
2. 体征：发作时在双肺可闻及散在或弥漫性、以呼气相为主的哮鸣音，呼气相延长。
3. 缓解方式：上述症状和体征可经治疗缓解或自行缓解。
4. 除外其他疾病所引起的喘息、气急、胸闷和咳嗽。
5. 临床表现不典型者（如无明显喘息或体征），应至少具备以下一项试验阳性：
   (1) 支气管激发试验或运动激发试验阳性；
   (2) 支气管舒张试验阳性（FEV_1 增加≥12%，且 FEV_1 增加绝对值≥200 ml）；PEF 日内（或 2 周）变异率≥20%。

符合 1～4 条，或 4＋5 条，可诊断为支气管哮喘。

问题 82 哮喘发作时如何对病情严重度分级？

表 2-8 哮喘严重度分级

临床特点		轻度	中度	重度	危重
症状	气短	步行/上楼时	稍事活动	休息时	
	体位	可平卧	喜坐位	端坐呼吸	
	讲话方式	连续成句	常有中断、单词	单字	不能讲话
	精神状态	可有焦虑，较安静	时有焦虑或烦躁	常有焦虑、烦躁	嗜睡或意识模糊
	出汗	无	有	大汗淋漓	
体征	呼吸频率	轻度增加	增加	常＞30 次/分	
	辅助呼吸肌 & 三凹征	常无	可有	常有	胸腹矛盾呼吸
	哮鸣音	散在	响亮、弥漫，呼气末期	响亮、弥漫	减弱或无，"寂静肺"
	脉率	＜100 次/分	100～120 次/分	＞120 次/分	变慢或不规则
	奇脉	无	可有（10～20 mmHg）	常有（＞20 mmHg）	无
肺功能	使用 β_2 受体激动剂后 PEF 预计值或个人最佳值%	＞80%	60%～80%	＜60%	
血气	PaO_2（吸入空气）	正常	＞或＝60 mmHg	＜60 mmHg	
	$PaCO_2$	＜45 mmHg	＜或＝45 mmHg	＞45 mmHg	
	SaO_2	＞95%	91%～95%	＜或＝90%	
	pH				降低

问题 83 非急性发作期哮喘的控制水平是什么？

表 2-9 非急性发作期哮喘的控制水平

临床特征	控制（症状、体征消失，并维持 3 个月以上，满足以下所有情况）	部分控制［每周均不同频度和（或）不同程度地出现以下一种症状（喘憋、气急、胸闷、咳嗽等）］	未控制
日间症状	无（或≤2 次/周）	＞2 次/周	
活动受限	无	任何 1 次	任何一周出现部分控制
夜间症状/憋醒	无	任何 1 次	表现≥3 项
对治疗/救助的需求	无（或≤2 次/周）	＞2 次/周	
急性发作次数	无	≥1 次/年	任何一周出现 1 次

问题 84　支气管哮喘如何进行鉴别诊断？

答　1. 与心源性哮喘相鉴别：相同点为可突然出现喘憋、气急、呼吸困难、大汗，区别点见下表。

表 2-10　支气管哮喘与心源性哮喘的鉴别

	支气管哮喘	心源性哮喘
起病年龄	婴幼儿时期多见	中老年人
病史	喘憋发作病史，过敏性疾病史，过敏史，家族史	高血压、冠心病、糖尿病、风湿性心脏病（风心病）以及多次心力衰竭史
发病季节	多有季节性	不明显
诱因	接触过敏原、感冒、剧烈运动、吸入非特异性刺激物	感染、劳累、过量或快速输液
体征	呼气相延长，双肺弥漫性哮鸣音	双肺底湿啰音、左心扩大、奔马律、心脏杂音
缓解办法	脱离过敏原，吸入平喘药	坐起，应用快速洋地黄类药物、利尿剂、扩血管药物
心电图	可有一过性肺性 P 波	心律失常或房室扩大
超声心动图	正常	心脏解剖学上异常

2. COPD：与慢性哮喘或咳嗽变异性哮喘相似；区别点见下表。

表 2-11　支气管哮喘与 COPD 的鉴别

	支气管哮喘	COPD
起病年龄	多起病于婴幼儿时期	中老年
病史	喘憋发作病史，过敏性疾病史，过敏史，家族史	长期吸烟史、冬春季反复发作咳嗽、咳痰或气短加重
发病诱因	接触过敏原、感冒、剧烈运动、吸入非特异性刺激物	上呼吸道感染，肺气肿可因体力活动诱发气短
起病方式	多突然发作	起病缓慢
发病季节	夏秋交季或晚秋	秋冬或冬春交季
症状	以喘息、呼吸困难、胸闷为主	咳嗽咳痰为主，肺气肿患者表现为活动后气短
体征	双肺弥漫性哮鸣音	干啰音或散在湿啰音，合并肺气肿患者可有肺气肿体征，且长期存在
缓解规律	经治疗或自行缓解，缓解期同正常人	缓解速度慢，且缓解期仍有症状。肺气肿患者活动后气短症状于休息后可缓解
外周血	嗜酸性粒细胞增高	发作期白细胞增多或中性粒细胞增多
痰检	大量嗜酸性粒细胞	以中性粒细胞为主，痰培养可检出致病菌
X 线胸片	发作期可有过度充气，缓解期可正常	合并肺气肿者可出现相应征象
其他检查	过敏原皮试阳性，血清总 IgE、特异性 IgE 水平升高	无或不明显
肺功能	支气管舒张试验阳性，PEF 波动率大于 20%，D_LCO 多正常	支气管舒张试验阴性，PEF 波动率小于 15%，合并肺气肿 D_LCO 可降低，RV、TLC、RV/TLC% 升高

3. 支气管肺癌：三种情况下引起哮喘样症状发作：

(1) 管腔阻塞：癌肿引起支气管狭窄，由于气道阻塞产生喘鸣或呼吸困难。

(2) 类癌综合征：一些肿瘤释放 5 羟色胺（5-HT），引起支气管收缩，产生哮喘样呼吸困难和颜面潮红。

(3) 淋巴管癌：支气管肺癌晚期，癌细胞沿淋巴管扩散，患者呼吸困难明显，可有喘鸣音。

表 2-12　支气管哮喘与支气管肺癌的鉴别

	支气管哮喘	支气管肺癌
起病年龄	多起病于婴幼儿时期	中老年
病史	喘憋发作病史，过敏性疾病史，过敏史，家族史	长期吸烟史，无过敏史
诱因	接触过敏原、感冒、剧烈运动、吸入非特异性刺激物	无明显诱因
起病方式	多突然发作	无明显发作性，憋闷持续存在
症状	以喘息、呼吸困难、胸闷为主	憋闷持续存在，进行性加重，咳痰，痰中带血
缓解方式	经治疗或自行缓解，缓解期同正常人	平喘药无效
痰检	大量嗜酸性粒细胞	可有癌细胞
X 线、CT、纤支镜	发作期可有过度充气，缓解期可正常	可见占位，可明确诊断

4. 嗜酸性粒细胞增多症：这是一组肺嗜酸性细胞浸润的疾病，都可能有哮喘症状。区别点：

(1) 变应性肺支气管曲霉菌病：该病是机体对寄生于支气管内曲霉菌产生的变态反应性炎症。查血常规外周血中嗜酸性粒细胞增高。查血清抗曲霉菌特异性 IgE 增高，总 IgE 增高，烟曲霉菌变应原沉淀抗体阳性。烟曲霉菌变应原皮肤点刺试验阳性。影像提示中心性支气管扩张。

(2) 变应性肉芽肿性血管炎：是一类病因不明，主要累及中、小动脉的系统性坏死性血管炎。它以哮喘、坏死性肉芽肿样血管炎、血管外肉芽肿、外周血嗜酸性粒细胞增多和多器官组织嗜酸性粒细胞浸润为特征。常见多器官受累包括肺、心脏、肝、脾、皮肤、周围神经、胃肠道和肾。

(3) 慢性嗜酸性粒细胞肺炎：本病是由肺嗜酸性细胞浸润造成肺毛细血管内皮局灶性水肿和肺泡 II 型上皮细胞增生，肺泡内蛋白渗出，成纤维细胞增生以及间隔胶原沉着。既往多有过敏性鼻炎及支气管哮喘病史，胸片多表现为负张性肺水肿，肺泡灌洗液嗜酸性细胞多超过 25％，激素治疗有效。

问题 85 支气管哮喘急性发作时有哪些并发症？

答 1. 下呼吸道和肺部感染：哮喘患者约有半数系因上呼吸道病毒感染而诱发，由于呼吸道的免疫功能受到干扰，容易继发下呼吸道和肺部感染。

2. 水、电解质和酸碱失衡：哮喘急性发作期，患者由于缺氧、摄食不足、大汗等，常常并发水、电解质和酸碱平衡失调。

3. 气胸和纵隔气肿：由于哮喘急性发作时气体潴留于肺泡，使肺泡含气过度，肺内压明显增加，哮喘已并发的肺气肿会导致肺大疱破裂，形成自发性气胸。重症哮喘需要机械通气治疗时，气道和肺泡的峰压过高，也易引起肺泡破裂而形成气压伤，引起气胸甚至伴有纵隔气肿。

4. 呼吸衰竭：严重哮喘发作造成肺通气不足、感染，治疗和用药不当，并发气胸、肺不张和肺水肿等，均是哮喘并发呼吸衰竭的常见诱因。

5. 致命的心律失常：哮喘急性发作时可出现致命性的心律失常，原因可能是由于严重缺氧，水、电解质和酸碱平衡失调，也可能是由于药物的使用不当。

6. 黏液栓阻塞与肺不张：哮喘严重发作时，患者张口呼吸，出汗过多，使体液耗损过多；或使用氨茶碱利尿失水，使痰液黏稠不易咳出；应用镇静剂、镇咳剂抑制咳嗽反射，使黏液排出困难；突然停用肾上腺皮质激素，造成支气管痉挛加重，分泌增加等。这些因素均可促使气道内黏液栓的形成，因黏液栓阻塞了细支气管，并因支气管壁增厚及黏膜充血、水肿形成的皱襞而导致肺不张。

7. 闭锁肺综合征：哮喘急性发作时，由于痰栓广泛堵塞了支气管，或频繁使用 β 受体激动剂造成气道平滑肌上 β 受体功能下调，如使用异丙肾上腺素，该药代谢的中间产物 3-甲氧异丙肾上腺素，不仅不能兴奋 β 受体，而且还能起到 β 受体阻滞作用，引起支气管平滑肌痉挛而使通气阻滞。

问题 86 目前用于哮喘治疗的药物有哪些类型？

答 1. 解痉平喘药物：能迅速缓解哮喘症状，适用于哮喘急性发作时的治疗，主要包括速效吸入型 β2 受体激动剂，口服长效 β2 受体激动剂，口服长效 β2 受体激动剂，抗胆碱药物，甲基黄嘌呤类，全身应用的糖皮质激素。

2. 抗炎止喘药物：能抑制气道的过敏反应炎症，需要长期预防性应用，主要包括吸入型糖皮质激素，吸入长效 β2 受体激动剂，口服长效 β2 受体激动剂，白三烯调节剂，甲基黄嘌呤类，色甘酸钠滴眼液、奈多罗米钠等肥大细胞膜稳定剂，全身激素口服减量疗法。

问题 87 β2 肾上腺素受体激动剂常见有哪些剂型？其作用机制有哪些？

答 气雾剂及口服用药。根据药物持续时间可分为短效（作用维持 4～6 h）和长效（维持 ≥12 h）两大类。后者又分为速效（数分钟起效）和缓慢起效（≥半小时起效）。

它主要通过激动呼吸道 $β_2$-肾上腺素受体，激活腺苷酸环化酶，使细胞内的环磷酸腺苷（cAMP）含量增加，游离钙离子减少，从而松弛支气管平滑肌；另外也能增强黏液-纤毛运输功能促进排痰；降低肺血管阻力，增加心排血量。

问题 88 茶碱类药物的平喘作用机制有哪些？正常药效血药浓度范围是多少？

答 茶碱类除能抑制磷酸二酯酶，提高平滑肌细胞内的 cAMP 浓度外，同时具有腺苷受体的拮抗作用；刺激肾上腺分泌肾上腺素，增强呼吸肌的舒张，增强气道纤毛清除功能和抗炎及免疫调节功能。其安全有效浓度为 $6 \sim 15\ \mu g/ml$。

问题 89 抗胆碱类药物是通过哪种途径实现平喘作用的？

答 抗胆碱类药物可与乙酸胆碱竞争胆碱能受体。通过与胆碱能受体结合，抑制乙酰胆碱分泌，即抑制鸟苷酸活化酶，从而抑制 GTP 转化为 CGMP，起着稳定肥大细胞及其他炎症细胞的作用；抑制炎性介质释放，从而松弛气道平滑肌，使支气管扩张。抗胆碱类药还可抑制哮喘病迷走神经兴奋时引起的气道黏膜分泌过多，使气道分泌物减少。

问题 90 糖皮质激素治疗哮喘的作用机制有哪些？

答 1. 抑制炎性细胞的迁移和活化。

2. 抑制细胞因子的生成。

3. 抑制炎症介质的释放。

4. 增强平滑肌细胞 β2 受体的反应性。

问题 91 色苷酸钠作为一种非糖皮质激素抗炎药物，如何起到治疗哮喘的作用？

答 色甘酸钠可以部分抑制 IgE 介导的肥大细胞释放介质，对其他炎性细胞释放介质也有选择性抑制作用。能预防变应原引起速发和迟发反应，以及运动和过度通气引起的气道收缩。

问题 92 哮喘急性发作期的治疗原则是什么？如何治疗？

答 1. 治疗原则

（1）严密观察病情和治疗后的反应。

（2）积极使用支气管舒张剂。

（3）有指征时，及时应用全身激素。

（4）有需要时吸氧。

（5）做好人工通气的准备。

2. 治疗流程——分级治疗

（1）对于间歇发作者：按需吸入速效 β2 受体激动剂。根据发作的严重程度选用①激动剂和（或）抗胆碱药溶液雾化吸入，②氨茶碱和（或）激素静脉滴注或③激动剂和（或）抗胆碱药溶剂缓慢注射。

（2）对于轻度持续、中度持续及重度持续的患者：按需吸入速效 β2 受体激动剂，口服短效 β2 受体激动剂，吸入抗胆碱药、吸入或口服甲基黄嘌呤，全身用激素。

问题 93 简述非急性发作期哮喘的治疗方案分级？

表 2-13　哮喘长期治疗方案分为 5 级

第 1 级	第 2 级	第 3 级	第 4 级	第 5 级
哮喘教育、环境控制				
按需使用短效 β2 受体激动剂	按需使用短效 β2 受体激动剂			
控制性药物	选用 1 种	选用 1 种	在第 3 级基础上选择 1 种或 1 种以上	在第 4 级基础上增加 1 种
	• 低剂量的 ICS • 白三烯调节剂	• 低剂量的 ICS 加 LABA • 中或高剂量的 ICS • 低剂量的 ICS 加白三烯调节剂 • 低剂量的 ICS 加缓释茶碱	• 中或高剂量的 ICS 加 LABA • 白三烯调节剂 • 缓释茶碱	• 口服最小剂量的糖皮质激素 • 抗 IgE 治疗

问题 94 什么是支气管扩张症？

答　支气管扩张症是指支气管壁的弹性成分和平滑肌成分破坏导致的支气管异常和永久性扩张的一种慢性化脓性疾病。本病多为获得性，患者多有童年麻疹、百日咳或支气管肺炎病史。临床症状有慢性咳嗽、咳大量脓痰和（或）反复咯血。

问题 95 支气管扩张症的病因分哪两类？

答　病因分为感染性因素和非感染性因素。

1. 感染性因素：儿童时期的支气管扩张症常为麻疹和百日咳的并发症；腺病毒和流感病毒所致的下呼吸道感染仍可并发支气管扩张症；易于引起组织坏死的病原菌（如金黄色葡萄球菌、克雷伯杆菌及厌氧菌）引起的感染也会发生支气管扩张症；肺结核也可引起支气管扩张症。
2. 非感染性因素：吸入毒性物质后激发严重反应，如吸入氨气和酸性胃内容物后可导致支气管扩张症；某些免疫性疾病如过敏性支气管肺曲霉菌病可引起支气管扩张症；少数溃疡性结肠炎、类风湿关节炎和干燥综合征等也可发生支气管扩张症；还包括免疫球蛋白缺乏、原发性纤毛功能失调或囊性纤维化等。

问题 96 什么是 Kartagener 综合征？

答　50%原发性纤毛功能紊乱的患者患有支气管扩张、内脏转位和鼻窦炎，此三联征称为

Kartagener 综合征。

问题 97 支气管扩张症的好发部位有哪些？

答 本病主要累及中等大小支气管，但其远端亦可受累，直至细支气管。支气管扩张症可发生于肺内各个部位，一般感染引起下叶（左侧更多见）、右中叶和左舌叶支气管扩张；结核常引起上叶尖后段支气管扩张。

问题 98 支气管扩张症的病理分类有几种？

答 分为 3 种，①柱状支气管扩张；②囊状支气管扩张；③不规则支气管扩张。

问题 99 支气管扩张症有哪些病理生理改变？

答
1. 肺功能：病变范围小、程度轻者，可无肺功能异常；病变较为弥漫时，可出现阻塞性、限制性或混合性通气功能障碍，导致通气/血流比例失调、弥散功能降低，最终出现低氧血症，或伴有二氧化碳潴留。
2. 气管-支气管黏膜清除功能下降。
3. 血流动力学改变：扩张的支气管管壁组织在前毛细血管水平可出现广泛的体循环和肺循环之间的吻合，从而导致支气管动脉扩张和左-右分流。

问题 100 支气管扩张症常见的临床症状有哪些？

答 慢性咳嗽、咳大量脓痰，反复咯血，反复肺部感染，发热，慢性感染中毒症状等。

问题 101 什么是"干性支气管扩张"？

答 有些患者起病隐匿，可无任何症状或仅有咳嗽；有些仅表现为咯血，或仅在高分辨 CT（HRCT）显示支气管扩张症征象，称为"干性"支气管扩张。

问题 102 支气管扩张症有哪些体征？

答 轻者可无任何体征，症状明显者在受累区域可闻及明显的持续性、中度至重度（粗糙）的湿啰音。湿啰音在吸气早期出现，持续至吸气中期，吸气末减弱消失。若病变范围广泛，严重受累区呼吸音减弱。如病情进展或合并肺气肿可有胸廓过度膨胀。病程长者可有杵状指。晚期患者出现呼吸衰竭和慢性肺源性心脏病的体征。

问题 103 支气管扩张症胸部影像检查有何表现？

答
1. X 线胸部平片：早期仅患侧肺纹理增强；后期显示不规则环状透光阴影，或呈蜂窝状（卷发影），甚至有液平面。有时可见肺段或肺叶不张。

2. 胸部高分辨 CT 检查：柱状扩张管壁增厚，并延伸至肺的周边，纵轴平行位上呈"双轨征"，横切面上表现为"戒指征"；囊状扩张表现为支气管显著扩张，成串或成簇囊样病变，可含气液平面；常见肺不张或肺容积缩小的表现。

3. 支气管碘油或碘水造影：发现支气管有柱状、囊状或囊柱状扩张改变。

问题 104 如何诊断支气管扩张症？

答 1. 病史：长期咳嗽、咳脓痰，并反复加重或有间断反复咯血史的患者，应考虑支气管扩张症。

2. 胸部 X 线片显示"双轨征"、环状高密度影或囊样改变的征象，基本可做出支气管扩张症的临床诊断。

3. 对可疑患者，胸部 CT（尤其是 HRCT）是重要的无创性诊断手段。

4. 对难以诊断或考虑行外科手术者，选择性支气管造影仍为诊断金标准。

问题 105 支气管扩张症应与哪些疾病相鉴别？

答 1. 慢性支气管炎：多发生于中老年吸烟患者，在气候多变的冬春季节咳嗽、夏日时缓解，咳痰明显，多为白色黏液痰，很少或仅在急性发作时才出现脓性痰。两肺底有散在细的干湿啰音。支气管造影可明确。

2. 肺脓肿：起病急，有咳嗽、高热、大量脓臭痰；X 线检查可见局部浓密炎症阴影，中有空腔液平面。急性肺脓肿经有效抗生素治疗后，炎症可完全吸收消退。若为慢性肺脓肿则以往应有急性肺脓肿的病史。

3. 肺结核：常有低热、盗汗、午后低热等结核性全身中毒症状，干湿啰音多位于上肺局部，X 线胸片和痰结核菌检查可做出诊断。

4. 先天性肺囊肿：X 线检查可见多个边界纤细的圆形成椭圆形阴影，壁较薄，周围组织无炎症浸润，胸部 CT 检查和支气管造影可助诊断。

5. 弥漫性细支气管炎：有慢性咳嗽、咳痰、活动时呼吸困难及慢性鼻窦炎，胸片和CT 上有弥漫分布的边界不太清楚的小结节影，抗核抗体、类风湿因子、冷凝集试验可阳性。确诊需病理学证实。大环内酯类抗生素持续治疗 2 个月以上有显效，可作为试验性诊断。

问题 106 支气管扩张症有哪些并发症？

答 慢性呼吸衰竭和慢性肺源性心脏病，肺脓肿、邻近或远隔器官脓肿及休克或窒息等。

问题 107 支气管扩张症的治疗包括什么？

答 1. 内科治疗

(1) 一般治疗：休息，戒烟，预防呼吸道感染，加强营养。

(2) 控制感染：有发热、咳脓痰等化脓性感染时，可根据病情、痰培养及药敏试验结果选用抗感染药。

（3）清除气道分泌物：体位引流，服用祛痰剂，雾化吸入生理盐水。

（4）改善气流受限：可用支气管舒张剂。

（5）积极治疗咯血。

（6）治疗基础疾病。

2. 外科治疗：反复发作严重呼吸道急性感染或大咯血，病变范围一般不超过两个肺叶，年龄在 10～40 岁之间，全身状况良好，心肺功能无严重障碍的患者可采取手术治疗。

问题 108　呼吸衰竭的定义是什么？

答　各种原因引起肺通气功能和（或）换气功能严重障碍，以致不能进行有效的气体交换，导致缺氧、伴有或不伴有二氧化碳潴留，从而引起一系列生理功能和代谢功能障碍的临床综合征称为呼吸衰竭。

问题 109　呼吸衰竭的诊断标准是什么？

答　1. 具有呼吸系统慢性疾病或其他导致呼吸功能障碍的病史，如中枢神经系统损害、COPD、急性呼吸窘迫综合征（ARDS）等。

2. 有缺氧和（或）二氧化碳潴留的临床表现。

3. 动脉血气分析：$PaO_2 < 8$ kPa（60 mmHg）和（或）$PaCO_2 > 6.65$ kPa（50 mmHg）（海平面 1 个大气压，呼吸空气，静息状态，无解剖分流）。

问题 110　呼吸衰竭按动脉血气分为哪些类型？

答　1. 低氧性呼吸衰竭：即 I 型呼吸衰竭，$PaO_2 < 8$ kPa（60 mmHg），而 $PaCO_2$ 正常或下降。

2. 高碳酸性呼吸衰竭：即 II 型呼吸衰竭，$PaO_2 < 8$ kPa（60 mmHg），同时 $PaCO_2 > 6.65$ kPa（50 mmHg）。

问题 111　能够引起呼吸衰竭的具体病因有哪些？

答　I 型呼吸衰竭：支气管哮喘、肺栓塞、肺水肿、ARDS、肺炎、气胸、肺气肿、肺间质纤维化、右向左分流。

II 型呼吸衰竭：严重急性哮喘、急性会厌炎、吸入异物、呼吸肌麻痹、连枷胸损伤、睡眠呼吸暂停、脑干病变、麻醉药中毒、COPD、原发性肺泡低通气、脊柱后侧突。

问题 112　呼吸衰竭时缺氧和二氧化碳潴留的发生机制有哪些？

答　1. 肺泡通气不足：①限制性通气不足，即呼吸泵衰竭，包括呼吸肌、胸廓和呼吸中枢的功能障碍；②阻塞性通气不足，即支气管壁充血、水肿，气管平滑肌痉挛，管腔内分泌物潴留、异物等阻塞，肺泡壁破坏和肺泡间隔缺失、肺组织弹性降低，对气道壁的牵引力减弱。

2. 通气/血流比例失调：V/Q 比例失调是引起低氧血症的最主要机制，对 $PaCO_2$ 的影响甚微。正常比值为 0.8。

3. 肺弥散障碍：影响氧合，导致低氧，CO_2 不受影响。

4. 肺内动-静脉样分流：肺泡萎陷、肺不张、肺实变形成动静脉样分流。

5. 耗氧量增加：是加重低氧血症的原因之一，进而加重动-静脉分流所引起的低氧血症。

问题 113 为何通气/血流比例失调通常仅产生缺氧，而无二氧化碳潴留？

答 这是因为动脉血与混合静脉血之间的氧分压差大（59 mmHg），而二氧化碳两者之间的分压差小（5.9 mmHg），同时因为患病肺正常肺泡区域毛细血管氧饱和度已处于氧解离曲线的平台部分，无法携带更多的氧以代偿低 PaO_2 区的血氧含量下降。而动脉血二氧化碳解离曲线近似直线状，$PaCO_2$ 变化大小与二氧化碳含量大小成比例关系，因而通气较低部位的二氧化碳交换不足可由通气较高部位的二氧化碳交换增加所代偿，因此通气/血流比例失调通常仅产生缺氧，而无二氧化碳潴留。

问题 114 缺氧对中枢神经系统有哪些影响？

答 缺氧引起脑血管扩张，脑血流量增加及脑血管损伤，血管壁通透性增加。发生包括星状胶质细胞在内的脑水肿，颅压增高。缺氧还引起脑细胞肿胀、变性及坏死。急性严重缺氧可在 10～15 min 内引起抽搐、深昏迷；缓慢缺氧，随着缺氧程度不同，产生不同程度的神经系统症状，从注意力不集中、智力减退、定向力障碍至烦躁不安、神志恍惚、谵妄，再进而发生浅昏迷、昏迷。若 PaO_2 低于 2.26 kPa 将发生不可逆损害。

问题 115 为何早期二氧化碳潴留可导致高血压？

答 二氧化碳潴留刺激心血管运动中枢和交感神经，使心率加快，心肌收缩力加强，心排血量增高，内脏血管收缩，血压升高。

问题 116 为何二氧化碳潴留可引起少尿？

答 二氧化碳潴留使得肾血流量减少、肾小球滤过率减少，进而尿量减少。

问题 117 药物中毒所致严重呼吸抑制时的呼吸节律和模式有哪些改变？

答 一些药物所致的酸中毒，可使血中二氧化碳升高、pH 降低，刺激外周化学感受器或直接兴奋呼吸中枢，增加呼吸通气量，表现为深而大的呼吸；呼吸抑制剂如吗啡、巴比妥类等中毒时，也可抑制呼吸中枢，使呼吸浅而慢。

问题 118 何谓肺性脑病？

答 由于肺脏疾病导致缺氧和二氧化碳潴留所造成的神志改变，如淡漠、嗜睡，甚至昏迷等，可伴有抽搐、震颤等。

问题 119 慢性呼吸衰竭的临床表现有哪些？

答
1. 呼吸困难：呼吸困难、呼吸频数是最早出现的重要症状（表现为呼吸费力、浅快、鼻翼扇动、辅助呼吸肌参与呼吸）；呼吸中枢受抑制时，呼吸抑制，呼吸节律紊乱（潮式呼吸、叹息样呼吸）。
2. 发绀：当动脉血氧饱和度低于 85%，可在指甲、口唇出现发绀。
3. 神经精神症状：慢性呼吸衰竭的精神症状不如急性者明显。慢性缺氧多表现为智力或定向功能障碍。二氧化碳潴留常表现为先兴奋后抑制的现象。切忌用镇静或催眠药，以免加重二氧化碳潴留，发生肺性脑病。肺性脑病表现为神志淡漠、肌肉震颤或扑翼样震颤、间歇抽搐、昏睡，甚至昏迷等；亦可出现腱反射减弱或消失，锥体束征阳性等。为常见的死亡原因。
4. 循环系统表现：①二氧化碳潴留使外周体表静脉充盈、皮肤充血、温暖多汗、血压升高、心排血量增多而致脉搏洪大；多数患者有心率加快；脑血管扩张，产生搏动性头痛。②严重缺氧，酸中毒可引起心肌损害，亦可引起周围循环衰竭、血压下降、心律失常、心脏停搏。③慢性缺氧和二氧化碳潴留引起肺动脉高压，可发生右心衰竭，伴有体循环淤血体征（肺心病）。
5. 消化系统症状：溃疡病症状，上消化道出血，肝功能异常。
6. 泌尿系统表现：血浆尿素氮升高，蛋白尿管型等肾功能不全，多为功能性肾功能不全。
7. 酸碱失衡、电解质紊乱：缺氧、呼吸性酸中毒、代谢性碱中毒、代谢性酸中毒、呼吸性碱中毒；低氯、低钠、高钾。

问题 120 慢性呼吸衰竭的治疗措施包括哪些？

答 改善呼吸，防治并发症：
1. 通畅气道、增加通气量：应用支气管舒张剂、呼吸道的湿化和雾化治疗、机械通气治疗（适应证：$PaCO_2 > 70 \sim 80$ mmHg；$PaO_2 < 40$ mmHg；$R > 35$ 次/分或抑制；肺性脑病）。
2. 氧气治疗：保持低浓度吸氧。
3. 呼吸中枢兴奋剂的应用：阿米三嗪 $50 \sim 100$ mg，口服每日 2 次。
4. 抗感染治疗：选择有效的抗菌药物，联合用药。
5. 纠正酸碱失衡及电解质紊乱。

6. 合理使用利尿剂和强心剂。

7. 糖皮质激素的应用。

8. 消化道出血的防治。

9. 营养支持。

问题 121　急性呼吸窘迫综合征（ARDS）的定义是什么？

答　由各种肺内、肺外致病因素导致的急性、进行性缺氧性呼吸衰竭称为 ARDS。其特征为肺泡毛细血管屏障通透性增加所引起的肺水肿。ARDS 是急性肺水肿（ALI）的严重阶段，肺损伤进一步加重，导致氧合指数（PaO_2/FiO_2）小于 300 mmHg 时，为 ALI，小于 200 mmHg 为 ARDS。

问题 122　ARDS 患者肺病理改变有哪些？

答　典型的 ARDS 的肺病理改变包括：

1. 弥漫性肺泡损伤。

2. 肺间质和实质水肿。

3. I 型肺泡上皮破坏，被增生的 II 型肺泡上皮取代。

4. 后期可出现肺间质纤维化。

5. 肺毛细血管阻塞，形成肺动脉高压。

6. 肺下垂部位出现肺不张。

7. 肺泡中透明膜形成。

其病理过程可分为三个阶段：渗出期、增生期和纤维化期。

问题 123　ARDS 患者临床表现有哪些？

答　通常在原发病起病后 24～72 h 发病，几乎不超过 7 天，起病急，有时甚至突然发病。

表 2-14　ARDS 患者的临床表现

	早期	轻度	重度
症状	呼吸频率增加	呼吸困难、发绀	呼吸窘迫、发绀
体征	胸部体征阴性或少数细湿啰音	干、湿啰音	干、湿啰音，甚至局部支气管呼吸音
血氧	PaO_2 下降，$PaCO_2$ 下降，给氧后 PaO_2 可改善	PaO_2 进一步下降	PaO_2 明显下降，给氧难以纠正，$PaCO_2$ 上升
X 线	胸部 X 线肺部清晰或极少间质浸润	弥漫性广泛间质与肺泡浸润，双肺斑片状模糊影	融合成片状阴影或磨玻璃大片影

问题 124　ARDS 呼吸窘迫有哪些特点？

答　急性、进行性缺氧性呼吸困难，严重时吸氧难以纠正低氧状态。表现为呼吸增快，呼吸窘迫，一般超过 28 次/分；伴咳嗽咳痰，咳血水样痰是 ARDS 典型症状之一；发绀，出现三凹征，肺部听诊可闻及干湿啰音。

问题 125　ARDS 的诊断标准是什么？

答　1. 存在发生 ALI/ARDS 的高危因素（直接肺损伤因素、间接肺损伤因素）。

2. 急性起病（明确诱因下 1 周内出现）、呼吸频数和（或）呼吸窘迫。

3. 低氧血症：ALI 时 $PaO_2/FiO_2 \leqslant 300$ mmHg，ARDS 时 $PaO_2/FiO_2 \leqslant 200$ mmHg。

4. 胸部 X 线检查/胸部 CT 显示两肺浸润阴影，不能完全用胸腔积液、肺叶/全肺不张和结节影解释。

5. 肺毛细血管楔压（PAWP）$\leqslant 18$ mmHg，或临床上能除外心源性肺水肿。

符合以上 5 项者，可诊断 ALI/ARDS。

问题 126　ARDS 需与哪些疾病进行鉴别？

答　ARDS 应与其他原因引起的急性低氧性呼吸衰竭鉴别：

1. 心源性肺水肿（肺动脉楔压 $\geqslant 18$ mmHg）。

2. 神经源性肺水肿。

3. 严重病毒性、细菌性肺炎。

4. 吸入性肺炎。

问题 127　ARDS 的治疗目标有哪些？

答　积极治疗原发病，预防 ARDS 发生，特别是控制感染；改善通气和组织氧供；防止进一步的肺损伤和肺水肿。

问题 128　ARDS 的治疗措施有哪些？

答　1. 保证呼吸道通畅，氧疗，机械通气治疗。

2. 抗感染治疗。

3. 液体管理：纠正酸碱紊乱及电解质紊乱。

4. 防治消化道出血。

5. 营养支持与监护。

6. 积极治疗原发病。

问题 129　什么是肺炎？有哪些微生物病原体能引起肺炎？

答　肺炎是指终末气道、肺泡及肺间质等在内的肺部炎症，可由多种因素引起，如致病微生物、理化因素、免疫损伤、过敏及药物所致。最常见的原因是致病微生物。

问题 130 呼吸道免疫防御机制正常时，气管隆凸以下呼吸道有无细菌？

答 正常呼吸道具有免疫防御功能，保证了气管隆凸以下的呼吸道保持无菌状态。

参与防御机制的有：

1. 吸入气体的过滤和湿化。
2. 咳嗽反射。
3. 支气管内黏液-纤毛运载系统。
4. 体液及细胞免疫系统。
5. 中性粒细胞及巨噬细胞。

问题 131 由感染因素所致的肺炎病原体有哪些？

答 1. 细菌性肺炎：
   （1）需氧革兰氏阳性球菌：肺炎链球菌、金黄色葡萄球菌、甲型溶血性链球菌。
   （2）需氧性革兰氏阴性菌：肺炎克雷伯杆菌、流感嗜血杆菌、铜绿假单胞菌（绿脓杆菌）、不动杆菌、肠杆菌属、大肠埃希菌、变形杆菌。
   （3）厌氧菌：棒状杆菌、梭形杆菌。
2. 支原体肺炎：肺炎支原体。
3. 衣原体肺炎：肺炎衣原体。
4. 病毒性肺炎：腺病毒、呼吸道合胞病毒、流感病毒、麻疹病毒、巨细胞病毒、单纯疱疹病毒。
5. 其他：立克次体（Q 热）、弓形体（鼠弓形体）、原虫（卡氏肺孢子虫）、寄生虫（肺包虫、肺吸虫）。

机体免疫功能低下者（AIDS）易伴发卡氏肺孢子虫、鸟型分枝杆菌、弓形体等。

问题 132 微生物病原体可通过哪些路径进入肺？

答 1. 口咽部定植菌吸入。
2. 气溶胶颗粒吸入。
3. 定植菌感染。
4. 血液播散。
5. 直接植入与邻近组织蔓延。

问题 133 引起大叶性肺炎（或肺泡性肺炎）的病原菌有哪些？

答 多数为肺炎链球菌，少数为肺炎克雷伯杆菌、流感嗜血杆菌、金黄色葡萄球菌、军团菌、其他链球菌肺炎。

问题 134 典型的社区获得性肺炎有哪些特点？

答 典型肺炎的临床表现为急性起病，发热、咳嗽、咳脓痰、胸痛；可有肺实变体征（叩诊浊音、语颤增强、支气管呼吸音、啰音）。在社区获得性肺炎多见，肺炎链球菌、流感嗜血杆菌、口腔内菌群是其主要病原菌。

问题 135 非典型社区获得性肺炎的临床表现有哪些特点？

答 不典型表现包括起病较为缓慢，干咳，可有头痛、肌痛、乏力、咽痛、恶心、呕吐、腹泻等肺外表现，肺部体征较少。

中华医学会呼吸病学分会 1999 年制定的《社区获得性肺炎诊断和治疗指南》中将由肺炎支原体、肺炎衣原体、军团杆菌引起的肺炎称为非典型肺炎。

问题 136 常见肺炎的临床表现和抗生素选择有哪些特征？

表 2-15 肺炎的临床表现和抗生素选择

病原体	临床特征	影像学特征	抗生素
肺炎链球菌	多见于青中年，起病迅速，高热，寒战，胸膜炎样胸痛，口唇单纯疱疹，铁锈色痰	肺叶实变，或片状阴影	青霉素 G、阿莫西林
肺炎衣原体	多见于青中年，流行或散发，病情多轻微，自限性，可伴有鼻窦炎、咽炎、喉炎，白细胞计数正常，血转氨酶升高	小叶节段性浸润	喹诺酮类（红霉素）
肺炎支原体	见于儿童、青年，好发于秋季，每 3~4 年一个周期发病增高，发病隐匿，头痛，乏力，胸部体征较少，多系统损害，严重者可并发结节性红斑、心肌炎、心包炎、脑膜炎、皮疹、溶血性贫血	片状或小叶实变，可有肺门淋巴结肿大（间质＋实质病变）	喹诺酮类（红霉素）
流感嗜血杆菌	有或无基础肺疾病，咳脓痰（易并发肺脓肿、脓胸）	片状、斑片状影	阿莫西林
金黄色葡萄球菌	同时存在其他严重疾病，常并发病毒性肺炎，由其他器官脓肿引起，或引起其他部位发生脓肿，如骨髓炎（易并发循环衰竭、脓胸、脓气胸）	支气管肺炎，小叶或节段性，可形成脓肿，肺气囊（病灶变化快，表现多样）	青霉素 G
肺炎军团菌	高热、头痛、肌痛、干咳、腹泻、腹痛、血转氨酶升高、低钠血症、尿蛋白阳性，严重者出现意识障碍（常是重症肺炎，呼吸困难明显，肺外症状明显、脉搏相对缓慢、低钠、低钾）	大片状、斑片状阴影，可迅速扩展，常吸收缓慢	喹诺酮类（红霉素）
肺炎克雷伯杆菌	全身症状明显，广泛实变，常在上叶，脓性，灰绿色，砖红色痰（重病容、发绀、气促明显）	受累肺叶病变扩散成脓肿，叶间隙下坠	β 内酰胺类
病毒	流感、副流感、麻疹能引起肺炎，通常伴细菌感染，呼吸道合胞病毒主要发生在婴儿期（喘息明显），水痘能引起重度肺炎	多为间质肺炎，水痘可引起多发性粟粒状结节样阴影，可发生钙化	利巴韦林，阿昔洛韦，阿糖腺苷，金刚烷胺

问题 137 传染性非典型肺炎的病原是什么？其传播途径有哪些？

答 病原为 SARS 冠状病毒。通过与患者近距离接触，吸入患者含有病毒颗粒的飞沫，气溶胶传播，手接触传播。

问题 138 肺曲霉病分为哪几种类型？

答 1. 支气管肺炎型。
2. 变态反应性曲霉病。
3. 曲菌球。
4. 继发性曲菌病。

问题 139 肺脓肿分为几种类型？各种类型常见的致病菌有哪些？

答 1. 吸入性肺脓肿：以厌氧菌为主的混合性感染。
2. 血源性肺脓肿：金黄色葡萄球菌多见。
3. 继发性肺脓肿：葡萄球菌、肺炎杆菌、流感嗜血杆菌、军团菌。

问题 140 什么叫慢性肺脓肿？

答 由于急性肺脓肿治疗不彻底，或支气管引流不畅，导致大量坏死组织残留脓腔，脓腔壁中成纤维细胞增生，肉芽组织使脓腔壁增厚。临床上对 3～6 个月或更久不能愈合的肺脓肿，称之为慢性肺脓肿。

问题 141 急性吸入性肺脓肿有哪些临床表现？

答 急性肺脓肿患者可有牙齿、口咽部感染灶或手术、劳累、受凉、昏迷、呕吐、异物吸入等引起误吸的危险因素。起病急骤，畏寒、高热，体温 39～40℃，约 8～14 天后肺内空腔形成，患者咳大量臭味脓痰，体温明显下降。

主要临床特征为咳嗽，大量脓性痰；咯血；胸痛。

脓肿较小、部位较深时常无阳性体征，如脓肿较大，局部可有肺实变体征；如脓肿靠近胸壁，可出现空瓮声；脓胸患者患侧出现胸腔积液体征。

外周血 WBC 总数和中性粒细胞明显升高；X 线检查显示肺部大片浓密炎性阴影中有脓腔、液平；血、痰培养，包括需氧菌、厌氧菌培养，有助病原学诊断。

问题 142 肺脓肿应与哪些疾病进行鉴别？

答 1. 细菌性肺炎：肺炎球菌多伴有口唇疱疹、咳铁锈痰，不含有大量脓臭痰，X 线胸片示肺叶或肺段性实变，或呈片状淡薄炎症病变，边缘模糊不清，没有空腔形成。当应用抗生素治疗高热不退，咳嗽、咳痰加剧并咳出大量脓痰时应考虑为肺脓肿。
2. 肺结核纤维空洞继发感染：①起病缓慢，病程长，可有长期咳嗽、午后低热、乏力、盗汗，食欲减退或有反复咯血。②X线胸片显示空洞壁较厚，一般无液平面，空洞周围炎性病变较少，常伴有条索、斑点及结节状病灶，或肺内其他部位的结核播散灶。③当合并化脓性肺部感染时，可出现急性感染症状和咳大量脓臭痰，且由于化脓性细菌大量繁殖痰中难以找到结核菌，此时要细心询问病史。

3. 支气管肺癌：支气管肺癌阻塞支气管常引起远端肺化脓性感染，但形成肺脓肿的病程相对较长，毒性症状多不明显，脓痰量亦较少。40岁以上肺局部反复感染、且抗生素疗效差的患者，要考虑有支气管肺癌所致阻塞性肺炎可能，应常规进行纤维支气管镜检查，以明确诊断。鳞状细胞癌病变可坏死液化，形成空洞，但无毒血症和急性感染症状。X线胸片示空洞壁较厚，多呈偏心空洞，残留的肿瘤组织使内壁凹凸不平，空洞周围亦少炎症浸润，肺门淋巴结可有肿大，可与肺脓肿鉴别，经纤维支气管镜肺组织活检，或痰液中找到癌细胞，肺癌的诊断得以确立。

4. 肺囊肿继发感染：炎症反应相对轻，囊壁较薄，无明显中毒症状和咳较多脓痰。当感染控制，炎症吸收，应呈现光洁整齐的囊肿壁。如能和以前X线片对照，更易诊断。

问题 143　肺脓肿的治疗方法及原则是什么？

答　1. 抗生素治疗：根据感染病原体及药敏试验选择用药，用药时间4～8周，或更长，至X线胸片显示脓肿愈合。

2. 脓液引流：为提高疗效有效措施。包括体位引流、辅以雾化吸入，纤维支气管镜吸痰。

3. 其他：支持疗法，缺氧时吸氧，加强营养，纠正贫血，支气管扩张剂，解痉祛痰。

4. 外科治疗：适用于病程超过3个月，内科治疗无好转；慢性肺脓肿突发大咯血，药物治疗无效；有支气管阻塞，感染难以控制；不能排除肺部肿瘤；伴支气管胸膜瘘或有脓胸，反复抽液冲洗疗效不佳者。

问题 144　肺脓肿的手术适应证是什么？

答　1. 慢性肺脓肿经内科治疗3个月以上脓腔仍不缩小，感染不能控制或反复发作或脓腔过大（5 cm以上），估计不易闭合者。

2. 伴支气管胸膜瘘或脓胸经抽吸冲洗脓液疗效不佳。

3. 大咯血经内科治疗无效或危及生命时。

4. 支气管阻塞疑为支气管肺癌致引流不畅的肺脓肿。

问题 145　结核病原菌有何特点？

答　结核分枝杆菌的主要形态是杆状，偶可呈颗粒状、球状，抗酸染色阳性是其特性，且生长缓慢，生殖周期15～20 h，约需1个月培养，才能形成1 mm左右的菌落。

问题 146　结核菌的细胞壁有哪些成分？各有何作用？

答　1. 脂质：是抗酸着色反应的主要物质基础，具有介导肉芽肿形成和促进细菌在吞噬细胞内存活的作用；抗酸染色特性是由分枝杆菌胞壁中含有分枝菌酸决定的。

2. 脂多糖：其中脂阿拉伯甘露聚糖（LAM）具有广泛的免疫原性，生长中的结核菌能大量生产脂多糖，是血清学诊断中应用较多的一类抗原物质。

问题 147　结核的传播途径有哪些？

答　1. 经呼吸道传播是最主要的传播途径。（当患者咳嗽、咳痰、打喷嚏、大声说话时，会产生大量的含结核菌的微滴，密切接触者可能会吸入而感染。）

2. 进食被牛结核菌感染奶牛的奶或者奶制品，结核菌可寄居于肠壁或扁桃体内形成原发感染，并分别引起肠系膜淋巴结肿大、颈淋巴结肿大。（少见，但在贫穷落后的牧区、直接饮用生牛奶习惯者仍可发生。）

3. 通过皮肤损伤或切口直接被接种，仅发生于从事结核菌接触的特殊工种人员，极为少见。

4. 通过胎盘发生的胎内感染偶尔见到。

问题 148　结核病的传染源是什么？

答　痰结核菌阳性尤其是痰涂片检查结核菌阳性的结核患者为最主要的传染源。（了解：此外，被牛结核菌感染的奶牛产的奶或奶制品可引起肠系膜、颈部淋巴结肿大。感染结核的孕妇可为垂直传播的传染源。）

问题 149　结核杆菌致病过程中据其生长代谢速度不同可分为哪些种群？对化疗药物的敏感性如何？

答　A 组：细胞外繁殖菌，致病力强，传染性大。敏感药物为异烟肼（最好）、链霉素和利福平。

B 组：细胞内菌，处于酸性环境，繁殖较慢。敏感药物为吡嗪酰胺（最好）、利福平、异烟肼。

C 组：偶然繁殖菌，处于半休眠状态，但为突发性或短期内旺盛生长的细菌。敏感药物为利福平。

D 组：休眠菌，往往存在于非液化的干酪样坏死物内，如钙化、结节等，无致病力及传染性，对人体无害，很少复发。对药物治疗无效。

问题 150　什么是科赫（Koch）现象？

答　机体对结核杆菌再感染与初感染所表现出不同反应的现象，称为科赫现象。继发性肺结核与原发性肺结核在临床上所表现的不同，可认为是人体内的科赫现象。

问题 151　肺结核基本的病理类型包括哪些？

答　结核病有三种基本病变：渗出性病变，增殖性病变，干酪样坏死。

1. 渗出性病变：常发生于结核菌量多，机体 DTH（迟发超敏反应）反应较强的情况。转归良好者为完全吸收，也可向增殖性病变转化，若继续恶化，向干酪化坏死发展。

2. 增殖性病变：典型表现是结核结节（中央是巨噬细胞衍生而来的多核巨细胞，周围由巨噬细胞转化而来的上皮样细胞包围，最外层是散在分布的淋巴细胞和浆细胞）。结核肉芽肿为弥漫性增殖性病变（为结核病典型病理改变，由朗格汉斯巨细胞、类上皮细胞、淋巴细胞、中性粒细胞组成，中央有干酪样坏死，可含少量结核菌）。发生于机体 CMI（细胞介导免疫反应）占主导地位，病变较局限的状况。

3. 干酪样坏死：为渗出性病变进一步恶化而来。坏死组织周围可有肉芽组织增生乃至纤维组织包围成纤维干酪灶，也可液化经支气管排出形成空洞及支气管播散灶。空洞内壁常含有代谢旺盛的结核菌。

问题 152　中国肺结核病现行分类法包括哪些？（1998 年中华医学会结核病学分会制定）

答
1. 原发型肺结核（1 型）：为原发结核感染所致的临床病症，包括原发综合征及胸内淋巴结结核。
2. 血行播散型肺结核（2 型）：包括急性血行播散型肺结核（急性粟粒型肺结核）及亚急性、慢性血行播散型肺结核。
3. 继发性肺结核（3 型）：该型为肺结核中的一个主要类型，可出现以增殖病变为主、浸润病变为主、干酪病变为主或以空洞为主等多种病理改变，包括浸润性肺结核、干酪性肺炎、慢性纤维空洞型肺结核、结核球等类型。
4. 结核性胸膜炎（4 型）：为临床上已排除其他原因引起的胸膜炎。在结核性胸膜炎发展的不同阶段，有结核性干性胸膜炎、结核性渗出性胸膜炎、结核性脓胸。
5. 其他肺外结核（5 型）：其他肺外结核按部位及脏器命名，如骨结核、结核性脑膜炎、肾结核、肠结核等。

问题 153　"毁损肺"可视为哪种继发性肺结核的后遗表现？

答 毁损肺可视为干酪性肺炎、慢性纤维空洞型肺结核的后遗表现。它是组织不可逆性病变，病肺呼吸功能已大部丧失，成为感染源，还可引起咯血，并发支气管扩张和继发感染。虽经各种抗结核药物治疗，效果较差，多需外科手术治疗。

问题 154　肺结核的症状有哪些？

答
1. 全身症状：大多数患者可有不同程度的发热，常伴有食欲不振、疲乏、无力、盗汗、体重低下等症状。女性患者可有月经不调，甚至闭经。儿童可有发育迟缓。
2. 发热特点：多数患者呈长程不规则低热，但血行播散型肺结核或并发肝、脾、肺门、纵隔淋巴结、脑结核时则可呈顽固的稽留热或弛张热。局限性病灶可低热或不发热。
3. 呼吸系统症状：咳嗽为肺结核常见症状。早期可无痰，当并发支气管结核时可有刺激性干咳；随肺部病变发展至有支气管炎症、组织坏死、空洞形成时咳白色黏痰或黄色脓性痰，甚至血痰、咯血。若肺部病变接近胸膜，可有钝性或锐性胸痛，病变广泛时，可有呼吸困难。

（1）全身症状：发热为最常见症状，多表现为午后低热、乏力、食欲减退、消瘦、盗汗等。若肺部病灶进展播散，常呈不规则高热。妇女可有月经失调或闭经。

(2) 呼吸系统症状：通常为干咳或带少量黏液痰，继发感染时，痰呈黏液脓性。约1/3患者有不同程度咯血，中等程度咯血多为小血管损伤或空洞血管瘤破裂。咯血后常有低热。大咯血时可发生失血性休克；偶因血块阻塞大气道引起窒息。慢性重症肺结核时，呼吸功能减退，常出现渐进性呼吸困难，甚至缺氧发绀。若并发气胸或大量胸腔积液，其呼吸困难症状尤为严重。当炎症波及壁层胸膜，可有不剧烈的胸壁刺痛。

问题 155　哪些部位为成人肺结核的易感区？

答　病变好发于一侧或双侧肺尖或上叶后段或下叶背段。

问题 156　结核的变态反应表现有哪些？

答　全身变态反应表现为发热、乏力、盗汗、红细胞沉降率（血沉）增快，局部变态反应依次为：多发性关节炎、结节红斑、皮下结节、口腔及生殖器溃疡、疱疹性结膜炎、虹膜炎、心肌炎、多发性肌炎、大动脉炎等。

问题 157　结核菌素试验有哪些临床意义？

答　PPD是结核菌素纯蛋白衍生物。结核菌素皮肤试验常作为结核感染率的流行病学指标，也是卡介苗接种后效果的验证指标，对儿童结核病有一定诊断意义，但对成人意义不大。PPD 5Tu 皮内注射后 48～72 h 局部出现红润、硬结，硬结大于 5 mm 为阳性，硬结直径大于 20 mm 者或局部有水疱、坏死或淋巴管炎者为强阳性，提示机体对结核菌抗原处于超敏感状态，若同时伴有低热、消瘦、关节痛、血沉快等表现则对诊断有一定提示作用。

PPD阴性的意义：未曾感染过结核，或者处于结核感染早期（4～8 周内）、血行播散性肺结核等重症结核病、获得性免疫缺陷综合征（HIV/AIDS）、恶性肿瘤、免疫抑制剂使用者以及老年人、营养不良者。

问题 158　肺结核的影像学特征是什么？

表 2-16　肺结核的影像学特征

原发型肺结核	常于一侧中下肺野近胸膜缘显示小片状浸润并伴有同侧肺门、纵隔淋巴结肿大。（也可双侧肺门、淋巴结肿大。若肺内原发灶吸收或原发灶钙化，仅显示肺门纵隔淋巴结明显肿大。肺门、纵隔淋巴结明显肿大时，可压迫气管、总支气管、叶/段支气管而引起管腔狭窄，进而发生肺不张，有时可并发胸膜炎和心包炎。）
继发性肺结核	肺部病变好发于一侧或双侧肺尖或上叶后段或下叶尖端，病变可呈条索状、斑点状、斑片状、片絮状阴影乃至空洞、支气管播散灶等多形态混合性病变，还可伴有钙化、邻近胸膜增厚粘连、肺体积缩小等改变

续表

急性血行播散型肺结核（以儿童和青少年多见，常继发于原发型肺结核）	双肺上中下肺野分布、大小、密度基本一致的"三均匀"的 1～3 mm 的粟粒样的结节阴影，可同时伴有肺门、纵隔淋巴结肿大。粟粒样小结节影界限欠清楚，提示有炎症渗出；病变继续发展可融合成片絮状，常以中上肺野为主
亚急性血行播散型结核	病变分布欠均匀，常以上中肺野为主

问题 159　胸部 CT 在何种情况下对肺结核有补充诊断价值？

答　急性粟粒型结核早期、较小的肺门纵隔淋巴结（小于 1～2 cm）、隐蔽区病变（肺尖、近胸膜缘、心影后、奇静脉食管隐窝、后肋膈角、胸液掩盖区）以及支气管结核（胸片上常无明显表现或局限性肺气肿、肺不张等间接表现），胸片常难以发现和辨认，胸部 CT 扫描有助于病变的发现与识别。

问题 160　按肺结核的活动程度是如何进行分期的？

答
1. 进展期：应具备下述一项者——新发现活动性病灶；病变较前恶化或增多；新出现空洞或空洞增大；痰菌阳性。
2. 好转期：应具备下述一项者——病变较前吸收；空洞闭合或缩小；痰菌转阴。
3. 稳定期：病变无活动性改变，空洞闭合，痰菌连续阴性（每月至少查 1 次）达 6 个月以上。如空洞仍存在，则痰菌需连续阴性 1 年以上。

问题 161　什么是开放性肺结核？

答　指肺结核进展期与部分好转期患者，痰中经常有结核菌排出。具有较强的传染性。故必须隔离治疗。

问题 162　什么是活动性肺结核？

答　指肺内渗出性病变或变质性病变如干酪样坏死、空洞形成、支气管播散及血行播散型肺结核，临床上症状比较突出。进展期与好转期肺结核均属于活动性肺结核。稳定期属于非活动性肺结核。

问题 163　什么是肺结核临床治愈？

答　稳定期肺结核可列为初步临床治愈；观察 2 年，病变仍稳定，痰菌持续阴性，可视为临床治愈；如仍有空洞存在，则需观察 3 年以上，如无变化，可视为临床治愈。

问题 164　肺结核的并发症包括哪些？

答　肺部干酪性病灶破溃到胸膜腔，可引起脓气胸。慢性纤维空洞型肺结核并发肺气肿，可引起自发性气胸，亦可导致肺源性心脏病，乃至肺、心功能衰竭。慢性肺结核纤维增生引起支气管扩张，常伴咯血，但常无结核活动性。结核菌可随血播散而并发脑膜、泌尿生殖道及骨结核等。广泛应用抗结核药物以来，肺结核管道播散的并发症，如喉、肠结核已很少见。

问题 165　与肺结核进行鉴别的疾病有哪些？

答　根据肺结核常见的 X 线表现将鉴别诊断的疾病分类：

1. 表现为肺门、纵隔淋巴结肿大：为原发性肺结核最常见的表现。

   与恶性淋巴瘤、结节病、中心性肺癌、肿瘤转移性淋巴结肿大相鉴别。

   鉴别点：原发性肺结核常以儿童、青少年多见。患者有结核病接触史、发热、盗汗、疲乏、消瘦等慢性结核中毒症状，PPD 阳性或者强阳性。多组淋巴结受侵、周围常有浸润影且易于融合、液化或部分钙化，增强 CT 中显示环形增强有助于结核病诊断。必要时，可进行纤维支气管镜、纵隔镜活检以明确诊断。

2. 表现为双肺弥漫性点状结节阴影：为血行播散型肺结核的常见表现，患者呈急重症经过、高热、呼吸困难，可有脑膜刺激征、肝脾肿大、胸、腹腔、心包积液等，但是常有 PPD（－），痰结核菌（－）。

   与感染性疾病、弥漫型细支气管肺泡癌、转移性肺癌、尘肺、特发性肺间质纤维化以及结缔组织病的肺部改变相鉴别。

   鉴别点：血行播散型结核病肺部病变呈三均匀分布或以中上肺野为主，且结节周围界限模糊、有融合趋势，血液的结核菌培养、聚合酶链式反应（PCR）、骨髓、浅表淋巴结活检均可有阳性发现。

3. 表现为肺部空洞性病变：肺部结核性渗出性病变进一步干酪样坏死、液化，常可形成空洞。

   需与肺部化脓性病变、癌性空洞、坏死性肉芽肿、支气管肺囊肿并继发感染等鉴别。

   鉴别点：痰结核菌检查阳性以及支气管播散灶的存在。

4. 肺部球形病变：结核球可有肺部干酪渗出性病变逐渐吸收好转、局限化、纤维包膜逐渐形成，也可由干酪厚壁空洞阻塞愈合而成。含有大量干酪样病灶，有纤维包膜，胸片上呈现边界清晰、密度较高的球形阴影，内可有钙化、小溶解区，周围可有卫星灶和胸膜粘连。

   需与周围型肺癌、炎性假瘤、错构瘤、慢性非化脓性疾病等鉴别。

   鉴别点：患者有结核病接触史、发热、盗汗、疲乏、消瘦等慢性结核中毒症状，PPD 阳性或者强阳性。胸片上呈现边界清晰、密度较高的球形阴影，内可有钙化、小溶解区，周围可有卫星灶和胸膜粘连。

5. 肺部炎性渗出性病变：

   需与各种感染性疾病鉴别，尤需注意与嗜肺军团菌肺炎鉴别。嗜肺军团菌肺炎患者可出现低热、疲乏、咯血，肺部病变，也可发生于结核病好发部位，可形成空洞，病程较为迁延，可 1～2 个月或更长。血军团菌抗体检测及动态变化有助于鉴别。

问题 166　如何确定诊断结核杆菌感染？

答　痰涂片阳性和（或）培养阳性，可确诊肺结核。

问题 167　痰菌阴性肺结核诊断标准是什么？

答　具备 1～6 中 3 项或 7～8 中任何 1 项可确诊：

1. 典型肺结核临床症状和肺部 X 线表现。
2. 抗结核治疗有效。
3. 临床可排除其他非结核性肺部疾病。
4. PPD（5 IU）强阳性或血清抗结核抗体阳性。
5. 痰结核菌 PCR 和探针检测呈阳性。
6. 肺外组织病理证实结核病变。
7. 支气管肺泡灌洗液中检出抗酸分枝杆菌。
8. 支气管或肺部组织病理证实结核病变。

问题 168　控制结核病的基本原则是什么？

答　控制传染源、切断传播途径、增强免疫力、降低易感性。

问题 169　世界卫生组织（WHO）于 1995 年提出的 DOTS 战略是什么？

答　DOTS 是英文 Directly Observed Treatment，Short-Course 的缩写，即为直接督导下短程化疗。是 WHO 结核病对策部制定的一种保证结核病控制对策获得成功的战略。

问题 170　什么是卡介苗（BCG）？有何作用？

答　卡介苗是一种无毒牛型结核菌活菌疫苗，接种后机体反应与低毒结核菌原发感染相同，产生过敏反应同时获得免疫力。BCG 接种对儿童结核性脑膜炎、血行播散型结核病有明显的保护力，但并未证明对肺结核有保护作用。

问题 171　联合化疗策略的理论基础是什么？

答
1. 结核病灶内存在四种不同代谢状态的 A、B、C、D 菌群。只有联合用药才能杀灭各种菌群，达到治疗目的。
2. 联合治疗可增加抗结核活性，还可显著降低耐药菌株产生的频率。
3. 抗结核药物对结核菌的作用机制不同。

问题 172　何时应用肾上腺糖皮质激素辅助治疗？

答　糖皮质激素治疗结核病的应用主要是利用其抗炎、抗毒作用。仅用于结核毒性症状严重者，如结核性脑膜炎、胸膜炎、腹膜炎、心包炎及粟粒型肺结核，其肾上腺皮质功能明显减退，糖皮质激素治疗可发挥重要作用。

问题 173 什么是间质性肺疾病？

答　间质性肺疾病亦称作弥漫性实质性肺疾病，是一组主要累及肺间质和肺泡腔，导致肺泡-毛细血管功能单位丧失的弥漫性肺疾病。临床主要表现为进行性加重的呼吸困难、限制性通气功能障碍伴弥散功能降低、低氧血症以及影像学上的双肺弥漫性病变。

问题 174 临床上能引起间质性肺疾病的病因包括哪些类型？

表 2-17　间质性肺疾病的病因

已明病因	未明病因
以下主要表现为肺泡炎、间质性改变和纤维化	
石棉	特发性肺间质纤维化
烟尘、有害气体 药物（抗生素）和化疗药 放射线	胶原血管病：系统性红斑狼疮，类风湿关节炎，强直性脊柱炎，系统性硬化症，干燥综合征，多发性肌炎皮肌炎
吸入性肺炎 急性呼吸窘迫综合征后	肺泡出血综合征：Goodpasture 综合征，特发性肺含铁血黄素沉着症 肺泡蛋白沉积症 嗜酸细胞性肺炎 淋巴管平滑肌瘤病 淀粉样变 遗传性疾病：结节性硬化症，神经纤维瘤病，Niemann-Pick 病（类脂组织细胞增多症），Gaucher 病（角苷脂贮积症），Hermansky-Pudlak 综合征 胃肠及肝病：克罗恩病，原发性胆管硬化症，慢性活动性肝炎，溃疡性结肠炎，脏器移植
以下表现为肺泡炎、间质性病变和纤维化伴有肉芽肿	
外源性过敏性肺泡炎（有机粉尘） 铍肺、矽肺（无机粉尘）	结节病 朗格汉斯细胞肉芽肿（嗜酸细胞肉芽肿） 肉芽肿性血管炎：Wegener 肉芽肿、Churg-Strauss 综合征、类淋巴瘤样肉芽肿 支气管中心性肉芽肿病

问题 175 间质性肺疾病的主要症状有哪些？

答　最突出的症状是活动性呼吸困难，渐进性加重，常伴干咳，部分患者有不同程度的乏力、食欲不振、体重减轻和关节痛等临床表现。

问题 176 特发性肺间质纤维化可表现哪些体征？

答　早期可能查不到肺部体征。随着病情发展可出现呼吸浅快、发绀，吸气时双肺中下野可闻及 Velcro 啰音，杵状指（趾）多见。疾病晚期可出现明显发绀、肺动脉高压和右心功能不全征象。

问题 177 间质性肺疾病常见的胸部 X 线表现及其临床意义有哪些？

表 2-18 间质性肺疾病的常见胸部 X 线表现及其临床意义

特征	疾病
Kerley B 线	淋巴管癌病、淋巴管平滑肌瘤病、左心房高压（二尖瓣疾病、心力衰竭）、淋巴瘤、淀粉样变
蜂窝肺	特发性肺间质纤维化、结缔组织病、石棉肺、药物性肺损伤、淋巴细胞性间质性肺炎、慢性吸入性肺炎、含铁血黄素沉着、肺泡蛋白沉积症
上肺区为主的疾病	放射性肺炎、神经纤维瘤病、慢性结节病、嗜酸性肉芽肿、矽肺、慢性过敏性肺泡炎、慢性嗜酸性粒细胞性肺炎、强直性脊柱炎、结节性类风湿关节炎、铍肺、药物性（乙胺碘肤酮、金制剂、BNCU-卡氮介）、放射性肺炎
淋巴结肿大	结节病、淋巴瘤、淋巴管癌病、淋巴细胞性间质性肺炎、铍肺、淀粉样变性
胸膜疾病	淋巴管癌病、结缔组织病、石棉肺、淋巴管平滑肌瘤病（乳糜胸）、药物性（呋喃妥因）、结节病
淋巴结蛋壳样钙化	矽肺、结节病、放射性
肺容积增加	淋巴管平滑肌瘤病、慢性结节病、慢性嗜酸性粒细胞性肉芽肿、慢性过敏性肺泡炎、结节硬化症、神经纤维瘤病
肺容积减小	特发性肺间质纤维化、结缔组织病、慢性过敏性肺泡炎、石棉肺
气胸	嗜酸性粒细胞性肉芽肿、淋巴管平滑肌瘤病、结节硬化症、神经纤维瘤病

问题 178 特发性间质性肺炎分哪几种类型？影像学特征有哪些？

答 分为普通型间质性肺炎（UIP）；非特异性间质性肺炎（NSIP）；机化性肺炎（OP）；弥漫性肺泡损伤（DAD）；脱屑性间质性肺炎（DIP）；淋巴细胞性间质性肺炎（LIP）。

表 2-19 特发性间质性肺炎（IPF）的分类和影像表现

临床诊断	组织类型	胸片表现	CT 病灶典型分布	典型 CT 特征
IPF/CFA	UIP	下肺为主的网状结节影，伴肺体积缩小	周边、胸膜下、肺底	网状、蜂窝样变、牵拉性支气管扩张、肺结构异常、局部磨玻璃样改变
NSIP	NSIP	磨玻璃样改变和网状致密影	周边、胸膜下、肺底、对称	磨玻璃致密影、不规则线样结构、实变
COP	OP	双侧斑片样实变	胸膜下/支气管周围	斑片样实变和（或）结节样改变
AIP	DAD	进行性弥漫性磨玻璃致密影/实变	弥漫性	实变和磨玻璃致密影，后期可见牵拉性支气管扩张
DIP	DIP	磨玻璃致密影	下肺野、周边分布为主	磨玻璃致密影、网状改变
RB-ILD	RB	支气管壁增厚；磨玻璃致密影	弥漫	支气管壁增厚、小叶中心结节、斑片磨玻璃致密影
LIP	LIP	网状结节状致密影	弥漫	小叶中心结节、磨玻璃致密影、小叶间隔和支气管血管束增粗、薄壁囊肿

IPF，特发性肺间质纤维化；CFA，隐匿性致纤维化肺泡炎；COP，隐源性机化性肺炎；AIP，急性间质性肺炎；RB-ILD，呼吸性细支气管炎伴间质性肺疾病；RB，呼吸性细支气管炎

问题 179 如何进行间质性肺病的诊断？

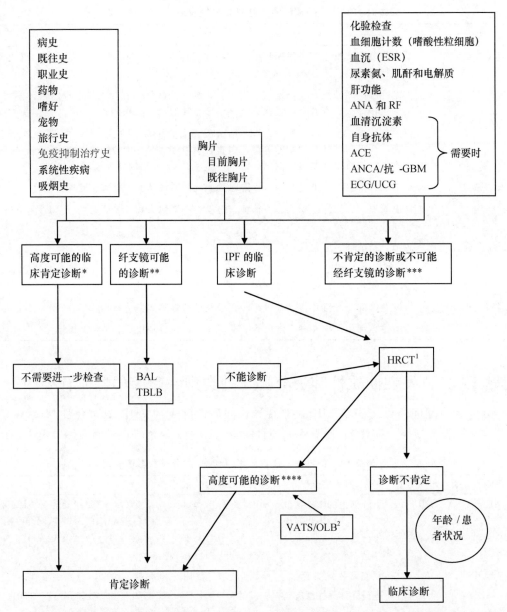

BAL：支气管肺泡灌洗；OLB：开胸肺活检；TBLB：经支气管肺活检；VATS：电视辅助胸腔镜肺活检；HRCT：胸部高分辨 CT；ECG：心电图；UCG：超声心动图；ANCA：抗中性粒细胞胞质抗体；GBM：肾小球基底膜；ACE：血管紧张素转化酶；ANA：抗核抗体；RF：类风湿因子

* ：两侧肺门淋巴结肿大，±结节性红斑，相关的职业接触史和胸片，肺嗜酸细胞增多症，某些药物，转移癌。

** ：结节病，感染，恶性肿瘤，机化性肺炎。

*** ：IPF, LCH, LAM。

**** ：HRCT 扫描很有可能做出的诊断①IPF/石棉肺；②癌性淋巴管炎；③结节病；④亚急性外源性过敏性肺泡炎；⑤矽肺；⑥LAM；⑦PAP；⑧LCH

1 ：一些专家会诊中心也同时使用 BAL 作为间质性肺疾病的辅助诊断和评估手段。

2 ：如果 HRCT 提示纤支镜可能

问题 180 如何确诊特发性肺间质纤维化（IPF）？

答 1. 非外科性肺活检临床诊断

    （1）主要条件为：

        1）排除其他引起间质性肺疾病的病因；

        2）肺功能呈限制性通气障碍和（或）气体交换障碍；

        3）HRCT 主要表现为两肺底和周边部的线状、网格状阴影和蜂窝状改变；

        4）TBLB（经支气管肺组织活检）和 BALF（支气管肺泡灌洗液）不支持其他疾病的诊断。

    （2）次要条件为：

        1）年龄大于 50 岁；

        2）隐匿起病，原因不明的活动后呼吸困难；

        3）疾病持续时间 $\geqslant$ 3 个月；

        4）双肺底可闻及 velcro 啰音。

        符合全部主要条件和次要条件中的 3 项，即可诊断 IPF。

2. 有外科性肺组织标本的诊断标准是：

    （1）肺组织病理学表现为 UIP。

    （2）除外其他病因所致的间质性肺病，如药物、环境因素和风湿性疾病等。

    （3）肺功能异常，表现为限制性通气障碍和（或）气体交换障碍。

    （4）胸片和 HRCT 可见典型的异常影响。

问题 181 什么是结节病？

答 结节病是一种原因未明，病变部位 T 淋巴细胞、单核巨噬细胞活化，累及多系统的肉芽肿性病变。任何器官均可受累，但以肺和胸内淋巴结受累最常见。本病特征性病理所见为淋巴细胞和单核-巨噬细胞聚集及非干酪性类上皮肉芽肿形成。

问题 182 结节病分为哪几类？

答 1. 分类：

    （1）肺结节病。

    （2）肺外结节病。

2. 结节病胸部 X 线分期：

    0 期：肺部 X 线检查正常，但常出现肺外表现。本期约占 5%～10%。

    1 期：两侧肺门和（或）纵隔淋巴结肿大，常伴右气管旁淋巴结肿大，约占 51%。

    2 期：双肺门淋巴结肿大，伴肺浸润，约占 25%。浸润病变常广泛对称地分布于两侧，呈 1～3 cm 的结节状、点状或絮状阴影。少数病例可分布在一侧肺或某些肺段。病灶可在 1～2 年内逐渐吸收，或发展成肺间质纤维化。

    3 期：仅见肺部浸润或纤维化，而无肺门淋巴结肿大，约占 15%。

    4 期：表现为广泛纤维囊性变和瘢痕化，肺容积缩小并可见蜂窝变。我国现行结病 X 线胸部平片诊断标准的 3 期包括上述的 3 期和 4 期。

以上分期不反映疾病发展顺序的规律。

问题 183　什么是 KVEIM 抗原试验？

答　以急性结节病患者的脾或淋巴结的生理盐水悬液作抗原，取 0.1～0.2 ml 进行皮内注射，4～6 周局部形成结节。再将结节组织进行切片检查，发现无干酪坏死性的肉芽肿即可做出诊断，阳性率 75%～85%。

问题 184　支气管肺泡灌洗液（BALF）中的淋巴细胞比例对结节病的诊断有何作用？

答　在肺泡炎阶段，BALF 中细胞总数增加，以 T 淋巴细胞增加为主，且 $CD4^+$、$CD4^+/CD8^+$ 比值明显增加，当淋巴细胞百分数大于 28% 时，提示病变活动。

问题 185　结节病临床诊断标准是什么？

答
1. 胸片示双侧肺门及纵隔淋巴结肿大（偶见单侧），伴或不伴肺内网状、结节状、片状阴影。必要时参考胸部 CT 进行分期。
2. 组织活检符合结节病。
3. KVEIM 试验阳性。
4. 结核菌素试验呈阴性或弱阳性。
5. 高血钙、高尿钙，碱性磷酸酶增高，血浆免疫球蛋白增高，BALF 中 T 淋巴细胞及 $CD4^+/CD8^+$ 比值增高。
6. SACE（血清血管紧张素转化酶）活性增高。

具有 1、2 或 1、3 者，可以诊断结节病，第 4、5、6 条为重要参考指标。

问题 186　如何判定结节病活动性？

答
1. 有活动：病情进展，SACE 活性增高，免疫球蛋白增高或红细胞沉降率（血沉）增快。BALF 中淋巴细胞分数和 $CD4^+/CD8^+$ 比值明显增高，^{67}Ga 扫描阳性。
2. 无活动：临床稳定或好转，上述客观指标基本正常。

问题 187　结节病糖皮质激素治疗的指征有哪些？

答　在重要器官，如眼、中枢神经、心肌、肺部有弥散性结节病变患者，或有脾功能亢进、高血钙症时均应使用。

糖皮质激素治疗的相对指征：
1. 进行性或有症状的肺门结节病。
2. 有明显的自觉全身症状者。
3. 皮肤破溃和淋巴结病变。

4. 关节、鼻、咽和支气管黏膜病变。

问题 188 如何正确应用糖皮质激素治疗结节病？

答 一般选用泼尼松或泼尼松龙治疗，开始每日用量 30～40 mg，4～6 周，有效者可逐渐减量，每日 20 mg 时，可用 8～12 周，维持量每日 5～10 mg，1 年或更长。

问题 189 胸膜的血液供应来源有何特点？

答 壁胸膜主要来自体循环的肋间动脉；脏胸膜来自肺循环和体循环的支气管动脉。体循环静水压高，肺循环静水压低。胸水从壁层和脏层进入胸膜腔，经壁层胸膜回收。

问题 190 胸腔积液的形成机制和常见的病因有哪些？

答
1. 发病机制
   （1）胸膜毛细血管静水压增高。
   （2）胸膜毛细血管通透性增加。
   （3）胸膜毛细血管内胶体渗透压降低。
   （4）壁层胸膜淋巴回流障碍。
   （5）损伤性胸腔积液。
   （6）医源性。
2. 常见病因
   （1）漏出液：充血性心力衰竭，上腔静脉阻塞，缩窄性心包炎，肝硬化，肾病综合征，急性肾小球肾炎，腹膜透析，黏液性水肿，药物过敏，放射反应。
   （2）渗出液：结核肿瘤，肺炎，脓胸，肺栓塞，结缔组织病，病毒感染，石棉性胸腔积液，Meigs 综合征，尿毒症等。

问题 191 胸腔积液的临床表现有哪些？

答
1. 原有基础疾病的相应症状：胸腔积液的病因较多，胸腔积液出现多伴有基础疾病，包括肺、胸膜、心血管、肾、肝及全身性疾病等，因此仔细询问病史和观察患者症状，对于胸腔积液的病因诊断十分重要。
2. 胸腔积液引起的症状：少量胸腔积液可无明显症状或仅有胸痛，并随呼吸运动疼痛加剧；胸腔积液 300～500 ml 以上时，可感胸闷或轻度气急；随着胸腔积液增多，胸闷、气急逐渐加剧；大量胸腔积液时，可出现呼吸困难和心悸，但胸痛缓解或消失。

问题 192 胸腔积液的影像学表现有哪些？

答 胸腔积液达到 250 ml 以上方能在常规立位的后前位 X 线胸片上发现。侧位片能发现更少量的游离胸腔积液。结合体位变动进行胸透或卧位胸片是检查少量游离性胸腔积液的首选方法。胸腔积液量较少时，X 线仅表现为肋膈角钝，较大量液体时会形成外高内低上缘呈弧形积液影。胸腔积液可因胸膜粘连而包裹，形成沿胸壁或肺裂聚积分布的边缘光滑、不随体位移动的"包裹性积液"阴影。大量积液时患侧胸腔呈不透亮的阴影，纵隔被推向健侧。

问题 193　如何区别渗出液和漏出液？

答　1. 胸液中的蛋白含量与血清中的总蛋白含量比值＞0.5。
2. 胸液中乳酸脱氢酶（LDH）含量大于 200 U/L 或大于正常血清 LDH 最高值的 2/3。
3. 胸液中 LDH/血清 LDH＞0.6。
符合以上三条标准任何一条考虑为渗出液，反之为漏出液。

问题 194　胸腔积液的外观与其性质之间有何关系？

答　漏出液常呈透明清亮，多为淡黄色，静置不凝固，比重＜1.016～1.018。渗出液可因病因不同颜色有所不同，混浊，比重＞1.018。结核性胸腔积液多呈草黄色或深黄色，少数为淡红色；血性胸腔积液可因出血程度不同呈淡红血性、洗肉水样、肉眼全血样；脓性积液呈黄脓色，厌氧菌感染有恶臭味；阿米巴肝脓肿破溃入胸腔引起的胸腔积液呈巧克力色；乳白色胸液为乳糜胸液；曲霉菌感染的胸腔积液可为黑色胸液。

问题 195　胸腔积液中葡萄糖含量的测定有何临床意义？

答　正常胸腔积液中葡萄糖含量与血糖接近。漏出液内葡萄糖含量常正常（＞3.35 mmol/L），恶性肿瘤所致的胸腔积液葡萄糖含量也多正常。葡萄糖含量下降主要见于类风湿关节炎并发胸腔积液、结核性胸腔积液、化脓性胸腔积液、少数恶性胸腔积液，而其中脓性胸腔积液和类风湿关节炎并发胸腔积液的葡萄糖含量可低于 1.10 mmol/L。

问题 196　渗出性胸腔积液常见的病因有哪些？

答　1. 浆液性：感染性疾病，包括结核性胸膜炎、细菌性肺炎、病毒感染、真菌性感染和寄生虫感染；恶性肿瘤，最常见于肺癌、乳腺癌和淋巴瘤；肺栓塞；结缔组织疾病包括肉芽肿等；气胸；Meigs 综合征；胸部手术后。
2. 脓胸：结核性脓胸；肺部感染引起脓胸；外伤、食管穿孔、气胸、胸腔穿刺术后继发化脓性感染。
3. 血胸：恶性肿瘤包括胸膜间皮瘤和胸膜转移瘤；外伤；血气胸；胸主动脉瘤破裂；冠状动脉旁路移植术后；肺栓塞。
4. 乳糜胸：外伤致胸导管破裂；丝虫病；癌细胞致胸导管阻塞。

问题 197　结核性胸腔积液有哪些特点？如何确诊？

答　胸腔积液为渗出液，比重大于 1.018，蛋白质含量 3 g/L 以上。胸腔积液 ADA 增高，胸腔积液中有核细胞数大于 $500/mm^3$，大多数以淋巴细胞为主，急性期中性粒细胞暂时升高。胸腔积液涂片或集菌不易找到结核菌，培养法 10％～30％阳性。盲式胸膜活检，可见干酪性或非干酪性肉芽组织，多部位取材，阳性率为 10％～30％。

确诊：胸膜穿刺和细菌学检查。

问题 198 脓胸有何特点？如何确诊？

答 主要是由于肺内感染灶中的病原菌，直接侵袭胸膜或经淋巴管而引起。由肺炎发展的占最多数。金黄色葡萄球菌所致脓胸占主要地位。脓性积液呈黄脓性，厌氧菌感染有恶臭味。

脓胸的确诊——胸腔穿刺抽得脓液。

问题 199 胸腔穿刺有哪些并发症？

答 气胸、血胸、感染、肺破裂、低血压以及因复张肺段灌注/通气比例失调导致的低氧血症等。

问题 200 如何判断胸腔穿刺过程中发生复张性肺水肿？如何治疗？

答 临床表现为抽气或排气后出现持续性咳嗽、胸闷，如不及时处理，可出现咳大量白色泡沫痰或泡沫血痰，听诊双肺可闻及较多的湿啰音，PaO_2 下降，胸部 X 线显示肺水肿。

及时处理包括患者取半卧位或坐位，吸氧，应用利尿剂治疗，控制静脉补液量，一般情况下效果较好，若处理不及时，24～48 h 症状持续加重，则病死率高达 20％。

问题 201 如何判断胸腔穿刺过程中发生胸膜反应？如何治疗？

答 抽液过程中，患者出现头晕、面色苍白、出汗、心悸、四肢发凉，则考虑胸膜反应。

应立即停止抽液，使患者平卧，必要时皮下注射 0.1％肾上腺素 0.5 ml，密切关注病情、血压变化。

问题 202 什么是气胸？如何分类？

答 胸膜腔是不含有空气的密闭的潜在腔隙，一旦胸膜腔内有气体聚集，即称为气胸。气胸可以分为自发性气胸和创伤性气胸两大类。

问题 203 自发性气胸分为哪几种临床类型？

答 根据脏层胸膜破裂情况不同及其发生后胸腔内压力的影响，自发性气胸通常分为以下三种类型：

1. 闭合性（单纯性）气胸：胸膜破裂口较小，随肺萎缩而关闭，空气不再继续进入胸膜腔。抽气后，压力下降而不复升，表明其破裂口不再漏气。胸膜腔内残余气体将自行吸收，压力即可维持负压，肺随之复张。

2. 张力性（高压性）气胸：破裂口呈单向活瓣或活塞作用，吸气时胸廓扩大，胸膜腔内压变小，呼气时胸膜腔内压升高，压迫活瓣使之关闭，可发生纵隔扑动，最终影响呼吸和循环，危及生命。

3. 交通性（开放性）气胸：破裂口较大或因两层胸膜间有粘连或牵拉，使破口持续开启，吸气与呼气时，空气自由进出胸膜腔。抽气后观察数分钟，压力维持不变。

问题 204 气胸有哪些临床表现？

答 呼吸系统表现：多为突然发生的持续性胸痛，深呼吸时加重，可有气短，有时患者不能平卧或被迫健侧卧位，严重呼吸困难和发绀见于发生迅速、肺压缩严重的气胸，或张力性气胸，或气胸发生在原有肺部疾病者。因气体刺激胸膜可有咳嗽但多无痰或少痰。常见体征为胸膜腔积气征，表现为患侧胸部隆起，呼吸运动及触觉语颤减弱，叩诊过清音或鼓音，听诊呼吸音减弱或消失。气管移向健侧，左侧气胸或纵隔气肿时，有时可听到在心脏收缩期出现的破裂音（hamman 征）。严重者因缺氧可出现发绀。

全身及其他系统表现：多见于张力性气胸，患者表情紧张、烦躁不安、冷汗，甚至意识不清，大量气胸或张力性气胸时静脉回心血量减少，可引起心率加快，心律失常，血压下降，甚至休克。血气胸者可发生失血性休克。

问题 205 气胸的 X 线表现有哪些？

答 除观察气胸外还可了解肺萎缩的程度，有无胸膜粘连、胸膜积液以及纵隔移位等。气胸线是指一外凸的细线状肺边缘，在气胸线以外的胸腔看不到肺纹理、线外透亮度增高，呼气相摄片有助于发现少量气胸，如围绕在左心缘旁有透光带，应考虑存在纵隔气肿。若并发胸腔积液，则可见液平面。大量气胸时，肺向肺门回缩，呈圆球形阴影。

问题 206 气胸应与哪些疾病进行鉴别？

答 1. 支气管哮喘与慢性阻塞性肺疾病：支气管哮喘常有反复哮喘阵发性发作史，慢性阻塞性肺疾病的呼吸困难多呈长期缓慢进行性加重。当哮喘及肺气肿患者突发严重呼吸困难、冷汗、烦躁，一般支气管舒张药、抗感染药物等治疗效果不好，且症状加剧，应考虑并发气胸的可能。X 线检查有助于鉴别。

2. 急性心肌梗死：急起胸痛、胸闷、呼吸困难、休克等临床表现与气胸相似，但急性心肌梗死常有高血压、动脉粥样硬化、冠状动脉粥样硬化性心脏病史。体征、心电图、X 线检查、血清酶学检查有助于诊断。

3. 肺血栓栓塞症：有胸痛、呼吸困难、发绀等，但患者往往有咯血及低热，并常有下肢或盆腔栓塞性静脉炎、骨折、严重心脏病、心房颤动等病史，或发生于长期卧床的老年患者。体检、X 线及放射性核素检查可助于鉴别。

4. 肺大疱：位于肺周边部位的肺泡在 X 线下被误认为气胸。通常起病缓慢，呼吸困难并不严重。从不同角度进行胸部透视，可见肺大疱或支气管源性囊肿为圆形透光区，在大疱的边缘看不到发丝状气胸线，大疱内有细小的条纹理，为肺小叶或血管的残遗物。肺大疱向周围膨胀，将肺压向肺尖区、肋膈角及心膈角，而气胸则呈胸外侧的透光带，其中无肺纹可见。肺大疱内压力和大气压相似，抽气后，大疱容积无显著改变。

5. 其他疾病（消化性溃疡穿孔、胸膜炎、肺癌、膈疝等）。

问题 207　发生气胸后怎样处理？

答　治疗原则是排除胸腔气体、闭合漏口、促进患肺复张、消除病因及减少复发。主要包括保守治疗、排气治疗、外科手术治疗、胸膜粘连术和并发症处理。

问题 208　气胸的并发症怎样处理？

答
1. 皮下气肿和纵隔气肿：皮下气肿不需要特殊处理能自行吸收，但须预防感染。吸入高浓度氧可促进皮下气肿的吸收消散。纵隔气肿张力过高时可进行锁骨上窝切开或穿刺排气治疗。
2. 复张后肺水肿：患者取半卧位或坐位，吸氧，应用利尿剂治疗，控制静脉补液量。
3. 血气胸：尽快胸腔置管以观察出血量，若继续出血不止，表现为短期内胸膜腔引流血性液体量 $>1\,L/d$，或每小时引流血性液体量 $>100\,ml$，或补充血容量后休克仍难以纠正者，处理原则是应开胸或经胸腔镜下结扎止血。

问题 209　气胸的手术介入治疗的适应证有哪些？

答　经内科保守治疗失败者为手术适应证，主要适用于长期气胸或复发性气胸、双侧气胸、血气胸、张力性气胸引流失败者，胸膜增厚肺膨胀不全或多发性肺大疱者。

问题 210　肺癌有哪些分类方法？

答
1. 按解剖学部位分类
   (1) 中央型肺癌：发生在段支气管至主支气管，约占 3/4。
   (2) 周围型肺癌：发生在段支气管以下，约占 1/4。
2. 按组织病理学分类
   (1) 小细胞肺癌（包括燕麦细胞型、中间细胞型、复合燕麦细胞型）。
   (2) 非小细胞肺癌［鳞状细胞癌（鳞癌）、腺癌、大细胞癌、腺鳞癌、肉瘤样癌等］。

问题 211　肺癌的临床症状有哪些？

答
1. 原发肿瘤引起的症状和体征：中央型肺癌伴有不同程度的支气管阻塞症状：如咳嗽、咳痰、血痰或少量至中量咯血以及发热、脓痰、胸痛、呼吸困难等感染症状，抗感染治疗难以控制。短期内反复出现同一肺叶的肺炎；支气管明显阻塞则表现为肺不张，呼吸困难加重。周围性肺癌多隐匿，多数因伴恶性胸腔积液呼吸困难而就诊。

2. 肺癌在胸腔内蔓延所致

（1）中央型肺癌：上腔静脉综合征，颈静脉怒张；因声带麻痹所引起的声音嘶哑；因侵犯纵隔引起的胸骨后及相应的背部疼痛，且随呼吸、咳嗽加重；食管受压或食管壁不同程度受累所致不同程度吞咽困难；气管食管瘘或喉返神经麻痹引起饮水或进流食时呛咳；侵及心包引起心包积液发生压塞，表现为颈静脉怒张、肝肿大等。

（2）周围性肺癌：局部胸痛、呼吸困难、端坐呼吸等。

（3）肺上沟瘤：即肺尖部肺癌，肺上沟综合征（Pancoast 综合征、Horner 综合征）。

（4）肺炎型肺泡癌：持续性加重的呼吸困难及咳大量白色泡沫痰。

3. 胸外转移引起的症状和体征

（1）转移至中枢神经系统：颅压增高、头痛、恶心、呕吐、癫痫发作。

（2）转移至骨骼：骨痛、病理性骨折。

（3）转移至腹部：胰腺炎症状、阻塞性黄疸。

（4）转移至淋巴结：锁骨上淋巴结是最常见转移部位，可毫无症状。

4. 胸外表现：

（1）肥大性肺性骨关节病。

（2）异位促性腺激素：主要为男性乳腺增生和增生性骨关节病。

（3）分泌促肾上腺皮质激素样物。

（4）分泌抗利尿激素。

（5）神经肌肉综合征。

（6）高钙血症。

（7）类癌综合征。

（8）其他：血栓性静脉炎、皮肌炎、黑棘皮病等。

5. 全身症状：体重下降、乏力、厌食、恶病质。

问题 212　不同类型肺癌影像学表现有哪些特点？

答　1. 中心型肺癌：肿瘤发生于总支气管、叶和段支气管

（1）直接 X 线征象：多为一侧肺门类圆形阴影，边缘毛糙，可有分叶或切迹等表现，肿块与肺不张、阻塞性肺炎并存时，可呈现"s"形 X 线征象、支气管造影可见支气管壁不规则增厚、狭窄、中断或腔内肿物。

（2）间接 X 线征象：由于肿块在气管内生长，可使支气管完全或部分阻塞，可形成局限性肺气肿、肺不张、阻塞性肺炎和继发性肺脓肿等征象。

2. 周围型肺癌：肺癌发生在段以下支气管。早期常呈现局限性小斑片状阴影，也可呈结节状、球状或网状阴影。肿块周边可有毛刺、切迹和分叶，常有胸膜被牵拽，也称为胸膜皱缩征。动态观察可见肿块逐渐增大，引流的肺门淋巴结肿大、胸腔积液、肋骨被侵犯等。如发生癌性空洞，多呈偏心性，内壁不规则，凹凸不平，可作

为与肺脓肿和肺结核空洞鉴别的参考。

3. 细支气管肺泡癌：可表现为肺部孤立结节阴影、肺炎型或双肺弥漫性小结节型，后者颇似血行播散型肺结核。部分病灶发展缓慢，可经历数年无变化，易于被误诊为浸润型或血行播散型肺结核、肺炎和间质性肺炎。

问题 213　哪些情况提示可疑肺癌？

答　1. 刺激性咳嗽 2～3 周而抗感染、镇咳治疗无效。

2. 原有慢性呼吸系统疾病，近来咳嗽性质改变者。

3. 近 2～3 个月持续痰中带血而无其他原因可以解释者。

4. 同一部位、反复发作的肺炎。

5. 原因不明的肺脓肿，无毒性症状，无大量脓痰，无异物吸入史，且抗感染治疗疗效不佳者。

6. 原因不明的四肢关节疼痛及杵状指（趾）。

7. X 线显示局限性肺气肿或段、叶性肺不张。

8. 肺部孤立性圆形病灶和单侧性肺门阴影增大者。

9. 原有肺结核病灶已稳定，而其他部位又出现新增大的病灶者。

10. 无中毒症状，而出现血性、进行性增多的胸腔积液患者等。

问题 214　肺癌应与哪些疾病进行鉴别？

答　1. 肺结核：肺结核球、肺门淋巴结结核、急性粟粒型肺结核，发病年龄较轻，多有结核中毒症状，抗结核治疗有效。

2. 肺炎：无毒性症状，抗生素治疗后肺部阴影吸收缓慢，但同一部位反复发生肺炎时应考虑到肺癌可能。

3. 肺脓肿：起病急，中毒症状重，多有寒战、高热、咳嗽、咳大量脓臭痰等症状。影像学空洞内有较深液平。纤维支气管镜检查和痰脱落细胞学检查可鉴别。

4. 纵隔淋巴瘤：颇似中央型肺癌，痰脱落细胞学检查阴性。

5. 肺部良性肿瘤：支气管腺瘤、错构瘤。

6. 结核性渗出性胸膜炎：应与癌性胸腔积液鉴别。

问题 215　肺癌的治疗原则是什么？

答　根据患者的机体状况、肺癌的病理类型和临床分期，采用相应的个体化综合治疗措施，以期延长生存时间、维护或改善患者的生活质量。非小细胞肺癌首选手术治疗，辅以化疗和放疗；小细胞肺癌应选用化疗加放疗，必要时辅以手术。

问题 216　肺癌手术治疗的适应证有哪些？

答　非小细胞肺癌Ⅰ期和Ⅱ期患者应行以治愈为目标的手术治疗。当病灶局灶，未侵袭对侧及高位纵隔淋巴结时，可行肺叶、肺段、楔形、双肺叶及袖状切除术。当病变已累及同侧纵隔淋巴结或胸壁的Ⅲa期患者（包括未侵及椎体和交感神经结的肺上沟瘤），仍可试行肿瘤切除加纵隔淋巴结清扫或胸壁重建。

小细胞肺癌90%以上就诊时已有胸内或远处转移，因此国内多主张先化疗后手术。

问题 217 睡眠呼吸暂停低通气综合征（OSAHS）的定义是什么？

答 多种原因导致睡眠状态下反复出现低通气和（或）呼吸中断，引起间歇性低氧血症伴高碳酸血症以及睡眠结构紊乱，进而使机体发生一系列病理生理改变的临床综合征。诊断标准为 7h 睡眠中呼吸暂停及低通气反复发作在 30 次以上，或呼吸紊乱指数（睡眠呼吸暂停＋低通气指数），即平均每小时睡眠中的呼吸暂停＋低通气次数大于或等于 5 次/小时并伴有白天嗜睡等临床症状。

问题 218 睡眠呼吸暂停低通气综合征如何分类？

答 1. 阻塞型睡眠呼吸暂停低通气综合征。
2. 中枢型睡眠呼吸暂停低通气综合征。
3. 混合型睡眠呼吸暂停低通气综合征。

问题 219 睡眠呼吸暂停低通气综合征有哪些临床表现？

答 1. 夜间临床表现
（1）打鼾：鼾声响亮且不规律，伴间歇性呼吸停顿。
（2）呼吸暂停。
（3）憋醒。
（4）多动不安：频繁翻身，肢体舞动。
（5）夜尿增多。
（6）睡眠行为异常：磨牙、惊恐、幻听、做噩梦。
2. 白天临床表现
（1）嗜睡：主要症状，就诊最常见主诉。
（2）疲乏无力：感觉睡觉不解乏。
（3）认知行为功能障碍：注意力不集中，记忆力减退，严重者不能胜任工作。
（4）头痛头晕：常在清晨或夜间出现，与血压升高、高二氧化碳致脑血管扩张有关。
（5）个性变化：烦躁、焦虑、易激动、多疑、抑郁等。
（6）性功能减退：男性可出现性欲减退甚至阳痿。
3. 继发性高血压
4. 心律失常

问题 220 睡眠呼吸暂停低通气综合征可引起哪些器官损害？

答 肺（肺动脉高压、肺源性心脏病）、心脏（高血压、冠心病、心律失常、左心衰竭）、脑（缺血性、出血性脑卒中）、血管、代谢综合征等。

问题 221　如何区分中枢性和阻塞性睡眠呼吸暂停低通气综合征？

答 1. 中枢型：睡眠时，口鼻气流和胸腹式呼吸运动同时停止，膈肌和肋间肌也都停止运动。主要由呼吸调节紊乱所致。

2. 阻塞型：睡眠时，口鼻气流停止或减低，但胸腹式呼吸仍存在，临床上主要是此类患者。可以由解剖学和功能型因素造成。

问题 222　阻塞性睡眠呼吸暂停低通气综合征有哪些常见体征？

答 多数患者肥胖或超重，可见颈粗短，下颌短小，下颌后缩，鼻甲肥大和鼻息肉、鼻中隔偏曲，口咽部阻塞等上气道解剖异常，合并心肺疾病、口唇发绀、下肢水肿、睡前及醒后血压异常、甲状腺功能减退的征象。

问题 223　睡眠呼吸暂停低通气综合征的治疗原则有哪些？

答 1. 一般治疗：减肥；睡眠体位改变；戒烟酒；慎用镇静催眠药物。

2. 病因治疗：纠正引起 OSAHS 或使之加重的基础疾病如甲状腺功能减退、心力衰竭等。

3. 药物治疗：疗效不肯定，尚无有效药物治疗。

4. 无创气道正压通气治疗：①经鼻持续气道内正压通气：治疗中重度 OSAHS 患者的首选方法；②双水平气道正压（BiPAP）治疗；③智能呼吸机治疗。

5. 口腔矫治器治疗：适应证①单纯性鼾症；②轻中度 OSAHS 患者；③不能耐受其他治疗方法者。

6. 手术治疗：包括耳鼻喉科手术和口腔颌面外科手术。

第三章　消化系统

问题 1 胃肠道的主要生理功能有哪些？

答 主要生理功能为消化、吸收、分泌功能和免疫功能。

问题 2 肠神经系统是指什么？

答 消化道除了受自主神经支配，还具有肠神经系统，可以不依赖中枢神经系统独立行使功能。包括从食管开始到肛门的整个胃肠道的神经元，大部分位于消化道环行肌与纵行肌之间的肌间神经丛，包括接受胃肠道刺激信号的感觉神经元，将各种信号编码的中间神经元和执行抑制或兴奋的运动神经元，肌间神经丛主要调节胃肠道运动，少部分肠神经系统位于黏膜下神经丛，与黏膜肌运动和黏膜分泌吸收有关。

问题 3 胃壁的组织学结构分为几层？

答 胃壁组织由外而内分为四层，即浆膜层、肌层、黏膜下层和黏膜层。

问题 4 胃液分泌分为几期？

答 食物是引起胃液分泌的生理性刺激物，一般按感受食物刺激的部位，分为三个时期：头期、胃期和肠期。

问题 5 Treitz 韧带的定义是什么？

答 十二指肠空肠曲的上后壁借十二指肠悬肌固定于右膈脚上，十二指肠悬肌和包绕于其下段表面的腹膜皱襞共同构成十二指肠悬韧带，又称 Treitz 韧带，是确定空肠起始的重要标志，也能确定胰腺的位置。

问题 6 腹痛发生的三种基本机制是什么？

答
1. 内脏性腹痛：是某一器官受到刺激，信号经交感神经通路传至脊髓引起的疼痛，特点为①部位不确切，接近中线；②感觉模糊；③常伴恶心、呕吐、出汗等其他自主神经兴奋症状。
2. 躯体性腹痛：来自腹膜壁层及腹壁的痛觉信号，经体神经传至脊神经根，反应到相应脊髓节段所支配的皮肤。特点为①定位准确；②剧烈而持续；③可有局部腹肌强直；④腹痛随体位、咳嗽变化而加重。

3. 牵涉痛：是源于腹部内脏器的疼痛，刺激经内脏神经传入，影响相应脊髓节段而定位于体表。特点：程度剧烈，部位准确，局部有压痛、肌紧张及感觉过敏。

问题 7　内脏性腹痛的特点是什么？

答　内脏性腹痛是一种来自受累脏器定位模糊的弥散性钝痛，牵涉性疼痛不明显。特点①部位不确切，接近中线；②感觉模糊；③常伴恶心、呕吐、出汗等其他自主神经兴奋症状。

问题 8　牵涉痛的特点是什么？

答　刺激体壁内面引起远隔部位疼痛的现象为牵涉性体壁痛。牵涉痛是由于病变器官与牵涉痛部位皮肤具有同一脊髓节段的神经纤维分布。特点：程度剧烈，部位准确，局部有压痛、肌紧张及感觉过敏。

问题 9　躯体性腹痛的特点是什么？

答　躯体性腹痛为尖锐的定位明确的局部体痛。因呼吸、咳嗽、活动等引起腹肌剧烈活动时可以加重疼痛。特点：①定位准确；②剧烈而持续；③可有局部腹肌强直；④腹痛随体位、咳嗽变化而加重。

问题 10　急性阑尾炎的腹痛有哪些特点？

答　转移性右下腹痛，典型的腹痛发作始于上腹部，逐渐移向脐部，最后转移并局限在右下腹，疼痛一旦移至右下腹，初始腹痛部位的疼痛消失。

问题 11　腹泻的定义是什么？

答　腹泻指粪便水分增加，通常伴有大便次数增加，当粪便稀薄（含水量大于85%），且次数增加（每日超过 3 次），排便量增加（每日超过 200 g），可视为腹泻。

问题 12　什么是慢性腹泻？

答　腹泻超过 3 周或长期反复发作者称为慢性腹泻。

问题 13　根据发病机制不同腹泻分为哪几类？

答　1. 渗透性腹泻：肠腔内存在大量高渗食物或药物，体液水分大量进入高渗状态的肠腔所致。

2. 分泌性腹泻：肠黏膜受到刺激而致水、电解质分泌过多或吸收受抑制所引起的腹泻。

3. 渗出性腹泻：又称炎症性腹泻，是肠黏膜完整性受到炎症、溃疡等病变的破坏而大量渗出所致。

4. 动力异常性腹泻：肠蠕动过快，使肠内容物过快地通过肠腔，与肠黏膜接触时间过短，影响消化与吸收，水、电解质吸收减弱，发生腹泻。

问题 14　呕血与咯血如何鉴别？

答　1. 病史：呕血患者多有胃、十二指肠溃疡，肿瘤或肝硬化等病史；而咯血患者一般有结核，支气管扩张或心肺疾病等。
2. 出血方式：呕血多因呕吐引起，咯血一般是咳嗽后吐出。
3. 血液颜色：呕血的颜色呈紫红或咖啡色，无泡沫，咯血则多为鲜红色，有泡沫。
4. 内容物：呕血中有食物残渣及胃液，咯血中混有痰液。
5. 出血前症状：呕血前常先发生上腹疼痛，饱胀不适；咯血前常有喉痒、咳嗽、胸闷。
6. 血液反应：呕血的血液呈酸性；咯血的血液呈弱碱性。
7. 大便检查：呕血患者常拉柏油（黑色）样便，大便隐血试验阳性；咯血患者大便隐血试验常阴性，除非吞下血液，一般粪便正常。

问题 15　便秘的定义是什么？

答　便秘指排便困难或费力、排便不畅、便次太少、粪便干结且量少。便秘者每周排便少于 3 次，或者排便费力，每次排便所用时间长，排便后仍有粪便未排净的感觉。

问题 16　便秘如何进行分类？

答　根据便秘是否为器质性疾病引起，分为器质性便秘和功能性便秘。根据病程和起病方式可分为急性便秘和慢性便秘。一般认为，便秘时间大于 12 周为慢性便秘。根据便秘的发病部位分类，分为直肠性和结肠性；根据与排便有关的肌肉张力分类，分为迟缓性和痉挛性。

问题 17　哪些疾病可以引起腹壁静脉曲张？

答　肝硬化，肝癌，先天性畸形，新生儿脐静脉炎，腹腔内感染，肝动脉与门静脉系统之间形成动静脉瘘；此外还有布加综合征等，如果引起下腔静脉梗阻时也可以引起腹壁静脉曲张。

问题 18　肝硬化和布加综合征引起的腹壁静脉曲张有什么不同？

答　肝硬化门脉高压时，腹壁静脉曲张常以脐为中心向四周伸展，血液经脐静脉入腹壁浅静脉流向四方，血流方向是从脐向四周。而布加综合征曲张的静脉大多分布在腹壁两侧，有时在臀部及股部外侧，血流方向向上。

问题 19　黄疸的定义什么？

答　血清胆红素增高引起巩膜、皮肤、黏膜以及其他组织和体液发生黄染的现象。血清胆

红素最高为 $17.1\,\mu mol/L$，当胆红素 $17.1\sim34.2\,\mu mol/L$ 时，临床不易察觉，为隐性黄疸。若血清胆红素水平超过 $34.2\,\mu mol/L$ 时，黄疸体征出现。

问题 20　什么叫隐性黄疸？

答　胆红素在 $17.1\sim34.2\,\mu mol/L$ 时，临床不易察觉，称为隐性黄疸。

问题 21　胆红素在体内如何进行代谢？

答　正常成人的胆红素主要来源于循环中裂解的衰老红细胞，衰老的红细胞释放出游离胆红素，其未经肝细胞摄取，也没有与葡萄糖醛酸结合，成为非结合胆红素。非结合胆红素进入肝细胞，在肝细胞中，非结合胆红素酯化并与葡萄糖醛酸结合，成为结合胆红素。结合胆红素为水溶性，可以经过肾小球滤过。在肝细胞内形成的结合胆红素被运送到毛细胆管面肝细胞膜上，并被毛细胆管、胆管分泌入肠腔，进入大肠后形成尿胆原、尿胆素而排出体外。尿胆素呈黄色，因此大便亦发黄。大肠中的部分尿胆原可被吸收到血液中（称为肠-肝循环），由尿中排出。

问题 22　在正常情况下直接胆红素和间接胆红素的比例是多少？

答　比例为 $1:(4\sim5)$。

问题 23　尿胆原与尿胆红素的产生机制是什么？

答　尿胆原是结合胆红素进入肠后经肠道细菌的脱氢作用形成的，大部分被氧化为尿胆素从粪便中排出成为粪胆素，小部分在肠内被吸收，经肝门静脉回到肝内。被吸收回肝的小部分尿胆原经体循环由肾排出体外，形成尿胆原。

问题 24　什么是胆红素的"肠-肝循环"？

答　结合胆红素进入肠道后，被肠道细菌的脱氢作用还原为尿胆原，大部分氧化为尿胆素从粪便中排出成为粪胆素。小部分在肠内被吸收，经肝门静脉回到肝内，其中的大部分再转变为结合胆红素，又随胆汁排入肠内，形成所谓的"胆红素的肠-肝循环"。

问题 25　按照病因黄疸如何分类？

答　分为溶血性黄疸，肝细胞性黄疸，胆汁淤积性黄疸，先天性非溶血性黄疸。

问题 26　溶血性黄疸、肝细胞性黄疸、胆汁淤积性黄疸的实验室鉴别要点有哪些？

答　1. 溶血性黄疸：红细胞在短时间内被大量破坏，释放的胆红素大大越过肝细胞的处置能力而呈现黄疸。血清中胆红素的升高以非结合胆红素为主。尿呈酱油色，无血红蛋白尿，但尿中无胆红素，尿胆原增加。

2. 肝细胞性黄疸：血中总胆红素（TB）、结合胆红素（CB）均升高，且 CB/TB 大于 30%～40%，尿胆红素、尿胆原也都增加。

3. 胆汁淤积性黄疸：总胆红素增加，以结合胆红素升高为主，CB/TB 大于 50%～60%，尿胆红素明显增多，尿胆原减少或消失。

问题 27 溶血性黄疸的病因和发病机制是什么？

答 溶血性黄疸是由于红细胞破坏加速引起的。病因可分为：

1. 红细胞内在缺陷：
   （1）红细胞膜的异常如遗传性球形红细胞增多症；
   （2）酶的缺陷；
   （3）珠蛋白异常。

2. 红细胞外部因素异常：
   （1）烧伤；
   （2）化学因素如硝基苯中毒；
   （3）生物因素如败血症；
   （4）免疫因素如异型输血、药物、自身免疫性溶血、阵发性睡眠性血红蛋白尿；
   （5）脾功能亢进。

发病机制：红细胞大量破坏（溶血）时，生成过量的非结合胆红素，远超过肝细胞摄取、结合和排泄的限度，同时溶血性贫血引起的缺氧、红细胞破坏释出的毒性物质，均可削弱肝细胞的胆红素代谢功能，使非结合胆红素潴留于血中而发生黄疸。

问题 28 溶血性黄疸的临床表现有哪些？

答 一般黄疸为轻度，呈浅柠檬色，急性溶血时可有发热、寒战、头痛、呕吐、腰痛，并有不同程度的贫血和血红蛋白尿（尿呈酱油色或茶色），严重者可有急性肾衰竭。慢性溶血除有贫血外尚有脾大。

问题 29 肝细胞性黄疸的常见病因和发病机制有哪些？

答 各种肝病如病毒性肝炎、肝硬化、肝癌以及其他原因如钩端螺旋体病、败血症等，可因肝细胞广泛受损而引起黄疸。

发病机制：因肝细胞病变，对胆红素摄取、结合和排泄功能发生障碍，以致有相当量的非结合胆红素潴留于血中，同时因肝细胞损害和（或）肝小叶结构破坏，致结合胆红素不能正常地排入细小胆管，反流入肝淋巴液及血液中，结果发生黄疸。尿内有胆红素，尿胆原的排泄量视肝细胞损害和肝内淤胆的程度而定，肝细胞损害较重而淤胆较轻时，尿胆原排出量增加；肝内淤胆程度较重时，则尿胆原排出减少，严重时可无尿胆原排出。

问题 30　肝细胞性黄疸的临床表现有哪些？

答　肝病本身表现，如急性肝炎者，可有发热、乏力、纳差、肝区痛等表现；慢性肝病者，可有肝掌、蜘蛛痣、脾大或腹水等。皮肤和巩膜呈浅黄色至金黄色，皮肤有时有瘙痒。血清总胆红素升高，其中以结合胆红素升高为主。尿中胆红素阳性，尿胆原常增加，同样粪中尿胆原含量可正常、减少或缺如。

　　肝功能试验根据不同肝病可出现下列某些试验结果异常：①转氨酶升高；②凝血酶原时间异常；③严重肝病时，也可出现胆固醇、胆固醇酯、胆碱酯酶活力下降等；④伴有肝内瘀胆时，碱性磷酸酶可升高；⑤血清白蛋白下降。

问题 31　胆汁淤积性黄疸的常见病因有哪些？

答　根据病因、发生机制和引起淤胆的解剖部位，可分为肝外阻塞、肝内阻塞和肝内胆汁淤积性黄疸三种。

1. 肝外阻塞性胆汁淤积：引起胆总管内阻塞的有胆石症、胆道蛔虫病、胆管炎、癌肿浸润、手术后胆管狭窄；胆管外阻塞的有壶腹周围癌、胰头癌、肝癌、肝门或胆总管周围淋巴结癌肿转移等引起胆管压迫。阻塞上端的胆管内压力不断增高，胆管逐渐扩大，最后使肝内胆管因胆汁淤积而破裂，胆汁直接或由淋巴液反流入体循环，结果使血中结合胆红素增高。
2. 肝内阻塞性胆汁淤积：包括肝内泥沙样结石、原发性肝癌侵犯肝内胆管或形成癌栓、华支睾吸虫病等。
3. 肝内胆汁淤积：见于病毒性肝炎、药物性黄疸（如氯丙嗪、甲睾酮等所致）、原发性胆汁性肝硬化及妊娠期复发性黄疸等。

问题 32　胆汁淤积性黄疸的临床表现是什么？

答　1. 肤色暗黄、黄绿或绿褐色。皮肤瘙痒显著，常发生于黄疸出现前。
2. 血中胆红素增高，以结合胆红素为主，胆红素定性试验呈直接反应。
3. 尿胆红素阳性，尿胆原、粪胆素减少或缺如，粪便呈浅灰色或陶土色。
4. 血清总胆固醇、碱性磷酸酶、γ-谷氨酰转肽酶增高，脂蛋白阳性。

问题 33　先天性非溶血性黄疸可以由哪些疾病引起？

答　（1）Gilbert 综合征；
（2）Crigler-Najjar 综合征；
（3）Dubin-Johnson 综合征；
（4）Rotor 综合征。

问题 34　什么是"含铁血红素尿"？

答　慢性持续性血管内溶血时，血浆中游离血红蛋白可以在肾小管上皮细胞内被分解为含铁血黄素和蛋白质，上皮脱落于尿液中，形成含铁血红素尿。

问题 35 血管内溶血和血管外溶血如何进行鉴别？

表 3-1 血管内溶血与血管外溶血的鉴别

	血管内溶血	血管外溶血
起病	多急	多缓慢
发病机制	获得性多见	遗传性多见
血红蛋白尿 Rous 试验 高铁血红素白蛋白血症	阳性	阴性
脾大	多无	多有
切脾效果	多无效	多有效
常见疾病	PNH，血型不合输血	HS，温抗体型 AIHA

PNH，阵发性睡眠性血红蛋白尿；HS，遗传性球形细胞增多症；AIHA，自身免疫性溶血性贫血

问题 36 血管内溶血的常见病因有哪些？

答 血型不合输血，阵发性睡眠性血红蛋白尿（PNH），少数 G-6-PD 缺乏，冷抗体型自体免疫性溶血性贫血，以及部分药物、理化、感染等因素所致的溶血性贫血。

问题 37 如何进行"移动性浊音"的查体？

答 患者仰卧，检查者自腹中部脐平面开始向患者左侧叩诊，发现浊音时，扳指固定不动，嘱患者右侧卧，再度叩诊，如呈鼓音，示移动性浊音；同样方法向右侧叩诊，叩得浊音后嘱患者左侧卧，以核实浊音是否移动。这种因体位不同而出现的浊音区变动现象称为移动性浊音。如果腹水量少，用以上方法不能查出；当腹腔内游离腹水在 1000 ml 以上时可查出。

问题 38 腹水漏出液与渗出液的鉴别要点有哪些？

表 3-2 腹水漏出液与渗出液的鉴别点

鉴别点	漏出液	渗出液
原因	非炎症性因素所致	炎症、肿瘤、化学或物理性刺激
外观	淡黄色	不定，可为血性、脓性、乳糜状
透明度	透明或微浑浊	多浑浊
比重	低于 1.018	多超过 1.018
蛋白定量	小于 25 g/L	多超过 30 g/L
葡萄糖定量	与血糖接近	常低于血糖水平
细胞计数	常少于 $100 \times 10^6/L$	常超过 $500 \times 10^6/L$
细胞分类	以淋巴细胞为主	化脓性或自发性腹膜炎以中性粒细胞增多为主，结核性以淋巴细胞增多为主
细菌学检查	阴性	可阳性
LDH	小于 200 IU	常超过 200 IU

LDH：乳酸脱氢酶

问题 39 梅格斯（Meigs）综合征是什么疾病？

答 一种少见的妇科合并症，表现为卵巢良性实体肿瘤合并腹水或胸腔积液。当肿瘤被切除后，胸腔积液、腹水迅速消失。肿瘤类型包括纤维瘤、纤维上皮瘤、泡膜细胞瘤、颗粒细胞瘤、硬化性间质瘤。

问题 40 肝大的常见病因是什么？

答
1. 感染：病毒、立克次体、细菌、真菌、寄生虫等均可侵犯肝而引起肝大，以肝炎病毒感染、肝脓肿引起的肝大最为常见。其原因主要与感染引起肝充血、水肿、炎性细胞浸润有关。
2. 肝硬化：早期可有肝大，失代偿期的肝可大可小。
3. 中毒性或药物性肝炎：多种化学物质及药物可导致肝大。肝大为毒物或药物直接损害或干扰代谢过程引起肝损伤所致。
4. 淤血性肝大：见于右心衰竭、心包炎、心肌病、三尖瓣狭窄或关闭不全、下腔静脉或肝静脉阻塞等，肝因淤血而肿大。
5. 肿瘤与肝囊肿：常见于原发或继发性肝癌、肝囊肿，肝可因肿瘤细胞生长、肝囊性扩张而肿大。

问题 41 请列举不同部位（腹壁、腹腔、腹膜后）腹部肿块的临床特点。

答
1. 腹壁肿块：位置较表浅，可随腹壁移动，当患者坐位或收紧腹肌时，肿物更显著，腹肌松弛时肿物即不明显。
2. 腹腔肿块：位于腹腔内部，深呼吸可摸到肿块上下移动，而用力屏气，收缩腹部肌肉时，则肿块消失，不易扪及，多有相应内脏受累表现。
3. 腹膜后肿块：一般无内脏受累表现，早期多无症状，当肿块发展到一定程度，产生压迫脏器及胀痛时才发现腹部包块。

问题 42 检测消化系统肿瘤的常用肿瘤标志物有哪些？

答
（1）甲胎蛋白（AFP）；
（2）癌胚抗原（CEA）；
（3）糖类抗原 199（CA199）；
（4）糖类抗原 125（CA125）；
（5）糖类抗原 153（CA153）。

问题 43 胃食管反流病的病因和发病机制是什么？

答
1. 抗反流功能下降：食管下括约肌（LES）松弛，LES 压力降低，胃食管交界处结构异常。

2. 食管清除能力降低。

3. 食管黏膜防御作用减弱。

4. 食管感觉异常：食管感觉过敏。

5. 胃排空延迟。

问题 44 LES 是什么？正常的压力是多少？

答 LES，即 lower esophageal sphincter，食管下括约肌；正常人 LES 静息压在 $10\sim30$ mmHg，如 <6 mmHg 易导致反流。

问题 45 LESP 是什么？哪些因素可以导致 LESP 下降？

答 1. LESP 是食管下括约肌压力。

2. 引起 LESP 降低的因素：

(1) 食物：高脂肪、巧克力、咖啡；

(2) 药物：钙通道阻滞剂、地西泮、茶碱；

(3) 某些激素：胆囊收缩素、促胰液素、胰高血糖素、血管活性肠肽。

问题 46 TLESR 是什么？

答 TLESR，transient lower esophageal sphincter relaxation；一过性食管下括约肌松弛。

问题 47 什么是食管裂孔疝？

答 指部分胃经过膈肌的食管裂孔进入胸腔。

问题 48 胃食管反流病的典型症状和非典型症状有哪些？

答 典型症状：烧心、反流。

不典型症状：咽喉炎、哮喘、咳嗽、胸痛。

问题 49 胃食管反流病（GERD）可以引起哪些食管外症状和疾病？

答 1. 胸骨后疼痛：发生在胸骨后或剑突下，严重时可为剧烈刺痛，可放射到后背、胸部、肩部、颈部、耳后，此时酷似心绞痛。

2. 反流物吸入气管、肺可反复发生肺炎、肺间质纤维化。

3. 无季节性发作性夜间哮喘、咳嗽、睡醒后声嘶、咽异物感、咽喉炎。

问题 50 GERD 的并发症有哪些？

答 1. 上消化道出血：可有呕血和（或）黑便，每日出血超过 50 ml，可出现黑便。

2. 食管狭窄：是严重食管炎表现，纤维组织增生，瘢痕狭窄，严重影响功能。

3. Barrett 食管：在食管黏膜修复过程中，鳞状上皮被柱状上皮取代称为 Barrett 食管。Barrett 食管是食管腺癌的主要癌前病变，其腺癌的发生率较正常人高 30～50 倍。

问题 51 什么是 NERD?

答 NERD，即 non-erosive reflux disease，非糜烂性反流病：内镜下无黏膜破损的胃食管反流病。

问题 52 什么是 RE?

答 RE，即 reflux esophagitis，反流性食管炎：内镜下可见食管黏膜损伤。

问题 53 Barrett 食管的定义是什么？

答 指食管下段的复层鳞状上皮被化生的柱状上皮所替代；内镜下可见橘红色黏膜分布于齿状线 2 cm 以上。

问题 54 诊断 GERD 常用的辅助检查有哪些？

答 1. 胃镜检查：诊断最准确方法，判断严重程度和有无并发症。

2. 24 h 食管 pH 监测：提供是否存在过度酸反流证据。

3. 食管测压：评价食管体部功能，有无一过性 LES 松弛。

4. 食管 X 线钡餐：诊断 RERD 敏感性不高，有助于排除食管癌。

问题 55 GERD 的治疗原则是什么？

答 1. 缓解症状。

2. 预防和治疗重要的并发症。

3. 预防胃食管反流复发。

GERD 的治疗包括一般治疗（改变生活方式），药物治疗（抗酸药、抑酸药、促胃肠动力药、黏膜保护剂），内镜治疗，手术治疗。

问题 56 食管癌的常见症状是什么？

答 1. 进行性吞咽困难：吞咽困难是本病的早期症状。起初仅在吞咽食物后偶感胸骨后停滞或异物感，并不影响进食，有时呈间歇性。此后出现进行性咽下困难，每当进食即感咽下困难，先对固体食物而后发展至对半流质、流质饮食也有困难，过程一般在半年左右。多数患者可以明确指出咽下困难在胸骨后的部位，往往和梗阻所在部位一致。

2. 咽下疼痛：进食可引起胸骨后灼痛、钝痛，特别在摄入过热或酸性食物后更为明显，片刻自行缓解，系因癌肿糜烂、溃疡或近段伴有食管炎所致。疼痛可涉及胸骨上凹、肩胛、颈、背等处。晚期患者因纵隔被侵犯，则呈持续性胸背疼痛。

3. 反流与呕吐：若食管梗阻的近段有扩张与潴留，可有食管反流，多出现于晚期患者。反流物含黏液，有时呈血性，混杂隔餐或隔日食物，有宿食馊味，甚至可见坏死脱落组织块。

4. 恶病质：长期摄食不足导致明显的慢性脱水、营养不良、消瘦与恶病质。有左锁骨上淋巴结肿大，或因癌扩散转移引起的其他表现，如喉返神经麻痹或反流吸入性喉炎所致声嘶、食管气管或支气管瘘所致的呛咳与肺部感染、食管纵隔瘘所致纵隔炎或脓肿、食管气管瘘所致颈胸皮下气肿等。

问题 57　食管癌的常见病理学分型是什么？

答　鳞癌、腺癌、腺鳞癌、未分化癌、癌肉瘤等。

问题 58　中晚期食管癌如何进行分型？

答　髓质型、蕈伞型、溃疡型、缩窄型、未定型。

问题 59　霍纳（Horner）综合征是什么？

答　指自主神经主要是颈部交感神经节的损伤等引起的特征性的一群眼部症状，包括瞳孔缩小、眼睑下垂及眼裂狭小、眼球内陷、额部无汗。

问题 60　诊断食管癌的辅助检查有哪些？

答
1. 胃镜检查。
2. 影像学检查：食管钡剂造影、胸部计算机化断层显像（CT）、磁共振成像（MRI）、正电子发射断层扫描（PET）。
3. 组织学和细胞学检查。

问题 61　食管癌需要和哪些疾病进行鉴别？

答
1. 食管贲门失弛缓症：由于迷走神经与肠肌神经丛退行性病变，或对胃泌素作用过分敏感，引起食管蠕动减弱与食管下端括约肌失弛缓，使食物不能正常通过贲门。咽下困难多呈间歇性发作。病程较长，无进行性发展。食管下段扩张更为明显，食管反流常见，反流量较大，不含血性黏液。无进行性消瘦。X 线吞钡检查所见贲门梗阻呈梭状或鸟嘴状，边缘光滑，吸入亚硝酸异戊酯或口服、舌下含硝酸异山梨酯（消心痛）可使贲门弛缓，钡剂随即顺利通过。

2. 反流性食管炎：因食管下端括约肌功能失常，引起胃、十二指肠内容物经常反流进入食管，导致食管黏膜慢性炎症，甚至形成溃疡。也可表现为胸骨后灼痛，或伴有咽下困难。食管镜检查见黏膜炎症、糜烂或溃疡。

3. 食管良性狭窄：多由腐蚀性或反流性食管炎所致，也可由长期留置胃管，食管损伤或食管、胃手术引起。由瘢痕狭窄所致的咽下困难病程较长。X线吞钡检查可见管腔狭窄，但边缘整齐，无钡影残缺征象。食管镜检查可确定诊断。

4. 其他尚须与纵隔肿瘤、食管周围淋巴结肿大、胸内甲状腺肿大、左心房明显增大、主动脉瘤等压迫食管，或一些全身性疾病如皮肌炎、系统性硬化症、强直性肌营养不良等所致的咽下困难进行鉴别。也须与癔球症引起的"咽下困难"区别，这是吞咽时咽部出现的一种局部团块感，发生在自主神经功能紊乱的患者。

问题 62　急性胃炎常见的病因有哪些？

答　1. 急性应激：严重创伤、大手术、大面积烧伤、脑血管意外、严重脏器功能衰竭、休克、败血症等。

2. 化学性损伤：药物、酒精、胆汁、胰液。

3. 急性感染：幽门螺杆菌（H. pylori，Hp）感染。

4. 胃黏膜血液循环障碍。

问题 63　什么是 Curling 溃疡？

答　是指中度、重度烧伤后继发的应激性溃疡，溃疡可见于食管、胃与十二指肠。

问题 64　什么是 Cushing 溃疡？

答　中枢神经系统病变如在颅脑损伤、脑病变或颅内手术后发生的应激性溃疡。溃疡可见于食管、胃与十二指肠。

问题 65　非甾体抗炎药（NSAIDs）引起胃黏膜损伤的机制是什么？

答　NSAIDs 损伤胃十二指肠黏膜的机制包括直接局部作用和系统作用两方面。

阿司匹林和绝大多数 NSAIDs 在酸性胃液中呈非离子状态，可透过黏膜上皮细胞膜弥散入细胞内；细胞内较高的 pH 值环境使药物离子化而在细胞内积聚；细胞内高浓度 NSAIDs 产生毒性作用、损伤作用损伤细胞膜，增加氢离子反弥散，后者进一步损伤细胞，使更多的药物进入细胞内，从而造成恶性循环。

NSAIDs 的系统作用为抑制环氧合酶（COX），使胃肠道黏膜中经 COX-1 途径产生的具有细胞保护作用的内源性前列腺素（PGs）合成减少，从而削弱胃十二指肠黏膜的防御作用。

问题 66　腐蚀性胃炎急性期能行胃镜检查吗？

答　早期绝对禁忌胃镜检查；晚期如患者可进流质或半流质，则可谨慎做胃镜检查，以了解食管与胃窦、幽门有无狭窄或梗阻。如食管高度狭窄，胃镜不能通过时，不应硬性插入，以免发生穿孔。

问题 67 慢性胃炎的分类有哪些？

答 1. Whitehead 分类：浅表性胃炎、萎缩性胃炎。
2. 悉尼系统分类：结合了部位、形态学和病因，由组织学和内镜两部分组成。
3. 新悉尼系统分类：组织学诊断引入直观模拟评分，对炎症、活动性、萎缩、肠化生和幽门螺杆菌感染程度分级，将慢性胃炎分成非萎缩性、萎缩性和特殊类型胃炎三大类。

问题 68 慢性萎缩性胃炎如何进行分类？

答 1. Strikland 分类根据病变部位和免疫机制将萎缩性胃炎分为 A、B 两型：A 型胃体黏膜萎缩，与自身免疫有关，可发展为恶性贫血；B 型胃窦黏膜萎缩，呈多灶性，而胃体无明显萎缩，病因主要与 Hp 感染有关，其次是理化因素和饮食因素。
2. 新悉尼系统分类：萎缩性胃炎分为多灶性和自身免疫性萎缩性胃炎。

问题 69 慢性浅表性胃炎和萎缩性胃炎的病理特点有哪些？

答 1. 慢性浅表性胃炎：炎性细胞浸润局限于胃小凹和黏膜固有层表面，腺体完整无损，炎性细胞主要是淋巴细胞和浆细胞，Hp 感染时以活动性炎症为主，主要是中性粒细胞浸润。固有层可以充血水肿，甚至出血。
2. 慢性萎缩性胃炎：胃黏膜炎症向深处发展，累及腺区，继之腺体破坏和减少，进而萎缩，而使胃黏膜变薄，同时可进一步发生肠腺化生和（或）非典型增生。肠腺化生的上皮含杯状细胞及潘氏细胞；幽门腺化生是指胃体腺变成胃窦黏膜腺体的形态，但不能分泌胃酸。幽门腺化生可以移至十二指肠球部，为 Hp 的定居创造了条件。中重度以上的肠上皮化生及不典型增生称为癌前病变。

问题 70 慢性胃炎的病因有哪些？

答 Hp 感染；自身免疫；十二指肠-胃反流；其他因素：理化因素（酗酒、饮食、NSAIDs）、全身性疾病（肝硬化、心力衰竭等）。

问题 71 什么是 PCA 和 IFA？

答 PCA 为壁细胞抗体，IFA 为内因子抗体。

问题 72 什么是恶性贫血？

答 维生素 B_{12} 的吸收有赖于与胃黏膜所分泌的内因子结合，由原发性内因子缺乏所致的贫血为恶性贫血。

问题 73 A 型萎缩性胃炎的特点有哪些？

答 A 型萎缩性胃炎的胃体黏膜萎缩，胃酸分泌减少；与自身免疫有关，可以伴有血清 PCA 和 IFA 阳性，可发展为恶性贫血。

问题 74 异型增生是什么？

答 即非典型性增生（dysplasia，atypical hyperplasia），是病理学的名词，主要指上皮细胞异乎常态的增生，表现为增生的细胞大小不一，形态多样，核大而浓染，核浆比例增大，核分裂可增多但多呈正常核分裂象。细胞排列较乱，细胞层次增多，极向消失。但一般不见病理性核分裂；可发生于皮肤或黏膜表面的被覆上皮，也可发生于腺体上皮。

问题 75 幽门螺杆菌引起胃黏膜损伤的机制是什么？

答 Hp 凭借其毒力因子如空泡毒素 A（Vac A）蛋白和细胞毒相关基因 A（CagA）蛋白等作用，在胃型上皮定植，诱发局部炎症和免疫反应，损害局部黏膜的防御和修复；同时，Hp 感染可增加胃泌素释放和胃酸分泌，增强了侵袭因素。上述两方面协同作用造成了胃、十二指肠黏膜损害和溃疡形成。

问题 76 根除幽门螺杆菌的指征有哪些？

答 根据《第三届全国 Hp 感染处理共识意见——庐山共识》，Hp 根除适应证：
1. 必须根除的疾病包括：
   （1）消化性溃疡；
   （2）早期胃癌术后；
   （3）胃黏膜相关淋巴组织淋巴瘤（MALT）；
   （4）慢性胃炎伴有胃黏膜萎缩、糜烂。
2. 支持 Hp 根除的疾病包括：
   （1）慢性胃炎伴消化不良症状；
   （2）有胃癌家族史者；
   （3）计划长期使用 NSAIDs 药物；
   （4）不明原因缺铁性贫血；
   （5）特发性血小板减少性紫癜（ITP）；
   （6）其他 Hp 相关性胃病；
   （7）个人要求治疗。

问题 77 如何治疗恶性贫血？

答 肌内注射维生素 B_{12} 100 μg 每日一次，直至血红蛋白及红细胞计数恢复正常后，每月强化一次，终身维持。

问题 78　消化性溃疡的定义是什么？

答　消化性溃疡泛指胃肠道黏膜在某种情况下被胃酸/胃蛋白酶消化而造成的溃疡，黏膜损伤要超过黏膜肌层。可发生于食管、胃或十二指肠，也可发生于胃-空肠吻合口附近或含有胃黏膜的 Meckel 憩室内。

问题 79　请描述消化性溃疡黏膜损伤的深度。

答　浅者仅超过黏膜肌层，深者则可贯穿肌层，甚至浆膜层。

问题 80　糜烂和溃疡如何进行鉴别？

答　糜烂局限于胃黏膜，深度不超过黏膜肌层；而溃疡的黏膜坏死超过黏膜肌层。

问题 81　消化性溃疡的病因有哪些？

答
1. 幽门螺杆菌感染。
2. 药物：NSAIDs、糖皮质激素、氯吡格雷、化疗药物等。
3. 遗传易感性。
4. 胃酸和胃蛋白酶。
5. 胃排空障碍：十二指肠-胃反流、胃排空延迟。
6. 其他危险因素：吸烟、应激和心理因素、饮食、与消化性溃疡相关的疾病（慢性肺部疾病、肝硬化、慢性肾衰竭或肾移植等）。

问题 82　消化性溃疡的防御和修复机制有哪些？

答　消化性溃疡的防御和修复机制包括：黏液和 HCO_3^-，碱潮，黏膜屏障，胃黏膜血流，黏膜细胞的整复和更新，前列腺素，上皮生长因子，胃黏膜的其他防御因子（氧自由基清除系统，多种胃肠肽如蛙皮素、神经加压素等）。

问题 83　胃溃疡（GU）与十二指肠溃疡（DU）在发病机制方面有哪些不同？

答
1. GU：是全胃炎，胃体黏膜的炎症使胃酸分泌减低，但其酸度仍可引起胃窦黏膜的损伤，特别是在胃体与胃窦的移行部，该部位的 pH 值最适于 Hp 生长，炎症更严重，尤其是小弯侧，因而更容易发生溃疡。
2. DU：有高酸分泌倾向的人，胃体部的微环境不利于 Hp 生长，Hp 主要定植于胃窦部。Hp 感染后引起明显的胃窦炎，而胃体炎不明显。胃窦部的炎症破坏了酸反馈调节机制，D 细胞减少，生长抑素（SS）分泌减少，胃泌素释放增加，从而刺激壁细胞分泌胃酸。胃体部受胃泌素的营养作用，引起类肠嗜铬（ECL）细胞和壁细胞增殖，使酸分泌进一步增加，十二指肠的酸负荷增加。在酸刺激下，引起球部胃上皮化生，利于 Hp

定植，进而发生炎症和溃疡。

问题84 胃酸和胃蛋白酶在消化性溃疡（PU）的发病中起哪些作用？

答 PU 的最终形成是由于胃酸/胃蛋白酶自身消化所致，胃蛋白酶能降解蛋白质分子，对黏膜有侵袭作用。胃蛋白酶的生物活性取决于胃液 pH 值，这是因为胃蛋白酶原激活需要盐酸，胃蛋白酶活性在 pH<4 时才能得到维持。

问题85 DU 和 GU 在胃酸分泌方面有何差别？

答 1. DU 患者的平均基础胃酸分泌量（BAO）和最大胃酸分泌量（MAO）常大于正常人，尤其是 BAO。大多数十二指肠溃疡患者在消化间期，特别是夜间的分泌，分泌的 BAO 和 MAO 比正常人多。
2. GU 患者的 BAO 和 MAO 多属正常或低于正常，仅发生于幽门前区或伴有 DU 者可高于正常。

问题86 巨大溃疡的定义是什么？

答 直径大于>2 cm 的溃疡称为巨大溃疡。

问题87 根据部位消化性溃疡如何进行分类？

答 1. DU：①发生于球部，最多，前壁比后壁多见；②球后溃疡，发生于球部以下部位；③对吻溃疡，在十二指肠球部或胃的前后壁相对应处同时发生的溃疡。
2. GU：可发生于胃的任何部位，多数发生于胃角或胃窦小弯，而病变在胃底者罕见。
3. 复合溃疡：胃和十二指肠同时发生的溃疡。
4. 幽门管溃疡：幽门管位于胃远端，与十二指肠交界，长约 2 cm，此处发生的溃疡。
5. 球后溃疡：发生于球部以下部位的溃疡，较球部溃疡少见。

问题88 DU 和 GU 的常见部位在哪里？

答 DU 多发生于球部，前壁比后壁多见。GU 可发生于胃的任何部位，多数发生于胃角或胃窦小弯，而病变在胃底者罕见。

问题89 球后溃疡是指什么？

答 发生于球部以下部位的溃疡，较球部溃疡少见。

问题90 消化性溃疡的常见临床表现有哪些？

答 1. 症状：上腹痛为主要症状，可为钝痛、灼痛、胀痛或剧痛，也可仅有饥饿样不适感。或以出血、穿孔等并发症作为首发症状。典型者有轻或中度剑突下持续疼痛。服抗酸剂或进食可缓解。其他症状：反酸、嗳气、烧心、上腹饱胀、恶心、呕吐、食欲减退等消化不良症状。病程较长者可因疼痛或其他消化不良症状影响摄食而出现体重减轻；但亦有少数十二指肠球部溃疡患者因进食可使疼痛暂时减轻，频繁进食而至体重增加。多数消化性溃疡有以下特点：①慢性过程呈反复发作，病史可达几年甚至十几年。②发作呈周期性、季节性（秋季、冬春之交发病），可因精神因素（如情绪不良）或服 NSAIDs 诱发。③发作时上腹痛呈节律性。④腹痛可被抑酸或抗酸剂缓解。

2. 体征：溃疡活动时剑突下可有一固定而局限的压痛点，缓解时无明显体征。

问题 91　消化性溃疡患者上腹痛的特点是什么？

答　上腹部疼痛是主要症状，但无疼痛者亦不在少数，特别是老年人溃疡、维持治疗中复发的溃疡以及 NSAIDs 相关性溃疡。典型 DU 的疼痛常呈节律性和周期性，表现为空腹痛，可被进食或服用抗酸剂所缓解，这些特点在 GU 中不甚明显。

疼痛部位：多位于上腹中部、偏右或偏左。但胃体上部和贲门下部溃疡的疼痛可出现在左上腹部或胸骨、剑突后。胃或十二指肠后壁的溃疡，尤其是穿透性溃疡的疼痛可放射至背部。疼痛的部位不一定准确反映溃疡所在的解剖位置。

疼痛程度或性质：疼痛一般较轻而能忍受，但偶尔也有疼痛较重者。溃疡疼痛可表现为隐痛、钝痛、胀痛、烧灼样痛或饥饿样痛。

疼痛节律性：DU 疼痛常在两餐之间发生，持续不减直至下餐进食或服用抗酸剂后缓解。可发生夜间疼痛，多出现在午夜或凌晨一时左右。疼痛若失去过去的节律变为恒定而持续，且不能为进餐或服用抗酸剂所缓解，或者开始放射至背部，可能是溃疡发生穿透的预兆。进食反而疼痛加剧并伴有呕吐时，常提示胃出口有梗阻；合并较重的慢性胃炎或合并 GU 时，疼痛多无明显节律。GU 的疼痛多在餐后 1 h 内出现，经 1~2 h 后逐渐缓解，直至下餐进食后再出现上述节律，夜间疼痛少见。

疼痛的周期性：以 DU 较为突出。上腹疼痛发作可在持续数天、数周或数月后，继以较长时间的缓解，以后又复发。溃疡一年四季均可复发，但以秋末至春初较冷的季节更为常见。可随病情的加重或缓解而发作频率增加或减少。

问题 92　NSAIDs 相关溃疡有哪些特点？

答　胃溃疡多于十二指肠溃疡；溃疡较大、多发，多见于胃体大弯侧和胃窦部；常为无痛性，多以严重出血、穿孔首发（50%~80%）。

问题 93　DU 和 GU 的鉴别要点有哪些？

答　1. 发病年龄：一般十二指肠溃疡好发于中青年，而胃溃疡则发病年龄较迟，多发于中年。临床上十二指肠溃疡明显多于胃溃疡，均以男性居多。

2. 临床症状：胃及十二指肠溃疡均可出现规律上腹部疼痛。胃溃疡多在餐后 1 h 内即可发生疼痛，在下次餐前自行消失，部分病例进食后即可引起腹痛，尤其幽门管溃疡表现更为明显，常伴餐后饱胀不适或恶心、呕吐。十二指肠溃疡疼痛多出现在餐后 1～3 h，下次餐后则疼痛缓解。约半数患者有夜间疼痛。

3. 体征：胃溃疡发作时患者在剑突下偏左有固定而局限的压痛点。十二指肠溃疡的压痛点多在剑突下偏右，缓解时无明显阳性体征。

4. 胃液分析：胃溃疡患者胃酸分泌正常或稍低于正常；十二指肠溃疡则常有胃酸分泌过高。

5. 预后：少数胃溃疡患者可发生癌变，若有长期慢性胃溃疡病史，年龄在 45 岁以上，症状顽固而经严格的 8 周内科治疗无效，且大便潜血持续阳性者，应考虑癌变可能，应高度警惕并进一步检查。十二指肠溃疡则一般不会发生癌变。

6. 辅助检查：内镜和上消化道造影可以帮助诊断是胃溃疡还是十二指肠溃疡。

问题 94 溃疡在内镜下如何分期（三期）？

答 1. 活动期：溃疡初起，边缘炎症、水肿明显，组织修复尚未发生。

2. 愈合期：溃疡缩小，炎症消退，再生上皮和皱襞集中明显。

3. 瘢痕期：溃疡已修复，被再生上皮覆盖。

问题 95 消化性溃疡的并发症有哪些？

答 1. 出血：消化性溃疡是上消化道出血最常见的原因，出血量与被侵蚀的血管大小有关。一般出血 50～100 ml 即可出现黑粪。超过 1000 ml，可发生循环障碍，数小时内出血超过 1500 ml，可发生休克。第一次出血后约 40% 可以复发，出血多发生在起病后 1～2 年内，易为 NSAIDs 诱发。

2. 穿孔：消化性溃疡穿孔可引起三种后果：①溃破入腹腔引起弥漫性腹膜炎（游离穿孔）；②溃疡穿孔并受阻于毗邻实质性器官如肝、胰、脾等（穿透性溃疡）；③溃疡穿孔入空腔器官形成瘘管。

3. 幽门梗阻：主要为 DU 或幽门管溃疡引起溃疡急性发作时可因炎症水肿和幽门平滑肌痉挛而引起暂时性梗阻，可随炎症的好转而缓解，慢性梗阻主要由于瘢痕收缩而呈持久性。疼痛餐后加重，伴恶心呕吐，可致失水和低钾低氯性碱中毒。

4. 癌变：少数 GU 可发生癌变，DU 不发生癌变。有长期慢性 GU 史，年龄在 45 岁以上，溃疡顽固不愈者（8 周严格内科治疗无效）应警惕癌变。

问题 96 形成幽门梗阻的发病机制是什么？

答 长期反复发作的溃疡由于瘢痕形成，可以造成胃或十二指肠变形和狭窄，或活动期溃疡周围炎症水肿，出现梗阻。

问题 97 消化性溃疡有哪些辅助检查？

答 1. 胃镜及黏膜活检：消化性溃疡诊断的首选方法。

2. X 线钡餐：溃疡直接 X 线征象为龛影，间接征象为胃大弯侧痉挛性切迹、十二指肠球部激惹及球部畸形。

3. Hp 检测。

4. 粪便隐血：了解溃疡有无合并出血。

问题 98　哪些方法可以进行幽门螺杆菌检测？

答　^{13}C-或^{14}C-尿素呼气试验、粪便抗原、Hp 抗体、快速尿素酶试验、嗜银染色或苏木紫-曙红染色、直接涂片染色、微需氧培养、细菌聚合酶链式反应（PCR）检测等。

问题 99　胃泌素瘤的特点有哪些？

答　高胃酸分泌、顽固性溃疡，导致胃、十二指肠球部和不典型部位（十二指肠降段、横段甚至空肠近段）发生多发性溃疡。临床以消化性溃疡和腹泻为主要表现，血胃泌素浓度升高。

问题 100　消化性溃疡内科治疗的药物有哪些？

答　①抗酸药：氢氧化铝、碳酸镁铝；②黏膜保护剂：胶体铋、硫糖铝；③抑酸药：H_2 受体阻滞剂、质子泵抑制剂；④抗 Hp 药：抗生素＋质子泵抑制剂（PPI）＋铋剂。

问题 101　消化性溃疡内科治疗的疗程多长？

答　胃溃疡一般 8 周，十二指肠溃疡 4～6 周。

问题 102　根除 Hp 常用药物有哪些？

答　三联疗法：PPI/铋剂＋2 种抗生素；

四联疗法：PPI＋铋剂＋2 种抗生素。

（1）PPI：奥美拉唑、兰索拉唑、潘妥拉唑、雷贝拉唑；

（2）铋剂：得乐、枸橼酸铋钾（德诺）；

（3）抗生素：阿莫西林、克拉霉素、甲硝唑、呋喃唑酮。

问题 103　根除 Hp 后复查方法有哪些？

答　^{13}C-或^{14}C-尿素呼气试验、粪便抗原、快速尿素酶试验。

问题 104　消化性溃疡的外科治疗的指征有哪些？

答　①大量出血经药物、胃镜及血管介入治疗无效；②急性穿孔、慢性穿透溃疡；③瘢痕性幽门梗阻；④胃溃疡疑有癌变；⑤正规内科治疗无效的顽固性溃疡。

问题 105　胃大部切除术后有哪些并发症？

答　①术后出血；②十二指肠残端破裂；③吻合口破裂或瘘；④术后梗阻；⑤术后急性胆囊炎；⑥术后急性胰腺炎；⑦倾倒综合征和低血糖综合征；⑧碱性反流性胃炎；⑨吻合口溃疡；⑩营养性合并症（体重减轻、贫血、腹泻与脂肪泻、骨病）；⑪残胃癌。

问题 106　什么是倾倒综合征？

答　多在进食后 30 min 以内发生，胃大部切除后大量高渗食物过快进入十二指肠或空肠，刺激肠道内分泌细胞分泌大量 5-羟色胺（5-HT）、缓激肽样多肽、血管活性肽等，使大量细胞外液渗入肠腔、循环容量骤减，引起胃肠功能和血管舒张功能的紊乱。临床表现为上腹饱胀不适、腹泻；心悸、乏力、出汗、头晕、大汗淋漓、面色苍白和呼吸深大等。

问题 107　什么是低血糖综合征？

答　晚期倾倒综合征，餐后 2～4 h 出现，表现为心慌、出汗、眩晕、无力、苍白、手颤等。原因为胃大部切除术切除了胃窦，含糖食物快速进入空肠后被过快吸收，使血糖急速升高，刺激胰岛 β 细胞释放大量胰岛素，而当血糖水平下降后，胰岛素未能相应减少，故出现上述症状。

问题 108　什么是残胃癌？

答　胃良性病变行胃大部切除术 5 年以后残胃发生癌变，称残胃癌。多在术后 25～20 年间发生，认为与术后低酸、胆汁反流和肠道细菌逆流入残胃有关（引起吻合口炎症，胃黏膜发生萎缩性胃炎与酸分泌能力下降，使胃黏膜屏障功能遭到破坏，致癌物直接作用于受损部位而发生癌变）。

问题 109　易发生胃癌的胃部疾病包括哪些？

答　慢性萎缩性胃炎、胃息肉、胃溃疡、残胃炎。

问题 110　胃癌的癌前病变是指什么？

答　五种病变易演变成胃癌，称为癌前病变：①慢性萎缩性胃炎伴肠化生与不典型增生；②胃息肉，腺瘤型息肉较增生型息肉癌变率高，广基底腺瘤型息肉＞2 cm 者易癌变；③残胃炎，特别是行毕Ⅱ式胃切除术后者，癌变常在术后 15 年以上才发生；④恶性贫血胃体有显著萎缩者；⑤少数胃溃疡患者。

问题 111 进展期胃癌如何进行分型？

答　1. Borrmann 分型：

Ⅰ型—肿块型或隆起型；

Ⅱ型—局限溃疡型；

Ⅲ—浸润溃疡型；

Ⅳ—弥漫浸润型。

2. 组织学分型分为腺癌、印戒细胞癌和未分化癌三类。

问题 112 胃癌的扩散与转移途径有哪些？

答　①直接蔓延扩散至相邻器官。②淋巴转移，先至局部继而远处淋巴结，最常见。胃的淋巴系统与左锁骨上淋巴结相连接，发生此种转移时称为 Virchow 淋巴结。③血行播散，常见于肝，其次可累及腹膜、肺及肾上腺，也可累及卵巢、骨髓及皮肤，少见。④腹腔内种植，癌细胞从浆膜层脱落入腹腔，移植于肠壁和盆腔，多见在直肠周围形成一结节性架板样肿块（Blumer's shelf），如移植于卵巢，称 Krukenberg 肿瘤。

问题 113 胃癌伴癌综合征包括什么？

答　Trousseau 征、皮肌炎、黑棘皮病等。

问题 114 胃癌如何诊断？

答　诊断主要依赖 X 线钡餐检查和胃镜加活检。出现下列情况应及早或定期进行胃部检查：①40 岁以上患者特别是男性，近期内出现消化不良者，或突然出现呕血或黑粪者；②拟诊为良性溃疡，但五肽胃泌素刺激试验仍缺乏胃酸者；③已知慢性萎缩性胃炎伴肠化生及不典型增生者，定期随访；④胃溃疡经两个月治疗无效，X 线检查显示溃疡反而增大者，应即行胃镜检查；⑤X 线检查发现胃息肉大于 2 cm 者，应进行胃镜检查；⑥胃切除术后 15 年以上，定期随访。

问题 115 什么是溃疡性结肠炎（UC）？

答　是一种慢性非特异性大肠炎症，病变呈连续性分布，主要累及直肠、结肠黏膜和黏膜下层。临床表现主要为腹泻、黏液脓血便、腹痛。

问题 116 什么是克罗恩病（CD）？

答　是一种慢性肉芽肿性全壁层炎症，病变可累及消化道任何部位，以末段回肠及邻近右侧结肠为主，多呈节段性、非对称性分布。临床表现主要为腹痛、腹泻、腹部肿块、瘘管形成、肛门直肠病变和不同程度的全身症状。

问题 117 UC 的临床表现有哪些？

答 1. 消化系统表现

  (1) 腹泻，一般都有腹泻，糊状大便，活动期有黏液脓血，里急后重常见，腹泻和便秘可交替出现。轻者每日便 2～4 次，重者每日便 10 次以上。

  (2) 腹痛一般轻度至中度腹痛，系左下腹或下腹的阵痛，亦可涉及全腹。有疼痛-便意-便后缓解的规律。若并发中毒性结肠扩张或炎症波及腹膜，有持续性剧烈腹痛。

  (3) 其他症状可有腹胀，严重病例有食欲不振、恶心、呕吐。

  (4) 体征：轻、中型患者仅有左下腹轻压痛，有时可触及痉挛的肠壁增厚的降结肠或乙状结肠。重型和暴发型患者常有明显压痛和鼓肠。若有腹肌紧张、反跳痛、肠鸣音减弱应注意中毒性结肠扩张、肠穿孔等并发症。

2. 全身症状：一般出现在中、重型患者，发热少见，活动期有低度至中度发热。

3. 肠外表现：可伴有多种肠外表现，如：外周关节炎、结节性红斑、巩膜外层炎等，但发病率较 CD 为低。

问题 118 CD 的临床表现有哪些？

答 1. 消化系统表现

  (1) 腹痛为最常见症状，多位于右下腹或脐周，间歇性发作，常为痉挛性阵痛伴肠鸣音增加，常于进餐后加重，排便或肛门排气后缓解。出现持续性腹痛和明显压痛，提示炎症波及腹膜或腹腔内脓肿形成，全腹剧痛和腹肌紧张，可能是病变肠段急性穿孔所致。

  (2) 腹泻先是间歇发作，病程后期可转为持续性。粪便多为糊状，一般无脓血或黏液。病变涉及下段结肠或肛门直肠者，可有黏液血便及里急后重。主要原因是炎症，肠段蠕动增加，继发性吸收不良等。

  (3) 腹部肿块多位于右下腹与脐周，质地中等，有压痛。

  (4) 瘘管形成是 CD 的临床特征之一，肠段之间内瘘形成可致腹泻加重及营养不良。肠瘘通向的组织和器官因粪便污染可致继发性感染。外瘘或通向膀胱、阴道的内瘘均可见粪便与气体排出。

2. 全身表现

  (1) 发热间歇性低热或中度热常见，少数呈弛张高热伴毒血症，发热多由肠道炎症或继发感染引起。

  (2) 营养障碍：表现为消瘦、贫血、低蛋白血症和维生素缺乏等。青春期前患者常有生长发育迟滞。

  (3) 肠外表现：可全身多个系统损害，肠外表现包括关节炎、杵状指、结节性红斑、葡萄膜炎、虹膜睫状体炎等。

  (4) 肛门直肠周围病变：瘘管、脓肿、肛裂等。

问题 119 UC 和 CD 有哪些肠外表现？

答 关节炎（急性关节炎、骶髂关节炎、强直性脊柱炎）、皮肤病变（结节性红斑、坏疽性脓皮病）、眼部病变（结膜炎、虹膜炎、巩膜外层炎）、肝胆系统病变［原发性硬化性胆管炎（PSC）、胆石症、自身免疫性肝炎、脂肪肝等］、肾脏病变（草酸盐结石、淀粉样变性、输尿管梗阻）、血管病变（深静脉血栓形成、门脉或肠系膜静脉血栓形成）。

问题 120　UC 的常见并发症有哪些？

答　1. 中毒性巨结肠：多发生在重型或暴发型患者，结肠病变广泛严重，一般以横结肠为重。常由低钾、钡剂灌肠、使用抗胆碱药或鸦片酊而诱发。表现为病情急剧恶化，毒血症状明显，血常规示白细胞显著升高。

2. 直肠、结肠癌变：多见于全结肠炎，幼年起病而病程漫长者。

3. 其他：如出血、穿孔、梗阻瘘管、肛门直肠周围脓肿等，较少见；炎性息肉。

问题 121　什么是中毒性巨结肠？

答　多见于重型或暴发型 UC 患者，病变广泛而严重，累及肌层与肠肌神经丛，肠蠕动消失，肠壁张力减退，肠内容物及气体大量聚集，引起急性结肠扩张，结肠袋消失，最明显的扩张部位在横结肠，横径达 5～6 cm 以上。临床表现为病情急剧恶化，毒血症状明显，腹部压痛甚至反跳痛，腹胀，肠鸣音显著减弱或消失，心率增快，血白细胞明显增高，并可出现电解质紊乱、血压下降、意识障碍等。

问题 122　中毒性巨结肠的诱因有哪些？

答　低钾，应用抗胆碱能药、止泻药或鸦片类麻醉镇痛剂、钡灌肠等。

问题 123　UC 的完整诊断包括几部分？

答　包括①临床类型（初发型，慢性复发型，慢性持续型，急性暴发型）；②严重程度（轻、中、重），病变范围（直肠炎、直肠乙状结肠炎、左半结肠炎、广泛性或全结肠炎及区域性结肠炎）；③病期（活动期和缓解期）；④并发症（中毒性巨结肠、直肠结肠癌变及其他）。

问题 124　UC 如何进行临床分型？

答　按本病的病程、程度、范围、病期进行综合分型。

1. 临床类型

（1）初发型：无既往史的首次发作。

（2）慢性复发型：发作期与缓解期交替，临床上最多见。

（3）慢性持续型：症状持续，间以症状加重的急性发作。

（4）急性型：急性起病，病情严重，全身毒血症状明显，可伴中毒性巨结肠，肠穿孔，败血症等。

2. 病情严重程度：轻度、中度、重度。

3. 病变范围：直肠型、左半结肠型、全结肠型。

4. 病情分期：活动期和缓解期。

问题 125 UC 轻重分型的标准是什么？

表 3-3 UC 的分型标准

	轻型	重型
腹泻	每日 4 次以下	每日 6 次或更多
便血	轻或无	明显血便
发热	无	体温＞37.5℃
脉速	无	脉搏＞90 次/分
贫血	无或轻	血红蛋白＜100 g/L
血沉	正常	＞30 mm/h

中型介于轻型与重型之间。

问题 126 UC 与 CD 的鉴别要点有哪些？

表 3-4 UC 与 CD 的鉴别

	UC	CD
病变分布	结肠	消化道任何部位，回肠及邻近右侧结肠多见
临床特点		
症状	脓血便常见	腹泻，脓血便少见
梗阻	少见	常见
瘘管形成	罕见	常见
肛周疾病	不太常见	常见
内镜及放射检查		
病变分布特点	连续性	节段性
直肠受累	绝大多数受累	少见
末段回肠受累	少见	常见
溃疡	溃疡浅，溃疡间黏膜弥漫充血水肿，颗粒状，脆性增加	纵行或匐行溃疡，溃疡深，周围黏膜正常或呈鹅卵石样改变
假息肉	常见	不常见
肠腔狭窄	少见，中心性	常见，偏心性
病理改变	主要在黏膜层，有隐窝脓肿，浅溃疡，杯状细胞减少等	全壁炎，有裂隙状溃疡，非干酪坏死性肉芽肿

问题 127 炎症性肠病的治疗药物有哪些？

答 1. 氨基水杨酸制剂：①柳氮磺吡啶，适用于轻中型患者或重型经糖皮质激素治疗已有缓解者；②奥沙拉嗪；③美沙拉嗪。

2. 糖皮质激素：对急性期发作有较好疗效。

3. 免疫抑制剂：硫唑嘌呤。

4. 生物制剂：如 TNF-α 抗体英夫利昔单抗等。

问题 128 肠易激综合征的临床表现有哪些？

答 1. 症状：①腹痛或腹部不适：部位不定，以下腹或左下腹多见，多于排便或排气后缓解。②腹泻：一般每日 3～5 次，无脓血便；③便秘；④全身症状：失眠、焦虑、抑郁、头昏、头痛等精神症状。

2. 体征：无明显体征，可在相应部位有轻压痛。

问题 129 肠易激综合征的罗马Ⅲ诊断标准要点有哪些？

答 病程超过半年，近 3 个月来持续腹部不适或腹痛，并伴有如下 3 项症状中的 2 项：①腹部不适或腹痛在排便后缓解；②腹部不适或腹痛发生伴有排便次数的改变；③腹部不适或腹痛发生伴有大便性状的改变。并且排除可解释症状的器质性疾病。

问题 130 肠梗阻按肠壁血循环情况如何分类？

答 1. 单纯性肠梗阻：只是肠内容物通过受阻，而无肠管血运障碍。

2. 绞窄性肠梗阻：肠腔梗阻并有肠壁血运障碍者，可因肠系膜血管受压、血栓形成或栓塞等引起，是急诊手术的指征。

问题 131 简述肠梗阻的常见症状和腹部体征？

答 1. 症状：腹痛，呕吐，腹胀，排气排便停止。

2. 体征：(1) 绞窄性肠梗阻有压痛和腹膜刺激征，移动性浊音可阳性；

(2) 机械性肠梗阻肠鸣音亢进，有气过水声；

(3) 麻痹性肠梗阻肠鸣音减弱或消失。

问题 132 机械性肠梗阻与麻痹性肠梗阻的鉴别要点有哪些？

答 1. 机械性肠梗阻：是最常见的肠梗阻类型，具有痛、吐、胀、闭等典型表现，肠鸣音亢进高调有金属音，有气过水声；机械性肠梗阻的胀气扩张限于梗阻以上的部分肠管。

2. 麻痹性肠梗阻：无阵发性绞痛，肠蠕动减弱或停止，腹胀显著，肠鸣音微弱，多继发于腹腔感染、腹膜后出血、腹部手术等损伤，X 线显示大、小肠全部充气扩张。

问题 133 肠梗阻的诊断要点有哪些？

答 首先明确是否有肠梗阻的存在；是机械性还是动力性肠梗阻；是单纯性肠梗阻还是绞

窄性肠梗阻；是高位还是低位梗阻；是完全性还是不完全性梗阻。

问题 134　单纯性与绞窄性肠梗阻的鉴别要点有哪些？

表 3-5　单纯性与绞窄性肠梗阻的鉴别点

	单纯性肠梗阻	绞窄性肠梗阻
发病	较缓慢，以阵发性腹痛为主	发病急，腹痛剧烈，为持续型绞痛
腹胀	均匀全腹胀	不对称，晚期出现麻痹性肠梗阻，表现为全腹胀
肠鸣音	气过水音、金属音	肠鸣音消失
压痛	轻、部位不定	固定
腹膜刺激征	无	有压痛、反跳痛、肌紧张
一般情况	良好	有中毒症状如脉快、发热、白细胞及中性粒细胞数升高
休克	无	中毒性休克，进行性加重
腹腔穿刺	阴性	可见血性液体或炎性渗出液
血便	无	可有，尤其乙状结肠扭转或肠套叠时可出现血便
X 线	小肠袢扩张呈梯形排列	可见孤立、位置及形态不变的肠袢，腹部局限性密度增加等

问题 135　高位与低位肠梗阻的鉴别要点有哪些？

答

表 3-6　高位与低位肠梗阻的鉴别点

	高位肠梗阻	低位肠梗阻
梗阻部位	空肠上段	回肠、结肠
呕吐时间及频率	早、频繁	晚、少或无
呕吐物	多为胃内容物，渐少	量不定，粪性物
腹胀	不明显	明显
X 线	无明显液平	有多个液平，阶梯状

问题 136　肠梗阻的手术治疗适应证有哪些？

答　肠梗阻可因粘连束带、扭转、套叠、肠管病变、狭窄、肠内异物、肿瘤等引起。可以是急性发作也可以是慢性发作。梗阻可以是完全性的，也可以是部分性的。当经非手术治疗无效或出现腹膜炎症状时为解除梗阻，可以根据梗阻的程度与肠袢的血运情况，采用不同的手术方式。术前应对患者的重要器官功能及内环境稳态的情况进行检查：如有器官功能严重障碍，宜先行纠正，慎重考虑手术的时机。

问题 137 结肠癌的主要病理类型有哪些？

答 腺癌、腺鳞癌、梭形细胞癌、鳞状细胞癌和未分化癌，以腺癌最多见。其中腺癌又包括 6 个变型，分别是：筛状粉刺型腺癌、髓样癌、微乳头癌、黏液腺癌、锯齿状腺癌和印戒细胞癌。

问题 138 结肠癌转移途径和转移器官有哪些？

答 1. 转移器官：肝、肺、骨、脑、肾、子宫、膀胱、前列腺、精囊、输尿管。
2. 转移途径：直接蔓延、淋巴转移、血行播散。

问题 139 右侧和左侧结肠癌在症状上有何不同？

答 右侧结肠癌以全身症状、贫血和腹部包块为主要表现。
左侧结肠癌以便血、腹泻、便秘和肠梗阻等症状为主要表现。

问题 140 肠结核的常见发病部位在哪里？

答 主要发病部位在回盲部，也可累及结肠或直肠。

问题 141 根据病理表现肠结核如何分型？

答 分为溃疡型肠结核，增生型肠结核，混合型肠结核。

问题 142 肠结核的并发症有哪些？

答 并发症见于晚期患者，以肠梗阻多见，偶见瘘管形成和腹腔脓肿。慢性穿孔，偶有急性肠穿孔，可因合并结核性腹膜炎而出现相关并发症。

问题 143 溃疡型肠结核容易发生肠出血吗？为什么？

答 不容易，因为溃疡基底多有闭塞性动脉内膜炎。

问题 144 什么是 X 线钡影跳跃征象？

答 在溃疡型肠结核，钡剂于病变肠段呈现激惹征象，排空很快，充盈不佳，而在病变的上下肠段，钡剂充盈良好，称为 X 线钡影跳跃征象。

问题 145 对肠结核有确诊意义的检查有哪些？

答 结肠镜检查，病理活检。

问题 146 肠结核和克罗恩病如何进行鉴别?

答

表 3-7 肠结核与克罗恩病的鉴别点

	肠结核	克罗恩病
肠外结核	多见	一般无
病程	复发不多	病程长,缓解与复发交替
瘘管、腹腔脓肿、肛周病变	少见	可见
病变节段性分布	常见	无
溃疡形状	常呈横行、浅表而不规则	多成纵行,裂隙状
结核菌素试验	强阳性	弱阳性至阳性
抗结核治疗	症状改善,肠道病变好转	无明显改善,肠道病变无好转
组织病理		
抗酸杆菌	可有	无
干酪性肉芽肿	有	无

问题 147 肝硬化常见的病因有哪些?我国最常见的病因是什么?

答 常见病因:病毒性肝炎,慢性酒精中毒,非酒精性脂肪性肝炎,胆汁淤积,药物或毒物作用,肝血液循环障碍,遗传和代谢性疾病,自身免疫性肝炎,血吸虫病;在我国最常见病因是乙型病毒性肝炎。

问题 148 肝硬化的病理特点是什么?

答 在肝细胞坏死基础上,小叶结构塌陷,弥漫性纤维化以及肝结构的破坏,代之以纤维包绕的异常的肝细胞结节形成假小叶。

问题 149 门静脉高压症的临床表现是什么?

答
1. 脾大:脾因长期淤血而肿大,多为轻、中度肿大,部分可达脐下,如腹水较多须用冲击法触诊。上消化道大出血时脾可暂时缩小,甚至不能触及。
2. 侧支循环的建立和开放:主要包括食管和胃底静脉曲张、腹壁静脉曲张、痔静脉扩张,对门静脉高压症的诊断有特征性意义。
3. 腹水:主要与门静脉压力增高和低白蛋白血症有关。

问题 150 门脉高压和肝硬化是一个疾病吗?

答 不是,门脉高压是肝硬化进展出现的一种并发症,除了肝硬化可引起门脉高压外,其他原因(如门脉血管疾病)也可引起门脉高压。

问题 151 门脉高压常见的病因有哪些?

答 病毒性肝炎性肝硬化,血吸虫性肝硬化,门静脉海绵样变,布加综合征等。

问题 152 肝硬化引起门脉高压的机制是什么？

答 1. 门脉阻力增加：主要由肝结构改变相关的机械因素引起，包括肝窦毛细血管化导致肝窦顺应性减少，再生结节压迫肝窦和肝静脉系统导致肝窦及其流出道受阻。

2. 门静脉血流量增加：肝硬化对肝去甲肾上腺素等物质清除能力降低以及交感神经兴奋，使心脏收缩增强，心排血量增加；又由于一氧化氮（NO）增加，导致小动脉扩张，形成内脏高动力循环。

问题 153 肝硬化门脉高压的主要侧支循环有哪些？

答 食管下段和胃底静脉曲张，脐周和腹壁静脉曲张，肛管直肠黏膜下静脉曲张。

问题 154 肝硬化腹水形成的机制是什么？

答 它是多种因素综合作用的结果。

1. 门静脉压力升高；腹水形成的决定性因素。
2. 低白蛋白血症，血浆胶体渗透压降低。
3. 肝淋巴液生成增高，超过了淋巴循环引流能力。
4. 神经体液因子的作用：如交感神经系统和肾素-血管紧张素系统活性增强。
5. 其他因素：心钠素相对不足、ADH 分泌增加。

问题 155 SAAG（血清腹水白蛋白梯度）的定义和诊断意义是什么？

答 SAAG：用血清白蛋白浓度减去腹腔积液白蛋白浓度（标本必须在同一天采集）。意义：诊断腹腔积液是否为门脉高压性腹腔积液。若其大于 11 g/L，则其为门脉高压性腹水的准确性大于 96.7%。

问题 156 简述肝硬化腹水的治疗要点有哪些？

答 1. 限制钠水摄入：钠的摄入量限制在 0.5～0.8/d，进水量在 1000 ml/d 左右。
2. 利尿剂：由温和到强效；由单一到联合；由小量到大量。
3. 放腹水：每周 1～3 次，每次 2000～5000 ml，同时静脉输入白蛋白。
4. 提高血浆渗透压：每周定期少量、多次静脉输注鲜血或白蛋白。
5. 腹腔积液浓缩回输治疗难治性腹水：取出 5000 ml，浓缩成 500 ml，静脉回输。
6. 经颈静脉肝内门体分流术：对于腹水感染或疑有癌性腹水者禁用。

问题 157 肝硬化常见的临床表现有哪些？

答 1. 代偿期：症状轻，主要表现为乏力，食欲减退，腹胀不适，轻度腹水。肝、脾轻度肿大，肝功能正常或轻度异常。
2. 失代偿期

　　(1) 肝功能减退：①全身症状，包括营养状态较差，精神不振，消瘦乏力，下肢水肿，食欲减退；②消化系统症状、出血倾向、贫血、内分泌紊乱、呼吸系统症状、肝性胸腔积液、肺动脉高压、肝肺综合征、肝肾综合征。

　　(2) 门脉高压症：脾大、脾功能亢进；腹水（门脉高压、血浆胶体渗透压降低、肝淋巴液生成增加、神经体液因素的作用）；门体侧支循环形成；门脉高压性胃病（在门脉高压下，胃黏膜被动淤血与主动充血造成胃黏膜血液循环的障碍）。

问题 158　肝硬化失代偿期的体征有哪些？

答　皮肤瘀点、瘀斑、肝掌、蜘蛛痣、黄疸、肝病面容、杵状指、胸腔积液、腹水、肝脾大、腹壁静脉曲张、腹部移动性浊音阳性。

问题 159　蜘蛛痣和肝掌的形成机制是什么？

答　这是由于肝功能减退，对雌激素灭活作用减弱，使雌激素在体内增多，促进周围毛细血管扩张之故。

问题 160　简述 Child-Pugh 分级。

表 3-8　Child-Pugh 分级

临床生化指标	分数		
	1	2	3
肝性脑病	无	1～2	3～4
腹水	无	轻度	中重度
血清胆红素（$\mu mol/L$）	<34	34～51	>51
血清白蛋白（g/L）	>35	28～35	<28
凝血酶原时间（INR）	<1.3	1.3～1.5	>1.5
凝血酶原时间较正常延长（s）	1～3	4～6	>6

问题 161　前白蛋白对于评价肝硬化时的肝功能有何意义？

答　前白蛋白的半衰期短，能更好地反映当前的肝合成功能，在发现肝病方面，前白蛋白更敏感，有人认为有30％白蛋白正常的肝病患者的前白蛋白减少。肝硬化肝细胞坏死较轻时，前白蛋白变化不大，预后较好；当病情改善时，前白蛋白亦迅速升高。

问题 162 前白蛋白和白蛋白的半衰期是多长时间？

答 前白蛋白：约 2 天。白蛋白：约 20 天。

问题 163 简述肝硬化的诊断要点有哪些？

答
1. 诊断主要依据为：①有病毒性肝炎、长期饮酒等有关病史；②有肝功能减退和门静脉高压症的临床表现；③肝质地坚硬有结节感；④肝功能试验常有阳性发现；⑤肝活组织检查见假小叶形成；⑥影像学检查（B 超、CT）。
2. 病因诊断：明确肝硬化的病因与估计患者预后及进行治疗密切相关。
3. 病理诊断
4. 肝储备功能诊断：Child-Pugh 分级。

问题 164 肝硬化常见并发症有哪些？

答
1. 上消化道出血：为最常见的并发症。多突然发生大量呕血或黑粪，常引起出血性休克或诱发肝性脑病，多为食管胃底静脉曲张破裂，也可是并发溃疡病和急性胃黏膜糜烂所致。
2. 肝性脑病：是本病最严重的并发症，亦是最常见的死亡原因。
3. 感染：常并发细菌感染，如肺炎、胆道感染、大肠杆菌败血症和自发性腹膜炎等，自发性腹膜炎多为阴性杆菌引起，起病急，症状重。
4. 肝肾综合征：又称功能性肾衰竭，其特征为自发性少尿或无尿、氮质血症、稀释性低钠血症和低尿钠；但肾却无重要病理改变。
5. 原发性肝癌：多在大结节性或大小结节混合性肝硬化基础上发生。如短期内出现肝迅速肿大，持续肝区痛，血性腹水，肝表面肿块等应高度怀疑。
6. 电解质和酸碱平衡紊乱：常见的电解质紊乱有①低钠血症；②低钾低氯血症与代谢性碱中毒，低钾低氯血症可导致代谢性碱中毒，并诱发肝性脑病。
7. 肝肺综合征：主要表现为肝硬化伴呼吸困难、发绀和杵状指（趾）。

问题 165 自发性细菌性腹膜炎的定义和形成机制是什么？

答
1. 定义：在没有腹腔内局部感染源的情况下发生的急性细菌性腹膜炎。
2. 机制：
   (1) 肠道内细菌过度繁殖，且可能是发生细菌"易位"的最可靠的先兆。
   (2) 门脉系统淤血，肠黏膜通透性增加，肠道内细菌，特别是革兰氏阴性杆菌"易位"至肠系膜淋巴结，然后进入血流形成菌血症。
   (3) 中性粒细胞和单核-吞噬细胞系统功能减退以及低补体血症，机体不能及时清除细菌而导致经常发生菌血症且持续时间延长。
   (4) 由于门脉高压，门脉血管中含有细菌的血清自腹膜漏出和（或）随肝淋巴液从肝被膜漏出至腹腔，形成菌腹水症。
   (5) 肝硬化患者肝网状内皮系统受损，同时补体等腹水中的调理素活性不足，免疫球蛋白及白蛋白等下降导致防御机制削弱而导致感染。

问题 166　自发性细菌性腹膜炎（SBP）的诊断要点有哪些？

答　诊断标准：肝硬化腹水病例，有下列表现而能排除结核或继发性腹膜炎、肿瘤等疾病时，应考虑 SBP：

1. 出现发热，腹痛、腹部压痛、腹肌紧张及反跳痛等腹膜炎症状及体征。
2. 腹水白细胞≥$0.5×10^9$/L，多形核白细胞（PMN）≥$0.25×10^9$/L。
3. 腹水培养有致病菌生长或涂片阳性。

具有 2、3 项者可诊断 SBP；仅有第二项者为培养阴性型粒细胞性腹水；仅有第三项者为菌腹水症。

问题 167　SBP 的治疗要点有哪些？

答　抗感染治疗：早期合理选择抗生素是治疗的关键，需要兼顾引起 SBP 常见的革兰氏阴性杆菌和革兰氏阳性球菌，可以选择头孢噻肟或头孢曲松。同时给予针对基础肝病的治疗及支持治疗。

问题 168　肝肾综合征的定义是什么？

答　肝肾综合征又称功能性肾衰竭，其特征为顽固性腹水基础上出现自发性少尿或无尿、氮质血症、稀释性低钠血症和低尿钠，但无肾器质性病变。

诊断标准：

（1）肝硬化合并腹水；

（2）急进型血清肌酐浓度在 2 周内升至基线值 2 倍，或＞226 μmol/L，缓进型血清肌酐＞133 μmol/L；

（3）停用利尿剂至少 2 天以上并经白蛋白扩容 [1 g/(kg·d)，最大量 100 g/d] 后，血清肌酐值没有改善（＞133 μmol/L）；

（4）排除休克；

（5）目前或近期没有应用肾毒性药物或扩血管药物治疗；

（6）排除肾实质性疾病（如尿蛋白＞500 mg/d，显微镜下观察血尿＞50 个红细胞或超声探及肾实质性病变）。

问题 169　肝肺综合征的定义和临床特点是什么？

答　定义：排除原发性心肺疾病后，在慢性肝病和（或）门脉高压的基础上出现肺内血管异常扩张，气体交换障碍，动脉血氧合作用异常导致的低氧血症及一系列病理生理变化和临床表现 [肝硬化伴呼吸困难、发绀和杵状指（趾）]。

三联征：肝硬化门脉高压症、肺血管扩张、动脉血氧合功能障碍所致严重低氧血症。

问题 170　食管胃底静脉曲张破裂出血的治疗要点是什么？

答　根据临床表现和最简便的措施判断其出血程度，尽快恢复血容量、纠正低血容量休克，这是抢救大出血的首要措施。切忌过量扩充血容量，否则会增加门脉压力，诱发再出血，一般使血细胞比容（HCT）保持在 $25\%\sim28\%$ 较为理想。首先维持生命体征平稳后，可以给予药物治疗，气囊压迫，内镜下治疗，经颈静脉肝内门体分流术和外科手术治疗。

问题 171　血氨浓度和肠道 pH 值之间的关系是什么？

答　$$NH_3+H_2O \xrightleftharpoons[\text{结肠内 pH>6，}NH_3\text{ 吸收入血}]{\text{结肠内 pH<6，}NH_4\text{ 随粪便排出}} NH_4+OH^-$$

问题 172　哪些因素可以引起氨中毒？

答　1. 生成增多：摄入过多含氮食物，消化道出血，负氮平衡，低血容量与缺氧，便秘，感染，碱中毒，低血糖，应用镇静药、催眠药、麻醉药。

2. 清除减少：肝功能衰竭，肝将氨合成尿素的鸟氨酸循环清除 NH_3 功能减退。

3. 排泄减少：在低钾、低氯碱中毒时，尿中排氨减少。

问题 173　肝性脑病如何进行分期（前驱期，昏迷前期，昏睡期，昏迷期）？

表 3-9　肝性脑病的分期

分期	精神状态	肝臭	神经体征	扑翼样震颤	脑电图（EEG）
前驱期（Ⅰ）	性格：欣快、淡漠、抑郁 行为：无意识动作、行为异常 睡眠：倒错	±	病理反射（一）	+	对称性 θ 波（4~7 次/秒）
昏迷前期（Ⅱ）	定时定向力障碍 书写计算能力下降 言语不清 人物概念模糊 嗜睡	+	病理反射（+） 肌张力可增强 书写困难、构建无能	+	对称性 θ 波（4~7 次/秒）
昏睡期（Ⅲ）	昏睡 神志不清 狂躁扰动 对刺激有反应	+	病理反射（+） 肌张力增加 反射亢进、阵挛	+	对称性 θ 波（4~7 次/秒）
昏迷期（Ⅳ）	昏迷 反应消失 阵发性抽搐	+	正常反射消失 病理反射（+/−） 肌张力下降	−	极慢 δ 波（1.5~3 次/秒）

问题 174　肝性脑病的治疗原则是什么？

答　1. 清除诱因。

2. 饮食营养。

3. 减少氨的生成和吸收。

4. 促进氨的代谢清除。

5. 纠正氨基酸代谢紊乱。

6. 应用 γ-氨基丁酸/苯二氮䓬类（GABA/BZ）复合体受体阻滞剂。

问题 175　乳果糖治疗肝性脑病的机制是什么？

答　它可被结肠内细菌作用产生乳酸和醋酸，使肠腔内 pH 下降，促使 NH_3 转化生成 NH_4^+；其次，可促进乳酸杆菌生成，抑制类杆菌和其他分解蛋白和尿素的细菌；再次，其还有渗透性通便作用，减少 NH_3 的生成和吸收。

问题 176　PBC 的全称和定义是什么？

答　原发性胆汁性肝硬化（primary biliary cirrhosis）是肝内中小胆管慢性进行性非化脓性炎症而导致的慢性胆汁淤积性疾病。

问题 177　PBC 的病理特点是什么？

答　PBC 的主要病理特征是慢性进行性非化脓性胆管炎，典型的病理过程分为四期：

1 期：以淋巴细胞浸润和肉芽肿为主的汇管区炎症和小叶间胆管炎是其主要特点，炎症可波及小叶周围形成界板炎症，但不超过界板。

2 期：炎症超过界板，并还具有两个主要特点：一是肝细胞的点片状坏死以及淋巴细胞和其他组织细胞的坏死和凋亡，类似于自身免疫性肝炎；二是胆管坏死、缺失并伴有胆管的增生以及胆管周围的纤维化和胆管周围肝细胞坏死。

3 期：肝小叶失去原有的结构，并出现桥接坏死。

4 期：弥漫性肝纤维化和再生小结节形成。

问题 178　PBC 特异性的抗体是什么？

答　AMA：抗线粒体抗体，ANA：抗核抗体。

问题 179　PBC 的实验室检查有哪些特点？

答　血清生化学检查：胆红素一般轻、中度升高，以结合胆红素为主；碱性磷酸酶（ALP）和 γ-谷氨酰转肽酶（γ-GT）升高早于胆红素，超过正常值 5 倍以上有意义；ALT/AST 一般不超过正常上限 5 倍。肝合成功能至晚期才受影响。85％患者胆固醇明显升高。

免疫学检测：M2 型 AMA 滴度＞1：100 可确定为阳性，具有特异性；半数以上患者 ANA（＋）；免疫球蛋白升高，以 IgM 为主。

问题 180 PBC 的常用治疗药物有哪些？

答 熊去氧胆酸（UDCA）是首选。

对症药物：莫达非尼治疗乏力，胆汁酸螯合剂考来烯胺是治疗瘙痒的首选。

问题 181 简述自身免疫性肝炎（AIH）如何分型？

答 1 型：常见，特征性抗体为 ANA 和抗平滑肌抗体（SMA），此型还可分为 1a 型和 1b 型。

2 型：相对少见，特征性抗体为抗-LKM1、抗-ASGPR 和抗-LC1。此型患者预后不如 1 型，患者 HCV 感染率高。2a 型 HCV 抗体和 HCV RNA 阴性，2b 型均可阳性。

3 型：可溶性肝抗原抗体/肝胰抗原抗体是此型特征性抗体，对免疫抑制剂治疗反应良好是其主要临床特征。

4 型：与 PBC 和 PSC 的重叠综合征。

问题 182 AIH 相关的自身抗体有哪些？

答 ANA、SMA、抗-LKM1、抗中性粒细胞胞质抗体（pANCA）、抗-actin、抗-LC1、抗-SLA/抗-LP 和抗-ASGPR 抗体。

问题 183 AIH 的病理特点是什么？

答 汇管区大量淋巴细胞和浆细胞浸润，并向周围肝实质浸入而形成界板炎。

问题 184 AIH 的常用治疗药物有哪些？

答 免疫抑制剂首选，最常用的为糖皮质激素，可单独使用或与硫唑嘌呤合用。重叠综合征加用 UDCA。HCV 阳性可同时采用抗病毒治疗。

问题 185 AIH 的常用治疗药物有哪些？

答 1. 免疫抑制剂：糖皮质激素，可单独用。

2. 硫唑嘌呤：联合激素。

3. UDCA：AIH/PBC 重叠综合征患者应用。

4. 其他药物：如 6-巯基嘌呤、环孢素、甲氨蝶呤等。

问题 186 细菌性肝脓肿的细菌入侵途径有哪些？

答 ①胆管源性；②经门静脉播散；③经肝动脉播散；④开放性肝损伤：随致伤异物、创口直接侵入；⑤经破裂的小胆管；⑥隐源性肝脓肿（原因不明）。

问题 187　简述肝脓肿的临床表现是什么？阿米巴性与细菌性肝脓肿如何进行鉴别诊断？

肝脓肿的临床表现：

（1）症状：寒战、高热，呈弛张热型，右上腹痛，伴食欲不振、乏力。

（2）体征：肝大，有明显触痛、叩击痛，有时可见右下胸肋间隙水肿。

表 3-10　阿米巴性与细菌性肝脓肿的鉴别诊断

	阿米巴性肝脓肿	细菌性肝脓肿
病史	有阿米巴痢疾史	常继发于胆道感染或其他化脓性疾病
症状	起病较缓慢、病程较长	起病急骤，全身中毒症状明显，有寒战、高热等
体征	肝大显著，可有局限性隆起	肝大不显著，多无局限性隆起
脓肿	较大，多数为单发性，位于肝右叶	较小，常为多发性
脓液	呈巧克力色，果酱样，无臭味，可找到阿米巴滋养体，若无混合感染，脓液细菌培养阴性	多为黄白色脓液，涂片和培养大多有细菌
血象	白细胞计数可增加	白细胞计数及中性粒细胞均明显增加
血培养	若无混合感染，细菌培养阴性	细菌培养可阳性
粪便检查	部分患者可找到阿米巴滋养体或包囊	无特殊发现
诊断性治疗	抗阿米巴药物治疗后症状好转	抗阿米巴药物治疗无效

问题 188　肝脓肿的治疗原则是什么？

答　1. 非手术治疗：对急性期肝局限性炎症，脓肿尚未形成或多发性小脓肿，应行非手术治疗。在治疗原发病灶的同时，使用大剂量有效抗生素和全身支持疗法，以控制炎症，促使脓肿吸收自愈。

2. 脓肿切开引流术：对于较大的脓肿，估计有穿破可能，或已穿破并引起腹膜炎、脓胸，以及胆源性肝脓肿或慢性肝脓肿，在应用抗生素治疗的同时，应积极进行脓肿切开引流术。

3. 肝切除术：慢性厚壁肝脓肿切开引流后，脓腔不易塌陷而留有死腔或窦道长期流脓不愈；或肝内胆管结石合并左外叶多发性肝脓肿，且该叶已严重破坏、失去正常功能者，可行肝叶切除术。

问题 189　肝癌有哪些相关病因？

答　1. 病毒性肝炎：HBV、HCV 感染引起者较多。

2. 肝硬化：酒精性、肝炎性。

3. 肥胖、糖尿病：隐源性肝硬化。

4. 环境、化学及物理因素：黄曲霉素 B1，化学物质、药物（偶氮芥类、有机氯农药、雄激素）。

5. 遗传：铁代谢异常，血色病。

6. 其他因素：硒、钼、锰、镍、砷。

问题 190 肝癌的主要症状有哪些？

答
1. 肝区疼痛：常为肝癌首发症状，持续钝痛或胀痛。疼痛部位与肿瘤位置有关。癌结节破裂出血可致剧烈腹痛、腹膜刺激征。

2. 消化道症状：食欲减退、腹胀、恶心、呕吐、腹泻等消化道症状。

3. 恶性肿瘤全身表现：进行性乏力、消瘦、发热、营养不良和恶病质。

4. 伴癌综合征：自发性低血糖、红细胞增多症、高钙血症、高脂血症等。

5. 转移灶症状：①肺转移：咳嗽、咯血；②胸腔转移：胸腔积液征；③骨转移：局部疼痛、神经受压症状；④颅内转移：定位症状、体征。

问题 191 肝癌的常见并发症有哪些？

答
1. 肝性脑病：终末期并发症。

2. 消化道出血：合并肝硬化、门静脉、肝静脉癌栓等发生门静脉高压时引起。

3. 肝癌结节破裂出血：肝癌组织坏死液化可发生破裂。

4. 继发感染：白细胞减低，抵抗力减弱时出现。

问题 192 哪些疾病可以引起甲胎蛋白（AFP）升高？

答 除原发性肝癌外，慢性活动性肝炎、肝硬化、少数来源于消化系统的肝转移癌、胚胎细胞癌以及孕妇、新生儿的 AFP 也可增高。

问题 193 肝癌的诊断要点有哪些？

答 满足下列三项中的任一项，即可诊断肝癌（国际广泛使用的肝癌诊断标准）。

1. 具有两种典型影像学（超声、增强 CT、MRI 或选择性肝动脉造影）表现，病灶＞2 cm。

2. 一项典型影像学表现，病灶＞2 cm，AFP＞400 ng/ml。

3. 肝活检阳性。

问题 194 胆绞痛的特点是什么？

答 突发右上腹疼痛，阵发加剧，向右肩背或右肩胛骨处放射，严重时剧痛难忍、坐卧不安、捧腹弯腰、倒地翻滚、大声喊叫、面色苍白、大汗淋漓，或伴有恶心呕吐，甚至发生休克等。疼痛呈周期性发作，间隔时间为数分钟到数小时不等，疼痛一般持续 10 min 至 1～2 h，以后逐渐减轻至消失，如持续绞痛 5～6 h，就应考虑胆结石合并症的发生。

问题 195　胆囊切除术的适应证是什么？

答　1. 急性化脓性、坏疽性、出血性或穿孔性胆囊炎。

2. 慢性胆囊炎反复发作，经非手术治疗无效者。

3. 胆囊结石。

4. 胆囊无功能，如胆囊积水和慢性萎缩性胆囊炎。

5. 胆囊颈部梗阻症。

6. 胆囊肿瘤。

7. 胆总管十二指肠吻合术时，应切除胆囊。

8. 胆囊瘘管、胆囊外伤破裂而全身情况良好者。

问题 196　急性胆囊炎的临床特点是什么？

答　常在进食脂肪餐后或夜间发作，表现为右上腹部的剧烈绞痛或胀痛，疼痛常放射至右肩或右背部，伴恶心、呕吐，合并感染化脓时伴高热，体温可达 40℃。很少表现黄疸，或有轻度黄疸。如嵌于胆囊管或 Hartmann 囊的结石引起胆囊炎，同时压迫胆总管，引起胆总管堵塞（Ⅰ型）；或者胆结石嵌入肝总管，产生胆囊胆管瘘，引起胆囊炎或黄疸（Ⅱ型），称为 Mirizzi 综合征，表现为反复发作的胆囊炎、胆管炎及梗阻性黄疸。

问题 197　墨菲（Murphy）征阳性的定义是什么？

答　用手压于右上腹肋缘下，嘱患者腹式呼吸，如出现突然吸气暂停，称为 Murphy 征阳性。

问题 198　Charcot 三联征的定义是什么？

答　反复发作的腹痛、寒战高热、黄疸。

问题 199　急性梗阻性化脓性胆管炎的临床表现（Reynolds 五联征）是什么？

答　反复发作的腹痛、寒战高热、黄疸、感染性休克、神志改变。

问题 200　经内镜逆行胰胆管造影（ERCP）的适应证有哪些？

答　1. 原因不明的阻塞性黄疸疑有肝外胆道梗阻者。

2. 疑有各种胆道疾病如结石、肿瘤、硬化性胆管炎等诊断不明者。

3. 疑有先天性胆道异常或胆囊术后症状再发者。

4. 胰腺疾病：胰腺肿瘤、慢性胰腺炎、胰腺囊肿等。

问题 201 胆道疾病常用的辅助检查有哪些？

答 X线检查，超声诊断，CT，经皮经肝胆道造影（PTC）和经皮经肝胆道引流（PTBD），经内镜逆行胰胆管造影（ERCP），磁共振胰胆管成像（MRCP），内镜超声检查，胆道闪烁成像，胆道镜检查，术中或术后胆道造影。

问题 202 简述急性胰腺炎的常见病因有哪些？

答
1. 胆道疾病：包括胆石症、胆道感染或胆道蛔虫病等，以胆石症最为多见。
2. 胰管阻塞和十二指肠乳头附近疾病：胰管结石、十二指肠憩室炎、输入袢综合征、肠系膜上动脉综合征等。
3. 大量饮酒和暴饮暴食。
4. 手术与创伤：腹腔手术，特别是胰胆和胃手术，腹部钝挫伤，ERCP 检查。
5. 内分泌与代谢障碍：任何引起高钙血症的原因都可产生胰管钙化，增加胰液分泌、促进胰蛋白酶原激活。
6. 感染。
7. 药物：如噻嗪类利尿剂、硫唑嘌呤、糖皮质激素、四环素、磺胺类等可能损伤胰腺组织的药物。
8. 特发性。

问题 203 简述胆结石和饮酒诱发急性胰腺炎的发病机制是什么？

答
1. 酒精刺激作用：大量酒精刺激胰液分泌，使胰管内压力增高，加之大量饮酒可引起 Oddi 括约肌痉挛和胰管梗阻，结果导致细小胰管破裂，胰液进入胰腺组织间隙，胰蛋白酶原被胶原酶激活为胰蛋白酶，胰蛋白酶又激活磷脂酶 A2、弹力蛋白酶、糜蛋白酶以及胰血管舒张素等，造成一系列的酶性损害及胰腺自我消化。
2. 酒精对胰腺的直接损伤作用：进入血液的酒精可直接损伤胰腺组织，乙醇能使胰腺腺泡细胞内线粒体肿胀和失去内膜、腺泡和胰小管上皮变性破坏，并导致蛋白质合成能力减弱。
3. 胆结石：共同通道梗阻逆流学说——壶腹部结石嵌顿在胰管和胆总管的共同通道时，胆汁可反流入胰管。感染胆汁中的细菌能使胆汁中的结合胆汁酸变成游离胆汁酸，游离胆汁酸对胰腺有很强的损伤作用。

问题 204 哪些药物可以引起急性胰腺炎？

答 硫唑嘌呤、磺胺类、噻嗪类利尿剂、呋塞米（速尿）、四环素、雌激素。

问题 205 简述胰腺自身消化的机制和起主要作用的消化酶是什么？

答 胰蛋白酶原通过一系列方式被激活形成胰蛋白酶。胰蛋白酶催化胰酶系统，激活补体和激肽系统，进而引起胰腺局部组织炎症反应，严重时导致全身的病理生理改变，引起血管壁损伤、血管壁渗透性增高、血栓形成。

消化酶：①磷脂酶 A2，在胆酸参与下分解细胞膜的磷脂产生溶血卵磷脂、溶血脑磷脂，后者可引起胰腺组织坏死和溶血；②激肽释放酶，可使激肽酶原变为激肽和缓激肽，造成血管舒张和通透性增加，引起微循环障碍和休克；③弹力蛋白酶，水解血管壁的弹性纤维，致使胰腺出血和血栓形成；④脂肪酶，参与胰腺及周围脂肪坏死、液化。

问题 206 急性胰腺炎的分型有哪些？

答 分为轻症急性胰腺炎、中度重症急性胰腺炎、重症急性胰腺炎。

问题 207 什么是 Grey-Turner 征？

答 急性胰腺炎时，血液、胰酶及坏死组织液穿过筋膜与肌层深入腹壁时，可见两侧胁腹皮肤呈灰紫色斑。

问题 208 什么是 Cullen 征？

答 急性胰腺炎时，血液、胰酶及坏死组织液穿过筋膜与肌层深入腹壁时，脐周皮肤出现青紫。

问题 209 简述急性胰腺炎时血、尿淀粉酶和血脂肪酶的升高时间和诊断意义。

答 1. 血淀粉酶：血淀粉酶在急性胰腺炎起病后 $6 \sim 12$ h 开始升高，48 h 达高峰，后逐渐下降。75% 患者 24 h 淀粉酶超过正常值的 3 倍，并持续 $3 \sim 5$ 天或更长。
2. 尿淀粉酶：急性胰腺炎发作 24 h 开始上升，持续 $1 \sim 2$ 周，下降缓慢。
3. 血脂肪酶：发病 $4 \sim 8$ h 内血清脂肪酶活性升高，24 h 达高峰，持续 $8 \sim 14$ 天。脂肪酶活性升高多与淀粉酶并行，可能升高时间更早、持续时间更长、升高幅度更大。因而，疾病后期测定更有意义。

问题 210 除胰腺炎外哪些疾病可以引起淀粉酶升高？

答 淀粉酶升高提示胰腺炎，但只有 50% 淀粉酶升高的患者是胰腺炎。此外，急腹症（如消化性溃疡穿孔、肠系膜梗死、肠梗阻、阑尾炎、胆道感染、胆石症）是淀粉酶升高的常见原因，但绝大多数不超过 3 倍正常值。

问题 211 胰腺炎的局部并发症有哪些？

答 1. 假性囊肿：多发生在重症急性胰腺炎（SAP）胰腺坏死基础上，胰腺外伤和慢性胰腺炎也可出现。多在 SAP 起病 2 周后发生，$4 \sim 6$ 周成熟，80% 是单发，胰体、尾

　　为多。大的囊肿可产生压迫症状，并有压痛。破裂可形成胰源性腹腔积液。

2. 胰腺脓肿：可在急性胰腺炎 4 周后发生。出现高热不退、白细胞持续升高、腹痛加重和高淀粉酶血症时应考虑。

3. 胰腺坏死感染：20%～50%的患者发生，多出现在急性胰腺炎 2 周后。

问题 212　什么是胰腺假性囊肿？

答　多发生在 SAP 胰腺坏死基础上，胰腺外伤和慢性胰腺炎也可出现。实际上是胰腺周围的包裹性液体，囊壁由纤维组织和肉芽组织构成，囊液内含有组织碎片和大量胰酶。多在 SAP 起病 2 周后发生，4～6 周成熟，80%单发，胰体、尾为多。大的囊肿可产生压迫症状，并有压痛。破裂可形成胰源性腹腔积液。

问题 213　什么是 Ranson 评分？

答　入院时，年龄＞55 岁，血糖＞11 mmol/L，白细胞＞16×10^9/L，AST＞250 U/L，LDH＞350 U/L。

　　入院 48 h 后，血细胞比容下降＞10%，尿素氮上升＞1 mmol/L，PaO_2＜60 mmHg，血钙＜2 mmol/L，碱缺乏＞4 mmol/L，液体丢失＞6 L。

问题 214　重型胰腺炎的诊断标准是什么？

答　具备急性胰腺炎的临床表现和生化改变，并具有下列之一者：局部并发症（胰腺坏死、假性囊肿、胰腺脓肿）；器官衰竭；Ranson 评分≥3 项；APACHE-Ⅱ评分≥8 分；CT 分级为 D、E 或 CTSI 评分＞3 分。

问题 215　急性胰腺炎为什么会出现低钙血症？

答　30%～60%SAP 患者有低钙血症（＜2 mmol/L），系大量脂肪坏死分解出的脂肪酸和钙结合成脂肪酸钙，以及甲状腺分泌降钙素所致。

问题 216　急性胰腺炎的治疗原则是什么？

答　1. 减少胰腺分泌，抑制胰酶活性。

2. 对症支持治疗。

3. 监护及治疗并发症；保持胆管及胰管引流通畅。

问题 217　急性胰腺炎患者如何进行止痛治疗？是否可以用吗啡和654-2？

答　在诊断明确后，可给予哌替啶止痛。禁用吗啡，以免 Oddi 括约肌痉挛收缩，慎用654-2，因其可以引起或加重肠麻痹。

问题 218 慢性胰腺炎的诊断要点有哪些？

答 凡临床上有腹痛、脂肪泻、消瘦、脂溶性维生素缺乏和糖尿病患者，均应考虑本病的可能性。X 线、B 超、CT 等影像诊断提示有胰腺的形态异常和钙化。结合胰腺功能不全的实验室指标可作为诊断本病的依据。

问题 219 胰腺癌的常见病理类型和部位是什么？

答 常见的病理类型有导管腺癌、浆液性腺癌、黏液性腺癌、导管内乳头状黏液癌、腺泡细胞癌、胰母细胞癌、实性乳头状癌、破骨细胞巨细胞癌等，导管腺癌占 85%～90%。胰腺癌可发生于胰腺任何部位，但胰头最多见，其次为胰体和胰尾。

问题 220 胰腺癌常见的症状有哪些？

答 ①腹痛：常为首发症状，早期腹痛较轻或部位不清，以后逐渐加重且腹痛部位相对固定。典型腹痛为：持续、进行性加剧的中上腹痛或持续腰背部剧痛，可有阵发性绞痛；餐后加剧；仰卧与脊柱伸展时加剧，俯卧、蹲位、弯腰坐位或蜷膝侧卧位可使腹痛减轻；用解痉止痛药难以奏效。②黄疸：胰头癌的突出症状。③体重减轻。④其他：如食欲减退、消化不良、脂肪泻。

问题 221 Courvoisier 征是什么？

答 库瓦济埃（Courvoisier）征：在胰头癌压迫胆总管导致阻塞时，发生明显黄疸，且逐渐加深，胆囊显著肿大，但无压痛，称为 Courvoisier 征，又称胆总管渐进阻塞征。

问题 222 对胰腺癌诊断最有用的肿瘤标志物是什么？

答 糖抗原 19-9（CA19-9）：是目前用来诊断胰腺癌的各项肿瘤标志物中敏感性和特异性最高的一项指标，但当胰腺癌<1 cm 时常为阴性，在其他消化系统肿瘤如胃癌、胆管癌、大肠癌和良性疾病如胆管炎时也可升高。

问题 223 对诊断胰腺癌有意义的影像学检查有什么？

答 1. 非侵入性检查：B 超、CT、MRI、PET、X 线钡餐造影。
2. 侵入性检查：ERCP、超声内镜（EUS）、PTC、腹腔镜检查、选择性腹腔血管造影。

问题 224 壶腹周围癌是指什么？

答 壶腹周围癌（vater ampulla carcinoma，VPC）系指乏特壶腹、胆总管下端、胰管开口处、十二指肠乳头及其附近的十二指肠黏膜等处的癌肿。

问题 225　什么是上消化道出血？

答　上、下消化道以屈氏（Treitz）韧带为界，上消化道出血指 Treitz 韧带以上的消化道，包括食管、胃/十二指肠、胃空肠吻合术后的空肠以及胰胆等部位的病变所致的出血。

问题 226　上消化道出血的常见病因有哪些？

答　1. 上消化道疾病。

2. 门脉高压引起的食管胃底静脉曲张破裂或门脉高压性胃病。

3. 上消化道邻近器官或组织疾病。

4. 全身性疾病。

问题 227　上消化道出血时为什么呕吐物为咖啡样物质？

答　血液在胃内存留时间长，由于胃酸的作用，呈咖啡样物质。

问题 228　消化道出血引起黑便的机制是什么？

答　上消化道出血时血中血红蛋白的铁和肠道内硫化物结合成硫化铁，引起黑便。

问题 229　如何从患者的临床表现来估计患者的出血量？

答　成人每日消化道出血>5~10 ml，粪便隐血试验出现阳性。

每日出血量 50~100 ml 可出现黑便。

出血量超过 400~500 ml 可出现全身症状，如头晕、心慌、乏力等。

短时间内出血超过 1000 ml，可出现周围循环衰竭症状。

问题 230　休克指数是什么？

答　休克指数＝脉搏/收缩压，表示血容量状况：

休克指数 0.5 为正常；

休克指数＝1 为轻度休克，失血 20%~30%；

休克指数>1 为休克；

休克指数>1.5 为严重休克，失血 30%~50%；

休克指数>2 为重度休克，失血>50%。

问题 231　消化道出血时紧急输血的指征是什么？

答　1. 改变体位时出现晕厥、血压下降和心率加快。

2. 失血性休克。

3. 血红蛋白低于 60 g/L，或红细胞比容低于 25%。

问题 232　如何判断患者是否有活动性出血？

答　①反复呕血或黑便次数增多，粪质稀薄甚至呕血转为鲜红色、黑便转为暗红色伴有肠鸣音亢进；②周围循环衰竭的表现经补液输血而未见明显改善，或虽暂时好转又恶化；③经快速输血中心静脉压仍有波动，或稍稳定又再下降；④红细胞计数、血红蛋白浓度及红细胞比容持续下降，网织红细胞计数持续升高；⑤在补液与尿量足够的情况下，血尿素氮持续或再次升高者考虑活动性出血。

问题 233　能否以黑便作为判断继续出血的指标？为什么？

答　不能，因为消化道出血形成黑便全部排出体外需要大约 3 天左右的时间。

问题 234　消化道出血后引起氮质血症的机制是什么？

答　消化道出血后，大量血液进入肠道，其蛋白质消化产物被吸收，引起血中尿素氮浓度增高。

问题 235　上消化道出血和下消化道出血如何进行鉴别？

答　1. 出血方式：呕血伴有便血，提示上消化道出血；单纯便血者提示下消化道出血。
2. 血便颜色：颜色越深，提示出血部位越高。黑便、柏油样便及隐血便多提示上消化道出血；而暗红特别是鲜红血便多为下消化道出血。
3. 大便性状：血量多、粪质少、血与粪便均匀混合者，多为上消化道出血；而血液附在粪便表面或大便时滴血者为下消化道出血。
4. 伴随症状：便血伴有急性上腹痛或节律性上腹疼痛、烧心、反酸者，多为上消化道出血；便血伴有急性下腹痛、脐周痛或里急后重者，多为下消化道出血。
5. 病因病史：既往有溃疡病、胃炎及肝病史者，提示上消化道出血；无上述病史者，应考虑下消化道出血。

问题 236　急诊胃镜检查是指出血后多长时间进行检查？

答　一般在出血后 48 h 内进行检查。

问题 237　消化道出血的患者何时可以进行 X 线钡餐检查？

答　对于有活动性出血的患者，一般不主张进行此项检查；以在出血停止和病情基本稳定数天后进行此项检查为宜。

问题 238　里急后重（tenesmus）是指什么？

答　自觉腹部牵引不适，疼痛不舒，便意急迫，但肛门重坠，便出不爽的表现。

问题 239 引起下消化道出血的常见病因有哪些？

答 1. 肠道原发性疾病：肿瘤和息肉、炎症性病变、血管病变、肠壁结构改变、肛门病变。
2. 全身疾病累及肠道。

问题 240 诊断大肠及回肠末端病变的首选检查方法是什么？

答 结肠镜。

问题 241 放射性核素扫描或选择性腹部血管造影对于消化道出血有何意义？

答 可用于内镜检查和 X 线钡剂造影不能确定出血来源的消化道出血和因急性大量出血或其他原因不能进行内镜检查的患者。

问题 242 急性腹膜炎的体征是什么？

答 表现为腹式呼吸减弱或消失，并伴有明显腹胀。压痛、反跳痛是腹膜炎的主要体征，始终存在，通常是遍及全腹而以原发病灶部位最为显著。腹肌紧张程度则随病因和患者全身情况的不同而轻重不一。胃肠道穿孔时，因腹腔内有大量游离气体于平卧位叩诊时常发现肝浊音界缩小或消失。腹腔内积液多时，可以叩出移动性浊音。听诊常发现肠鸣音减弱或消失。

问题 243 结核性腹膜炎根据病理解剖特点如何进行分型？

答 本病的病理特点可分为三型，即渗出型、粘连型及干酪型。以粘连型最为多见，渗出型次之，干酪型最少。在疾病的发展过程中，可由一个类型转变为另一类型，或二、三种类型同时存在。

问题 244 结核性腹膜炎的临床表现有哪些？

答 1. 全身症状：发热与盗汗最为常见。
2. 腹痛：早期腹痛不明显，以后可出现持续性隐痛或钝痛，也可始终没有腹痛。
3. 腹部触诊：腹壁柔韧感（系腹膜遭受轻度刺激或有慢性炎症的一种表现），腹腔积液，腹部肿块。
4. 其他：腹泻常见，粪便多呈糊样，有时腹泻与便秘交替出现。

问题 245 结核性腹膜炎的腹水特点是什么？

答 1. 颜色：为草黄色渗出液，静置后自然凝固，少数呈血性，偶见乳糜性。

2. 比重：一般超过 1.016。

3. 蛋白含量：$>30\ g/L$，但有时因低蛋白血症，腹水蛋白含量减少。

4. 白细胞计数：超出 $5\times10^8/L$（$500/\mu l$），以淋巴细胞为主。

5. 腺苷脱氨酶（ADA）：活性增高。

6. 细菌培养：一般细菌培养阴性，浓缩找到结核杆菌的阳性机会很少，结核菌培养的阳性率也低。

问题 246 ADA 对于结核性腹膜炎有何意义？

答　ADA 活性可用于结核性和癌性腹膜炎的鉴别诊断（结核性腹膜炎的患者腹水中 ADA 升高，对于诊断结核有帮助）。

第四章　泌尿系统

问题 1 肾的生理功能有哪些？

答　基本功能是调节机体内环境的稳定性，主要通过两个环节实现：

1. 生成尿液
   (1) 调节机体体液与渗透压的平衡；
   (2) 调节机体电解质的平衡；
   (3) 调节体内的酸碱平衡；
   (4) 排泄代谢产物及毒物。
2. 产生各种内分泌素。

问题 2 肾的基本结构单位是什么？

答　肾单位，由肾小体和肾小管组成。

问题 3 肾小球旁器包括哪些结构？

答　肾小球旁器是位于肾小球的血管极的一个具有内分泌功能的特殊结构，由球旁细胞、球外系膜细胞、致密斑组成。（球旁颗粒细胞由入球小动脉壁上的平滑肌细胞衍化而来，含肾素颗粒，可分泌肾素；球外系膜细胞是位于肾小体血管极的入球小动脉、出球小动脉和致密斑之间的一群细胞，在某些刺激下，可以转化为肾素颗粒的细胞；致密斑细胞为渗透压感受器，它感受流经远端肾小管滤过液中的 NaCl 浓度，调节肾素释放，调节入球小动脉张力，依次控制肾小球滤过率，这称为肾小管-肾小球反馈机制。致密斑还可以通过释放 NO 控制肾小管-肾小球反馈。）

问题 4 肾的血液循环有何特点？

答　血液供应丰富，占心排血量的 25%；入球及出球小动脉构成一个特殊的两端均为小动脉的毛细血管网。

问题 5 在尿液形成过程中肾小管和集合管的功能是什么？

答　1. 肾小管和集合管具有重吸收功能。重吸收 99% 的水，全部的葡萄糖和氨基酸，少量的蛋白质，大部分的钠、氯、碳酸氢根和部分尿素以及磷酸盐等。

2. 肾小管和集合小管还有分泌作用。主要分泌 H^+、NH_3、K^+、肌酐、对氨基马尿酸等代谢物。

3. 肾小管和集合管在肾髓质形成高渗梯度，使尿液得到浓缩。

4. 通过肾小管和集合管的重吸收和分泌功能，从肾小球滤过的原尿成为终尿排出体外。

问题 6 正常人禁水 12 h 尿渗透压的正常范围是什么？

答 $600\sim1200\ \mathrm{mOsm/kgH_2O}$。

问题 7 临床上如何检查肾小球的滤过功能？

答 血清肌酐检测、内生肌酐清除率（Ccr）、估算的肾小球滤过率（eGFR）、菊粉清除率和同位素测定肾小球滤过率（GFR）。

问题 8 肾的内分泌功能有哪些？其意义是什么？

答

1. 促红细胞生成素：促进骨髓红系造血干细胞增殖成熟，加速血红蛋白合成，促进成熟红细胞释放。

2. 活化的 $1,25\text{-}(OH)_2\text{-}D_3$：促进钙的吸收和重吸收，促进骨钙转移、骨骼生长和软骨钙化，抑制甲状旁腺素的分泌。

3. 肾素、血管紧张素系统：参与血压调节。

4. 其他：激肽释放酶、前列腺素、内皮素等。

问题 9 肾脏 B 超检查有何临床意义？

答 肾本身的解剖结构形成很好的声学界面，为超声检查时显示较好的脏器之一，肾 B 超检查不仅能显示肾的位置、大小、形态、内部结构，还能观察肾及其周围结构的各种病变，尤其超声检查无痛苦、无创伤，不受肾功能的影响，检测迅速，可复性强，是比较理想的检查方法，且 B 超诊断率较高，可补充 X 线检查的不足。

问题 10 哪些情况可以出现肾脏肿大？

答

(1) 急性肾炎或急进性肾炎；

(2) 急性肾衰竭；

(3) 肾病综合征；

(4) 肾积水；

(5) 肾囊肿或脓肿；

(6) 多囊肾；

(7) 肾肿瘤；

(8) 肾静脉血栓；

(9) 其他：肾淀粉样变性的早期，髓质海绵肾等。

问题 11　什么是蛋白尿？

答　尿蛋白＞150 mg/d，蛋白定性阳性，称为蛋白尿；尿蛋白＞3.5 g/d，称为大量蛋白尿。

问题 12　什么是微量白蛋白尿？

答　尿白蛋白的排泄率超过正常范围，但低于常规方法可检测到的尿蛋白水平。尿中的微量白蛋白在 20～200 mg/L 范围内。

问题 13　尿蛋白的检测方法有哪些？

答　1. 尿蛋白定性试验：干化学法检测尿蛋白。
　　2. 尿蛋白定量试验：24 h 尿蛋白定量。
　　3. 尿蛋白分子量测定：尿蛋白电泳检查。

问题 14　根据发病机制，蛋白尿可以分为哪些类型？

答　溢出性蛋白尿，肾小球性蛋白尿，肾小管性蛋白尿，分泌性及组织性蛋白尿。

问题 15　什么是肾小球性蛋白尿？

答　由于肾小球滤过屏障因炎症、免疫代谢等各种因素损伤后静电屏障作用减弱或滤过屏障孔径增大，甚至断裂，使血浆蛋白大量滤入原尿，超过肾小管重吸收能力所致的蛋白尿。见于多种肾小球疾病，其特点是肾病水平蛋白尿较常见，以白蛋白等中大分子为主。

问题 16　什么是肾小管性蛋白尿？

答　肾小管受到感染或中毒损伤后，肾小管近曲小管段对肾小球滤过液中的小分子蛋白质重吸收能力减低，而出现以小相对分子质量蛋白为主的蛋白尿，称为肾小管性蛋白尿。单纯性肾小管性蛋白尿，尿蛋白含量较低，一般＜2 g/24 h，定性半定量试验＋～＋＋。

问题 17　什么是溢出性蛋白尿？

答　肾小球滤过及肾小管重吸收均正常，但由于血中异常蛋白质增多，经肾小球滤出，超过肾小管重吸收能力，在尿中出现而产生的蛋白尿称为溢出性蛋白尿，如血红蛋白尿、肌红蛋白尿、多发性骨髓瘤患者排出的轻链尿等。

问题 18　什么是组织性蛋白尿？

答　凡肾组织细胞代谢产生的蛋白质、组织破坏分解的蛋白质，以及肾组织炎症，或受药物等刺激泌尿道组织分泌的蛋白质等，进入尿液中形成的蛋白尿，均称为组织性蛋白尿。定性±～＋，一般尿蛋白量＜0.5 g/d，很少＞1 g/d。其组成成分多以 T-H 蛋白为主，还可有肾小球基底膜样物或肾小管刷状缘抗原；多见于肾盂肾炎、尿路肿瘤等疾病。

问题 19　什么是生理性蛋白尿？

答　所谓生理性蛋白尿又称良性蛋白尿或暂时性蛋白尿，是健康人在遭受某些刺激后（如发热、剧烈运动）出现的一过性蛋白尿。当刺激去除后，蛋白尿也随之消失，肾本身不存在病理改变。

问题 20　什么是病理性蛋白尿？

答　病理性蛋白尿是指各种原发或继发性肾脏疾病引起的蛋白尿，一般多为持续性蛋白尿。尿中蛋白质含量较多，尿沉淀中常含有较多的病理成分，如红细胞、白细胞、管型等。患者常伴有其他肾脏病症状如高血压、水肿等，或伴有其他原发病的表现。

问题 21　一过性蛋白尿包括哪些？

答　1. 体位性蛋白尿：多见于青春发育期的青少年，在保持直立或脊柱前凸位置时发生蛋白尿的机会较多，可能与肾静脉瘀血有关，平卧后蛋白尿减轻或消失，24 h 尿蛋白总量小于 1 g。

2. 功能性蛋白尿：包括剧烈运动、高热、寒冷、过热、交感神经兴奋等引起的蛋白尿，其发生机制是由于交感神经兴奋引起肾血管痉挛或充血，从而导致肾小球滤过膜的通透性增强，大量的蛋白漏出而形成，当诱因去除后蛋白尿即可以消失。

问题 22　什么是体位性蛋白尿？

答　体位性蛋白尿又称直立性蛋白尿，是指直立位或腰部前凸时出现的蛋白尿，多见于儿童和青少年。其原因是直立时脊椎前凸，使下腔静脉受到肝后缘和脊柱的压迫，造成肾静脉瘀血引起肾静脉循环障碍，或是左肾静脉横跨脊柱时受前凸的脊柱压迫所致。

问题 23　什么是功能性蛋白尿？

答　功能性蛋白尿是一种轻度、暂时性、良性蛋白尿，原因去除后蛋白尿能迅速消失。蛋白尿的主要成分为白蛋白，24 h 尿蛋白质含量在 0.5 g 以下，多见于健康青年人；是由于体内或体外某些因素刺激肾，使肾血管痉挛或充血，血 pH 值下降，增加肾小球滤过膜通透性所致。一般认为肾实质无器质性损害。常见有发热性蛋白尿、运动性蛋白尿。

问题 24 蛋白尿的诊断思路是什么？

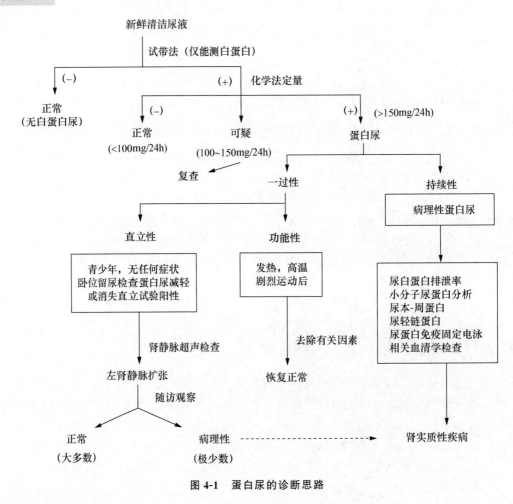

图 4-1 蛋白尿的诊断思路

问题 25 什么是血尿？

答 血尿是指新鲜清洁尿离心后沉渣镜检每高倍视野的红细胞超过 3 个。

问题 26 何谓血红蛋白尿？血红蛋白尿是血尿吗？

答 血红蛋白尿是指尿内含有游离血红蛋白而无红细胞，或仅有少许红细胞而含有大量游离血红蛋白的现象。血红蛋白尿不是血尿。

问题 27 血尿的原因是什么？

答 1. 泌尿系统疾病：最常见，如泌尿系统结石、泌尿系统感染、肾小球肾炎、肿瘤、多囊肾、结核、外伤、血管异常、畸形等。

2. 全身疾病

（1）血液病：如特发性血小板减少性紫癜（ITP）、过敏性紫癜、再生障碍性贫血、白血病、血友病等。

（2）感染性疾病：感染性心内膜炎、败血症、流行性出血热、丝虫病、钩端螺旋体病、猩红热等。

（3）风湿病：系统性红斑狼疮（SLE）、结节性多动脉炎。

（4）心血管疾病：慢性心力衰竭、急进性高血压、亚急性感染性心内膜炎等。

3. 尿路邻近器官疾病：如前列腺炎、急性阑尾炎、盆腔炎、直肠癌、结肠癌、宫颈癌。

4. 药物与化学因素：如磺胺、吲哚美辛（消炎痛）、汞、甘露醇、抗凝剂、环磷酰胺（CTX）等引起。

5. 功能性血尿：如运动后。

6. 遗传疾病：Alport 综合征（也叫家族性出血性肾炎）、薄基底膜肾病等。

问题 28　尿红细胞形态检查的临床方法和临床意义是什么？

答　相差显微镜法，可以确定是肾小球源性血尿还是非肾小球源性血尿。

问题 29　血尿的诊断思路是什么？

答
1. 首先确定是否为血尿：首先根据病史、体格检查、尿色和尿检查等基本资料，确定是否为血尿，并排除假性血尿。

2. 血尿来源：进一步做尿红细胞形态学检查以确定是肾小球性血尿或非肾小球性血尿。

3. 明确诊断：如果为肾小球性血尿，根据临床症状、体征、病史及生化及免疫学检查，除外继发及遗传因素；若考虑为原发性肾病，合并蛋白尿，必要时行肾穿刺明确诊断，单纯血尿不是肾穿刺指征。如非肾小球性血尿，则经尿液细菌学、抗酸杆菌、尿培养、B 超、泌尿系 X 线平片或造影等检查明确诊断（如炎症、结石、肿瘤等）。

问题 30　什么是内生肌酐清除率？

答　根据血肌酐浓度和 24 h 尿肌酐排泄量计算得到。由于尿肌酐尚有部分来自肾小管分泌，故内生肌酐清除率高于 GFR，但在血液透析和腹膜透析等接受肾替代治疗的患者，残余肾功能的检测仍然需要计算内生肌酐清除率。

问题 31　肾小球滤过率测定的金标准是什么？

答　菊粉清除率既往被作为肾小球滤过率测定的金标准，但是因为操作繁琐等原因无法在临床常规应用，主要用于实验室研究。目前临床上可用同位素方法测定肾小球滤过率，其准确性接近菊粉清除率，可用的同位素标志物有铬等。

问题 32　经皮肾穿刺活检的临床意义是什么？

答
1. 明确肾病的病理变化和病理类型，并结合临床做出疾病的最终诊断。

2. 临床医师可根据肾的病理变化、病理类型和严重程度制订治疗方案。

3. 临床医师可根据肾的病理变化、病理类型和严重程度判断预后。

4. 通过重复肾活检，探索该肾病的发展规律，判断治疗措施的正确与否，为治疗计划的继续实施或修正提供依据。

5. 通过肾穿刺活检病理检查进行发病机制的研究，发现新的肾病，丰富和发展肾脏病理学。

问题 33　肾穿刺活检的适应证是什么？

答　1. 可以先治疗，后穿刺的疾病

(1) 急性肾小球肾炎；

(2) 原发性肾病综合征：对于儿童和青少年的单纯原发性肾病综合征，即仅有大量蛋白尿、低白蛋白血症而不伴有血尿、高血压和肾功能减退的原发性肾病综合征，可以先用糖皮质激素正规治疗，无效再进行肾穿刺。

2. 必须先穿刺，然后根据病理进行治疗的情况

(1) 不典型的急性肾小球肾炎：肾功能出现恶化，临床上表现类似急进性肾炎时；

(2) 急进性肾炎综合征；

(3) 原发性肾病综合征：中老年肾病综合征或合并血尿、高血压、肾功能损伤的肾病综合征；

(4) 急性肾衰竭；

(5) 继发性肾小球疾病；

(6) 肾移植：移植肾功能减退原因不明，移植肾排异反应，怀疑原有的肾病在移植肾上发病。

问题 34　肾穿刺活检的禁忌证有哪些？

答　(1) 肾先天异常：孤立肾、易位肾、马蹄肾；

(2) 有明显的出血倾向；

(3) 重度高血压；

(4) 精神疾病，患者不能配合；

(5) 体位不良；

(6) 肾脏感染；

(7) 肾脏肿瘤；

(8) 肾脏位置过高或游走肾；

(9) 慢性肾衰竭；

(10) 其他：心力衰竭、休克、严重贫血、妊娠、高龄等情况。

问题 35　肾小球疾病的病因分类有哪些？

答　分为原发性肾小球疾病、继发性肾小球疾病和遗传性肾小球疾病。

1. 原发性：病因未明、具有多种病理类型和临床表现，可为肾炎综合征或肾病综合征，预后各不相同的一组疾病。主要包括：急性肾小球肾炎、急进性肾炎、慢性肾

炎、肾病综合征（原发性）、隐匿性肾小球疾病。

2. **继发性**：继发于全身疾病，主要包括：狼疮性肾炎、病毒性肝炎相关性肾炎、糖尿病肾病、肾淀粉样变性、恶性肿瘤相关性肾小球疾病等。

3. **遗传性**：与遗传相关的肾病，如 Alport 综合征、薄基底膜肾病等。

问题 36　肾滤过膜的构成是什么？

答　肾滤过膜由三层结构组成：内皮细胞、基底膜和上皮细胞。

问题 37　肾小球滤过膜屏障作用包括哪两方面？

答　包括由肾小球毛细血管内皮细胞窗孔、基底膜、上皮细胞足突间的裂孔组成的分子屏障和由覆盖在滤过膜结构上的硫酸类肝素、唾液酸蛋白、硫酸软骨素等成分形成的负电荷构成的电荷屏障。

问题 38　肾病性水肿的机制是什么？

答　肾小球滤过膜通透性损伤，出现大量蛋白尿而导致低白蛋白血症，血浆胶体渗透压下降，促使液体从血管内进入组织间隙是肾病性水肿发生的主要原因。此外，部分患者因血容量减少，激活肾素-血管紧张素系统（RAS）和交感神经，抗利尿激素分泌增多，肾小管重吸收水、钠增加，加重组织水肿。肾病性水肿多从下肢开始。

问题 39　肾炎性水肿的机制是什么？

答　"球-管平衡"失调，肾小球滤过分数下降，导致钠水潴留，引起水肿。此外，毛细血管通透性增高可进一步加重水肿。肾炎性水肿多从颜面部开始。

问题 40　肾病的水肿有哪些特点？

答　首先发生于疏松组织，如眼睑、颜面部，逐渐波及全身。

问题 41　临床上遇到水肿的患者应该考虑哪些疾病？

答　心源性、肝源性、肾源性、营养不良性和内分泌性疾病等。

问题 42　何谓少尿和无尿？少尿和无尿见于哪些疾病？

答　少尿是尿量<400 ml/d，无尿是尿量<100 ml/d。见于：

1. 肾前性疾病（主要有休克、低血压、心功能不全等）。

2. 肾性疾病（肾小球性、肾小管间质性、肾血管性疾病以及肾衰竭）。

3. 肾后性疾病（结石、肿瘤等）。

问题 43　肾性高血压的机制是什么？

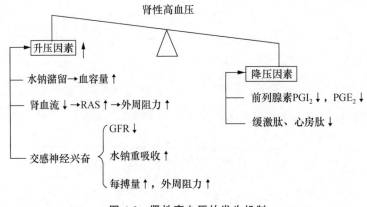

图 4-2　肾性高血压的发生机制

问题 44　如何区分高血压性肾病和肾性高血压？

表 4-1　高血压性肾病与肾性高血压的鉴别

	高血压性肾病	肾性高血压
发病年龄	中老年	青年
高血压家族史	常有	无或有
高血压病史	>10~15 年，先于肾病	与肾病同时发生，或晚于肾病发生
临床表现	夜尿增多	肾炎伴/不伴肾病综合征
蛋白尿	肾小管性，少量	肾小球性，多中等量以上
血尿	少见	多见
肾小管功能	浓缩功能受损	多正常
肾功能进展	缓慢	进行性

问题 45　肾性高血压的治疗目标值是什么？

答　1. 蛋白尿≥1 g/24 h，血压降到 125/75 mmHg 以下。

2. 蛋白尿<1 g/24 h，血压降到 130/80 mmHg 以下。

问题 46　肾性高血压首选何种药物？治疗作用是什么？

答　血管紧张素转化酶抑制剂（ACEI)/血管紧张素 II 受体拮抗剂（ARB）。

治疗作用：降低系统高血压；减少蛋白尿；延缓肾病的进展。

问题 47　ACEI 类药物在何种情况下慎用及禁用？慢性肾病患者应用过程中应注意监测哪些指标？

答　肾功能不全（eGFR<30 ml/min）时，应用 ACEI 类药物治疗，应注意如下副作用：

①高钾血症；②血肌酐上升。故应用过程中，应监测血钾和血肌酐。

问题 48 急性肾小球肾炎的主要临床表现及常见致病菌是什么？

答 临床表现：血尿、蛋白尿、水肿和高血压，可伴一过性肾功能损害，合并重症时可出现充血性心力衰竭、肾病综合征。常见致病菌为 A 族 β 溶血性链球菌。

问题 49 急性肾小球肾炎的病理表现是什么？

答 免疫荧光（IF）：IgG、C3 呈粗颗粒状沿毛细血管壁和（或）系膜区沉积。
光镜（LM）：毛细血管内增生性肾小球肾炎。
电镜（EM）：上皮细胞下驼峰状大块电子致密物。

问题 50 急性肾小球肾炎是否等同于急性肾炎综合征？

答 不是，急性肾炎综合征是一组临床症候群，主要表现为各种原因引起的急性发作的血尿、蛋白尿、水肿和高血压，而急性肾小球肾炎是一种疾病，是导致急性肾炎综合征的原因之一。

问题 51 什么是急进性肾小球肾炎？

答 急进性肾小球肾炎是指在肾炎综合征基础上短期内出现少尿、无尿，肾功能急骤减退，短期能到达尿毒症诊断标准的一组临床症候群。

问题 52 根据病理及血清学，急进性肾小球肾炎分为哪几型？

答 Ⅰ型：抗肾小球基底膜 GBM 抗体型；
Ⅱ型：免疫复合物型；
Ⅲ型：少免疫复合物型。

问题 53 急进性肾小球肾炎的治疗有哪些？

答 1. 甲泼尼龙冲击疗法：甲泼尼龙静脉点滴每次 10～15 mg/kg（一般 500～1000 mg），每天或隔日一次，共 3～4 次为一疗程。
2. 细胞毒性药物：如环磷酰胺。
3. 血浆置换。
4. 对症治疗：降压，控制感染，纠正水、电解质及酸碱平衡紊乱等。
5. 肾脏替代治疗：对于治疗无效进入终末期肾病的患者，予长期透析治疗。

问题 54 急进性肾小球肾炎（RPGN）哪型首选血浆置换？血浆置换主要用于哪些情况？

答 RPGN I 型首选血浆置换治疗，需早期施行，即肌酐＜530 μmol/L 时开始治疗则多数患者有效。

血浆置换主要用于：（1）伴有肺出血的 Goodpasture 综合征；

（2）I 型 RPGN 早期。

问题 55 什么是慢性肾小球肾炎？

答 慢性肾小球肾炎简称慢性肾炎，是指以水肿、高血压、蛋白尿、血尿以及肾功能损害为基本临床表现，起病方式不同、病情迁延、病变缓慢进展、最终将发展成慢性肾衰竭的一组肾小球疾病。

问题 56 慢性肾小球肾炎的治疗包括哪些？

答 1. 积极控制高血压。

表 4-2 慢性肾炎的降压治疗原则

原则	具体要求
应达到目标值	肌酐清除率 15～60 ml/min，蛋白尿≥1 g/24 h 而无心脑血管合并症的患者血压应控制在 125/75 mmHg 以下 肌酐清除率在 60 ml/min 以上，蛋白尿＜1 g/24 h 者血压应控制在 130/80 mmHg 以下
降压不能过低	平均动脉压不能＜90 mmHg（肾灌注压下降可加重肾损伤）
切忌血压波动	从一种药物小剂量开始，每两周调整一次，直至血压满意控制
药物选择合理	首选具有肾保护作用的降压药物

表 4-3 肾实质性高血压的治疗措施

方法	措施及药物
非药物治疗	1. 限制钠盐摄入 2. 酌情调整蛋白质及含钾食物摄入 3. 限制酒精入量、戒烟 4. 减肥 5. 适当身体锻炼
降压药物治疗	1. 血管紧张素转化酶抑制剂（ACEI） 2. 血管紧张素 II 受体拮抗剂（ARB） 3. 利尿剂 4. 长效钙通道阻滞剂（CCB） 5. β受体阻滞剂、α受体阻滞剂

2. 其他

（1）争取减少尿蛋白并延缓肾功能减退；

（2）限制食物中蛋白及磷入量；

（3）避免加重肾损害的因素：如肾毒性药物；

（4）必需氨基酸治疗、预防感染、纠正水/电解质和酸碱平衡等。

问题 57　什么是隐匿性肾小球肾炎？

答　隐匿性肾小球肾炎（latent glomerulonephritis）也称无症状性血尿和（或）蛋白尿。一般指在体检或在偶然情况下尿常规检查发现异常，无临床症状（或很轻微）和体征，患者无水肿、高血压及肾功能减退，而仅表现为肾小球源性血尿和（或）蛋白尿的一组肾小球疾病。

问题 58　什么是肾病综合征？

答　以大量蛋白尿（>3.5 g/d）、低白蛋白血症（<30 g/L）、水肿及高脂血症为特征，其中前两条为诊断所必需。

问题 59　什么是肾炎综合征？

答　以血尿、蛋白尿、高血压、水肿，伴或不伴肾功能减退为特征。

问题 60　什么是难治性肾病综合征？

答　难治性肾病综合征是指在足量激素治疗 8～12 周以上病情仍未缓解的肾病综合征，该病症经久不愈可诱发严重感染、急性肾衰竭、血栓栓塞综合征等致命的并发症，最终发展成为慢性肾衰竭，给患者造成巨大的身体负担和经济负担，甚至威胁生命。可分为：激素抵抗型、激素依赖型、频繁复发型。

问题 61　肾病综合征患者出现大量蛋白尿的原因是什么？

答　1. 滤过膜的破坏：正常的肾小球滤过膜具有分子屏障及电荷屏障，当其受损时，肾小球滤过膜对血浆蛋白（以白蛋白为主）的通透性增加，使原尿中蛋白质含量增多，当超过近曲小管的重吸收量时，形成大量蛋白尿。
2. 加重尿蛋白排除的因素：在上述基础上，增加肾小球内压力及导致高灌注、高滤过的因素均可加重尿蛋白的排出，比如高血压、高蛋白饮食、大量输注血浆蛋白等。

问题 62　肾病综合征常见的病理类型及继发性原因是什么？

表 4-4　肾病综合征的常见病理类型和继发性原因

分类	儿童	青少年	中老年
原发	肾小球微小病变	1. 系膜增生性肾小球肾炎 2. 系膜毛细血管性肾小球肾炎 3. 局灶节段性肾小球硬化	膜性肾病
继发	1. 过敏性紫癜肾炎 2. 乙肝病毒相关性肾小球肾炎 3. 先天性肾病综合征	1. 系统性红斑狼疮肾炎 2. 过敏性紫癜肾炎 3. 乙肝病毒相关性肾小球肾炎	1. 糖尿病肾病 2. 肾淀粉样变性 3. 骨髓瘤肾病 4. 淋巴瘤或实体肿瘤性肾病

问题 63   原发性肾病综合征的主要病理类型有哪些？

答　(1) 肾小球微小病变；

(2) 系膜增生性肾小球肾炎；

(3) 系膜毛细血管性肾小球肾炎；

(4) 膜性肾病；

(5) 局灶节段性肾小球硬化。

问题 64   糖皮质激素治疗肾病综合征的治疗原则是什么？

答　1. 起始足量：常用药物为泼尼松 1 mg/(kg·d)，总量不超过 60 mg/d，口服 8 周，必要时可延长至 12 周。

2. 缓慢减药：足量治疗后每 2 周减少原用量的 10%。

3. 长期维持：当减至 20 mg/d 左右时症状容易反复，应更加缓慢减量，最后以最小有效剂量 (10 mg/d) 作为维持量，再服用半年至一年。

问题 65   糖皮质激素治疗肾病的作用机制是什么？

答　可通过抑制炎症反应、抑制免疫反应、抑制醛固酮和抗利尿激素分泌，影响肾小球基底膜通透性等综合作用而发挥其利尿、消除尿蛋白的疗效。

问题 66   常见利尿剂有哪几类？其作用机制是什么？

表 4-5 常见利尿剂的种类和作用机制

种类	作用机制
噻嗪类利尿剂	作用于髓袢升支厚壁段和远曲小管前段，抑制钠和氯的重吸收，增加钾的排泄
保钾利尿剂	作用于远曲小管后段，排钠、排氯、保钾，适用于有低钾血症的患者，单独使用利尿作用不显著，可与噻嗪类利尿剂合用
袢利尿剂	作用于髓袢升支，对钠、氯和钾的重吸收具有强力抑制作用，在渗透性利尿药物应用后随即给药效果更好
渗透性利尿剂	通过一过性提高血浆胶体渗透压，可使组织中水分重吸收入血，同时造成肾小管内液的高渗状态，减少水、钠的重吸收而利尿

问题 67   微小病变的病理表现、治疗及预后是什么？

答　1. 病理表现：(1) 光镜：肾小球基本正常，近端肾小管上皮细胞可见脂肪变性；

(2) 免疫荧光：阴性；

(3) 电镜：可见肾小球脏层上皮细胞足突广泛融合，为其诊断依据。

2. 治疗及预后：90% 患者对糖皮质激素治疗敏感，尿蛋白可在数周内转阴，血浆白蛋白逐步恢复正常水平，最终可达临床完全缓解，但复发率高。成人较儿童来说，其治疗缓解率与缓解后的复发率均较低。

问题 68　系膜增生性肾小球肾炎的主要临床和病理特点是什么？

答　1. 病理特点：（1）光镜：可见肾小球系膜细胞和系膜基质弥漫增生。

（2）免疫荧光：可将本病分为 IgA 肾病及非 IgA 系膜增生性肾小球肾炎。

（3）电镜：系膜区电子致密物沉积。

2. 临床特点：我国发病率高，好发于青少年，男多于女。一部分患者有前驱感染，可表现为急性肾炎综合征；一部分患者隐匿起病。非 IgA 系膜增生性肾小球肾炎患者约 30% 可表现为肾病综合征（NS），约 70% 伴有血尿；IgA 肾病患者 15% 出现 NS，几乎 100% 有血尿。多数患者对激素及细胞毒药物有良好反应，其治疗效果与病理改变的轻重程度相关。

问题 69　系膜毛细血管性肾小球肾炎的主要临床和病理特点是什么？

答　1. 病理特点：（1）光镜：系膜细胞及基质弥漫重度增生，出现"双轨征"；

（2）免疫荧光：IgG 和 C3 呈颗粒状在系膜区及毛细血管祥沉积；

（3）电镜：电子致密物沉积于系膜区和内皮下。

2. 临床特点：好发于青壮年，男女比例大致相等。大部分患者有前驱感染，部分为隐匿起病。60% 患者表现为肾病综合征（NS），常伴有肾炎综合征，几乎都有血尿。肾功能损害、高血压及贫血出现较早，病情不断进展。大部分患者出现血清 C3 持续降低，对提示本病有重要意义。本病所致 NS 治疗较困难。

问题 70　膜性肾病的临床和病理特点是什么？

答　1. 病理特点：（1）光镜：肾小球基底膜弥漫性增厚。在肾小球基底膜上皮侧见到多数排列整齐的嗜复红小颗粒，进而有钉突形成；

（2）免疫荧光：IgG、C3 围绕毛细血管壁或基底膜弥漫颗粒样沉积；

（3）电镜：基底膜上皮下或基底膜内散在分布的电子致密物。

2. 临床特点：好发于中老年，男多于女。通常隐匿起病，大部分表现为肾病综合征（NS）。本病极易发生血栓栓塞并发症，尤其是肾静脉血栓发生率高。在 20% 老年患者中本病继发于肿瘤。本病预后差别大，25%～35% 可自发临床缓解，60%～70% 经过药物治疗可达临床缓解。

问题 71　局灶节段性肾小球硬化症的临床和病理特点是什么？

答　1. 病理特点：光镜：局灶（部分肾小球受累）节段（一个肾小球的部分毛细血管祥）出现的硬化性病灶（系膜基质增多，毛细血管闭塞），伴有灶状的肾小管萎缩及间质纤维化。

2. 临床特点：好发于青少年男性，多隐匿起病。多表现为 NS 伴镜下血尿。确诊时约有 1/3 的患者有高血压和不同程度的肾功能不全。激素治疗效果较差，多需加用细胞毒药物，不缓解者 5～10 年后＞50% 发展为终末期肾衰竭。

问题 72　简述肾病综合征的治疗有哪些？

答　1. 一般治疗：休息、饮食调整。有严重水肿、低蛋白血症者需卧床休息，应予正常量 1.0 g/(kg·d) 的优质蛋白质饮食，水肿时低盐饮食。

2. 对症治疗：利尿消肿，减少尿蛋白。尿蛋白＞1 g/24 h 时降压至＜125/75 mmHg，尿蛋白＜1 g/24 h 时降压至＜130/80 mmHg。

3. 主要治疗：抑制免疫及炎症反应。应用药物有糖皮质激素、细胞毒药物、环孢素。

4. 并发症防治：主要有感染，血栓及栓塞并发症，急性肾衰竭及蛋白质、脂代谢紊乱，针对可能发生的并发症进行防治。

问题 73　什么是 IgA 肾病？

答　IgA 肾病指肾小球系膜区 IgA 沉积或以 IgA 沉积为主的原发性肾小球疾病，是肾小球源性血尿最常见的病因，是最常见的原发性肾小球疾病（在我国占 45%），约 1/3 进展为终末期肾病。免疫病理以 IgA 或 IgA 沉积为主，光镜下表现多种多样，电镜下可见电子致密物主要沉积于系膜区。

问题 74　IgA 肾病的临床特点是什么？

答　好发于青少年，男性多见，临床表现多种多样。前驱感染后 24～72 h 出现突发性肉眼血尿，肉眼血尿发作后可转为镜下血尿。肉眼血尿有反复发作特点。可伴有全身轻微症状，如低热、腰痛、全身不适，尿痛有时显著。也可表现为无症状性血尿、蛋白尿。可出现急性肾炎综合征、慢性肾炎综合征、急性肾衰竭、慢性肾衰竭。

问题 75　肾脏病理以 IgA 沉积为表现的继发性肾病有哪些？

答　继发性 IgA 沉积的疾病包括：过敏性紫癜肾炎、狼疮性肾炎、酒精性肝硬化肾损害。

问题 76　何谓肾性糖尿？

答　肾性糖尿是指在血糖浓度正常或低于正常肾糖阈的情况下，由于近端肾小管重吸收葡萄糖功能减低所引起的糖尿，临床上分为原发性肾性糖尿及继发性肾性糖尿。

问题 77　什么是急性间质性肾炎？

答　急性间质性肾炎（acute interstitial nephritis，AIN），又称急性肾小管间质肾炎，是一组由多种病因引起，发病多与超敏反应相关，临床出现急性肾衰竭，病理呈急性肾小管间质炎症的肾疾病，占全部急性肾衰竭病理表现的 10%～20%。

问题 78 导致急性过敏性间质性肾炎的常见药物有哪些？

答 能引起 AIN 的药物很多，其中以 β 内酰胺类抗生素（青霉素族、头孢菌素等）、磺胺及非甾体抗炎药最常见，部分病例也可因抗生素与解热镇痛药合用而导致 AIN。

问题 79 根据病因急性间质性肾炎分为几类？

答 1. 药物过敏性 AIN：由药物过敏引起。
2. 感染相关性 AIN：发病与感染相关。
3. 特发性 AIN：病因不清。
其中以药物过敏性 AIN 最常见。

问题 80 急性过敏性间质性肾炎的主要临床表现是什么？

答 1. 全身过敏表现：主要表现为药疹、药物热及外周血嗜酸性粒细胞增多，部分病例可有关节痛、淋巴结肿大等。
2. 尿化验异常：表现为无菌性白细胞尿、血尿及蛋白尿。
3. 肾功能损害：常表现为迅速发生的少尿型或非少尿型急性肾衰竭，除肾小球功能损害外，肾小管功能损害也常十分明显，常出现肾性糖尿及低渗透压尿，并偶见范科尼（Fanconi）综合征或肾小管酸中毒。

问题 81 急性过敏性间质性肾炎的诊断标准是什么？

答 典型病例常具备如下特点：
1. 近期用药史。
2. 药物过敏表现，常呈药疹、药物热及外周血嗜酸性粒细胞增多。
3. 尿检异常，常表现为无菌性白细胞尿，血尿，而尿蛋白较轻。
4. 肾功能急剧恶化，常呈急性肾衰竭（ARF），并常伴有肾性糖尿及低渗透压尿。
一般认为有上述表现中 1、2 两条，再加上 3、4 中任何一条或两条即可诊断。

问题 82 急性过敏性间质性肾炎的治疗是什么？

答 1. 去除过敏原：及时停用致敏药物。
2. 肾上腺糖皮质激素：应用激素可能加快疾病缓解。一般口服泼尼松治疗，起始量不必过大，每日 30～40 mg 即可，用药不必久，疾病好转即可逐渐减量，共服 2～3 个月。
3. 细胞毒药物：大多数病例无需使用，但若开始治疗偏晚，单用激素效果欠佳时，可考虑合用细胞毒药物。
4. 血浆置换：唯抗肾小管基底膜抗体导致 AIN，需要采用此治疗，情况罕见。
5. 透析治疗：AIN 患者伴有 ARF 具有透析治疗指征之一时，即应予透析治疗。

问题 83　什么是慢性间质性肾炎?

答　慢性间质性肾炎(chronic interstitial nephritis,CIN),又称慢性肾小管-间质肾炎,是一组病因及发病机制不尽相同,临床呈轻度蛋白尿,肾小管功能损害及慢性肾衰竭,病理表现为肾间质纤维化及肾小管萎缩的肾疾病。该病占全部慢性肾衰竭病例的15%~30%。

问题 84　什么是尿路感染?

答　尿路感染是由病原微生物(主要是细菌)感染引起的尿路炎症。尿路感染为临床常见病,发病率约占人口的2%。

问题 85　哪些患者易患尿路感染?

答　尿路感染易发生于育龄期妇女、老年人、免疫力低下及尿路畸形者。在年轻女性、已婚女性中发病率为5%,与性生活有关。孕妇细菌尿发生率达7%。

问题 86　尿路感染的分类有哪些?

答　1. 根据感染发生部位
　　(1)上尿路感染;
　　(2)下尿路感染。
　2. 根据有无基础疾病/尿路解剖及功能异常
　　(1)单纯性尿路感染;
　　(2)复杂性尿路感染。
　3. 根据有无症状
　　(1)有症状尿路感染;
　　(2)无症状菌尿。

问题 87　什么是上尿路感染?

答　上尿路感染主要是肾盂肾炎。

问题 88　什么是下尿路感染?

答　下尿路感染主要是膀胱炎和尿道炎。

问题 89　尿路感染的易感因素有哪些?

答　尿路感染的易感因素主要包括:
　1. 泌尿道解剖或功能异常:功能性或解剖异常(神经源性膀胱、尿路结石、畸形),是最主要的易感因素。

2. 遗传因素：先天性防御尿路感染能力缺陷。

3. 高龄：65 岁以上。

4. 机体抵抗力下降：如糖尿病、重症肝炎或长期使用免疫抑制药物者。

5. 泌尿道有创性操作：留置导尿管、膀胱镜检查、泌尿系统手术。

6. 其他：儿童期曾患尿路感染、不合理使用抗生素、口服杀精子剂类避孕药等。

问题 90　急性肾盂肾炎的临床表现是什么？

答　突然发生一侧或两侧腰痛，可放射至髂窝和耻骨弓上部位。约 30％ 患者可合并膀胱炎，可有排尿困难等膀胱刺激征。全身症状明显，寒战、高热、恶心、呕吐常可见到。可伴败血症、低血压。通常在脊柱肋缘角有触（叩）痛。尿可混浊，尿蛋白微量或＋，尿沉渣镜检有脓（白）细胞、红细胞、上皮细胞和微生物，可见白细胞管型。可有暂时性尿浓缩功能减退。罕有伴随发生急性肾乳头坏死者，患者尿中可排出脱落的肾乳头，可导致急性肾衰竭，此情况特别易发生于糖尿病及有尿路梗阻症状的患者。

问题 91　慢性肾盂肾炎的临床表现是什么？

答　尿路感染病史半年以上，存在有尿路感染的易感因素，即功能性或器质性问题，如尿路畸形、尿路梗阻、机体免疫力低下、尿道口及其周围炎症，静脉肾盂造影可见肾盂肾盏狭窄变形，肾表面凹凸不平，肾皮质局灶性瘢痕，双肾大小不等，肾小管功能持续性受损，浓缩稀释及酸化功能减退，表现为晨尿比重及渗透压降低、尿 pH 升高、夜尿量增加等。

问题 92　如何鉴别急慢性肾盂肾炎？

答　判断是急性还是慢性肾盂肾炎，除反复发作尿路感染病史以外，尚需结合影像学及肾功能检查。慢性肾盂肾炎患者有尿路感染的易感因素，且在此基础上尿路感染病史超过半年，有以下情况之一者即可诊断慢性肾盂肾炎：

1. 静脉肾盂造影有肾盂肾盏狭窄变形。

2. 肾表面凹凸不平（肾皮质局灶性瘢痕），两肾大小不等。

3. 肾小管功能持续性受损害，浓缩稀释及酸化功能减退，表现在晨尿比重及渗透压降低，尿 pH 升高，夜尿量增加等。

具备上述第 1、2 条的任何一项再加上第 3 条可诊断慢性肾盂肾炎。

问题 93　何谓白细胞尿？

答　白细胞尿即离心尿沉渣每高倍视野白细胞＞5 个。

问题 94　如果患者出现白细胞尿，应该进一步做何检查？

答　1. 尿细菌学检查：尿细菌培养、尿涂片镜检细菌、亚硝酸盐试验。

2. 尿液检查：如尿白细胞分类、尿白细胞排泄率、尿常规等。

3. 其他实验室检查：血常规、红细胞沉降率（血沉）、尿浓缩功能、肾小球功能（血肌酐、尿素氮、电解质），疑有菌血症、败血症的患者应于寒战、高热时做血培养。

4. 影像学检查：反复发生上尿路感染患者应根据情况考虑以下检查：泌尿系统 B 超、静脉肾盂造影、腹平片、排尿期膀胱造影以除外膀胱-输尿管反流等。

问题 95 尿培养菌落达到多少有意义？

答 中段尿杆菌细菌定量≥100 000/ml，称为真性菌尿，可确诊尿路感染。耻骨上膀胱穿刺尿细菌定性培养有细菌生长，亦为真性菌尿。

问题 96 泌尿系统感染的常见致病菌有哪些？感染途径是什么？

答 泌尿系统感染致病菌常为一种，以大肠杆菌最常见，占全部尿路感染的 $80\%\sim90\%$，除此之外杆菌主要有变形杆菌、克雷伯杆菌、产碱杆菌等，球菌常见为粪链球菌、葡萄球菌感染。

尿路感染的途径

1. 上行感染：病原菌经尿道上行至膀胱，甚至输尿管、肾盂引起的感染。

2. 血行感染：病原菌通过血运到达肾和尿路其他部位引起感染。

3. 淋巴道感染：罕见。

4. 直接感染：泌尿系统周围组织、器官发生感染时，病原菌可直接侵入泌尿系统导致感染。

问题 97 泌尿系统感染的诊断标准是什么？

答 典型尿路感染有尿路刺激征、感染中毒症状、腰部不适等，结合尿液改变和尿液细菌学检查，诊断并不困难。在排除假阳性结果的前提下，符合下列指标之一者，可诊断尿路感染：

1. 新鲜中段尿沉渣革兰氏染色后用油镜观察，细菌>1 个/视野。

2. 新鲜中段尿细菌培养计数≥100 000/ml。

3. 膀胱穿刺的尿培养阳性。

问题 98 尿路感染的发病机制是什么？

答
1. 感染途径：可依次分为上行性、血行性、淋巴管感染、直接感染，以上行性感染最为常见，尤其女性。

2. 尿路致病细菌：进入尿路的细菌并非均能引起症状性尿路感染。大肠杆菌中 O、K 和 H 血清型菌株，具有特殊的致病力。它们产生的溶血素有抗人血清杀菌作用，细菌与尿路上皮细胞的黏附是炎症的开始。

3. 机体防御机制：正常情况下膀胱内的细菌被尿液稀释，且很快随尿液排出体外。尿液酸性、尿中含有大量尿酸和有机酸使尿液呈高渗状态均不利于细菌生长。尿路黏膜可分泌有机酸、IgG、IgA，膀胱壁内的多形核白细胞均可清除细菌。男性排尿终末时前列腺收缩排出前列腺液至后尿道，亦有杀菌作用。

4. 遗传因素（宿主的易感性）：可与细菌黏附的尿路上皮细胞表面受体的类型与数目至少部分是由遗传因素决定的。这些结构中许多是血型的抗原成分。P血型阳性者易患尿路感染。

5. 易感因素

 (1) 尿路不通畅，见于功能性或解剖异常（神经源性膀胱、尿路结石、畸形），是最主要的易感因素。

 (2) 尿路器械的使用，可将细菌带入和（或）损伤尿路黏膜。

 (3) 严重慢性疾病：如糖尿病、重症肝炎或长期使用免疫抑制药物的患者，其机体正常防御功能减低，易发生尿路感染。

问题 99　膀胱炎的临床表现有哪些？

答　突然发生尿路刺激征，尿频、尿急、排尿困难，排尿时尿痛（烧灼样痛），排尿时和排尿后耻骨弓上痛。全身症状多不明显或很轻微。体检常有耻骨弓上压痛。尿可有臭味且发浑浊，约30%患者可发生肉眼血尿。

问题 100　什么是无症状细菌尿？

答　无临床症状，连续两次清洁中段尿培养细菌菌落计数$\geq 10^5/\mathrm{ml}$，且为相同菌株。可由症状性尿路感染演变而来或无急性尿路感染病史，致病菌多为大肠埃希菌，患者可长期无症状，尿常规可无明显异常，但尿培养有真性菌尿，也可在病程中出现急性尿路感染症状。

问题 101　泌尿系感染的尿液标本如何收集？

答　收集清晨清洁中段尿标本做细菌培养、菌落计数和药物敏感试验，或耻骨弓上膀胱穿刺尿培养及药物敏感试验。细菌学检查的标本需用灭菌容器，严格遵循无菌操作程序采集标本并立即送检，标本不加防腐剂。

问题 102　尿细菌定量培养的临床意义是什么？

答　中段尿细菌定量培养$\geq 10^5/\mathrm{ml}$，称为真性菌尿，可确诊尿路感染；尿细菌定量培养$10^4 \sim 10^5/\mathrm{ml}$，为可疑阳性，需复查；如$<10^4/\mathrm{ml}$，可能为污染。耻骨上膀胱穿刺尿细菌定性培养有细菌生长，即为真性菌尿。

问题 103　什么是真性细菌尿？

答　中段尿细菌定量培养$\geq 10^5/\mathrm{ml}$或耻骨上膀胱穿刺尿细菌定性培养有细菌生长，称为真性菌尿。

问题 104 什么是尿道综合征？

答 常见于妇女，患者有尿频、尿急、尿痛及排尿不适等尿路刺激症状，但多次检查均无真性细菌尿。部分可能是由于逼尿肌与膀胱括约肌功能不协调、妇科或肛周疾病、神经焦虑等引起，也可能是衣原体等非细菌感染造成。

问题 105 尿路感染时抗感染治疗的用药原则是什么？

答
1. 选用致病菌敏感抗生素，无病原结果时首选革兰氏阴性菌敏感抗生素，治疗 3 天无改善应按药敏结果调整用药。
2. 抗生素在尿内和肾内浓度要高。
3. 选用肾毒性小、副作用少的抗生素。
4. 单一用药失败、感染严重、混合感染或出现耐药时应联合用药。
5. 不同类型尿路感染给予不同治疗时间。

问题 106 急性膀胱炎的治疗原则是什么？

答
1. 一般治疗
    （1）休息、多饮水、勤排尿、营养支持；
    （2）膀胱刺激征和血尿明显者可碱化尿液；
    （3）积极寻找病因，及时去除诱因。
2. 抗感染治疗
    （1）单剂量疗法：易复发；
    （2）3 日疗法：目前推荐使用方案，可选用喹诺酮类、半合成青霉素、头孢类、磺胺类等抗感染药物，与单剂量疗法相比，更有效，耐药性无增高，减少复发，增加治愈率；
    （3）7 日疗法：对于妊娠妇女、老年患者、糖尿病患者、免疫力低下及男性患者，应采用较长疗程，治疗 7 天。
    停药 1 周和 4 周复查，2 次尿培养阴性为治愈。

问题 107 急性肾盂肾炎的治疗原则是什么？

答
1. 一般治疗
    （1）休息、多饮水、勤排尿、营养支持；
    （2）血尿明显者可碱化尿液；
    （3）积极寻找病因，及时去除诱因。
2. 抗感染治疗
    （1）病情轻者：口服用药，疗程 10～14 天。
    （2）严重感染，全身中毒症状明显者：静脉用药，疗程 2 周；
    （3）选择药物：喹诺酮、头孢类等。
3. 痊愈又复发者：排除结石等，治疗 2～6 周，以彻底清除病灶。

问题 108 如何预防尿路感染？

答 1. 坚持多饮水、勤排尿（每 2～3 h 排尿一次），避免细菌在尿路繁殖，是最有效的预防方法。

2. 注意会阴部清洁，以减少尿道口的细菌群。

3. 尽量避免尿路器械的使用，必须使用时，应严格无菌操作。

4. 如必须留置导尿管，尽可能减少留置导尿管时间，前 3 天给予抗生素可延迟尿路感染的发生。

5. 与性生活有关的尿路感染，应于性交后立即排尿，并口服一次常用量抗生素。

6. 膀胱-输尿管反流者，推荐"二次排尿"，即每次排尿后数分钟再排尿一次。

问题 109 上、下尿路感染的鉴别诊断是什么？

表 4-6　上、下尿路感染的鉴别

	下尿路感染	上尿路感染
尿路刺激症状	有	不明显，合并下尿路感染可有
全身症状	不明显	明显
腰痛	不明显	明显
肾区叩痛	无	有
尿白细胞管型	无	可有
尿浓缩功能减退	无	有
尿抗体包裹细菌	阴性	阳性
血清抗细菌 O 抗原抗体	阴性	阳性

问题 110 尿路感染的并发症有哪些？

答 肾乳头坏死、肾周围脓肿、革兰氏阴性杆菌败血症、肾结石、尿路梗阻。

问题 111 什么是肾小管酸中毒（RTA）？

答 肾小管酸中毒是由于近端肾小管和（或）远端肾小管功能障碍引起的代谢性酸中毒。其临床特征是高氯性酸中毒，水、电解质紊乱，可有低钾血症或高钾血症、低钠血症、低钙血症及多尿、多饮、肾性佝偻病或骨软化症、肾结石等。

问题 112 肾小管酸中毒分几型？

答 分四型：1. 远端肾小管性酸中毒（Ⅰ型 RTA）。

2. 近端肾小管性酸中毒（Ⅱ型 RTA）。

3. 混合性肾小管性酸中毒（Ⅲ型 RTA）。

4. 全远端肾小管性酸中毒（Ⅳ型 RTA）。

问题 113　Ⅰ型肾小管酸中毒的发病机制是什么？

答　远端肾小管功能障碍，不能在管腔液与管周液之间形成高 H^+ 梯度［与肾小管上皮细胞 H^+ 泵衰竭，泌 H^+ 减少和（或）肾小管上皮细胞通透性异常，泌入的 H^+ 又扩散至管周液有关］，因而不能正常酸化尿液，尿 NH_4^+（铵离子）及可滴定酸减少，产生代谢性酸中毒。

问题 114　Ⅰ型肾小管酸中毒的临床表现有哪些？

答　1. 轻者：可无症状。

2. 重者：

(1) 高血氯性代谢性酸中毒：食欲减退、乏力、呼吸深长；

(2) 电解质紊乱

1) 低钾血症：肌无力、低钾性麻痹、心律失常、低钾性肾病；

2) 钙磷代谢异常：高尿钙、低血钙，继发甲状旁腺功能亢进症（甲旁亢），诱导高尿磷、低血磷，易形成肾钙化、磷酸钙结石，小儿佝偻病，成人肾性骨病。

问题 115　Ⅰ型肾小管酸中毒的诊断及治疗是什么？

答　继发性 RTA 应积极治疗原发病。

对症处理：

1. 纠正代谢性酸中毒：口服碳酸氢钠每次 1～4 g，每日 3～4 次或复方枸橼酸钠（枸橼酸 100 g、枸橼酸钠 140 g，加水至 1000 ml）每次 10～30 ml，每日 3 次。严重者可静点碳酸氢钠溶液。

2. 纠正电解质紊乱：补充钾盐。

3. 肾结石、肾钙化及骨病的预防：服用复方枸橼酸合剂，增加尿液中钙的溶解度，合并肾性骨病可酌情补充维生素 D_3、钙剂、磷酸盐。

问题 116　Ⅱ型肾小管酸中毒的发病机制是什么？

答　是由于近端肾小管重吸收 HCO_3^- 功能障碍所致。

问题 117　Ⅱ型肾小管酸中毒的主要表现有哪些？

答　1. 多为男性儿童。

2. 常有高血氯性代谢性酸中毒，多伴有低钾血症（肌无力、多尿、烦渴、多饮）。

3. 小儿营养不良、发育迟缓。

4. 尿酸化功能良好，尿 pH 常在 5.5 以下。

5. 肾结石或肾钙化发生率低。

6. 继发性者常有肾性糖尿、肾性氨基酸尿，形成范科尼（Fanconi）综合征。

问题 118 Ⅲ型肾小管酸中毒的主要表现有哪些？

答 Ⅰ型和Ⅱ型 RTA 的临床表现均存在，高血氯性代谢性酸中毒明显。

问题 119 Ⅳ型肾小管酸中毒的发病机制是什么？

答 由于醛固酮分泌不足或远端肾小管对醛固酮反应减弱，远端肾小管排泌 H^+、K^+ 减少而发生酸中毒和高钾血症。

问题 120 Ⅳ型肾小管酸中毒的主要表现有哪些？

答
1. 高钾血症和正常阴离子间隙（AG）的高氯血症性代谢性酸中毒是其主要临床特征。
2. 多数患者有慢性肾小管-间质疾病、糖尿病肾病、高血压肾硬化等原发病表现，并伴有轻中度肾功能不全。
3. 酸中毒与高钾血症严重程度与肾功能不全的严重程度不相对应。

问题 121 肾动脉狭窄的主要原因是什么？

答 ①动脉粥样硬化（最常见病因，约占80%）；②纤维肌性发育不良；③大动脉炎。前者主要为老年患者，后两者青年患者多见。

问题 122 肾动脉狭窄的临床表现及诊断金标准是什么？

答
1. 临床表现
   - （1）肾血管性高血压：病程短，舒张压升高明显（常大于 110 mmHg）。
   - （2）缺血性肾病：老年高血压患者合并进行性肾功能损害、轻度尿检异常，尤其伴周围血管病变时，应高度怀疑本病。
2. 诊断金标准：肾动脉造影。

问题 123 什么是急性肾损伤（AKI）？

答 AKI 是对既往急性肾衰竭概念的扩展和向疾病早期的延伸，是指由多种病因引起的短时间（几小时至几天）内肾功能突然下降而出现的临床综合征。2005 年急性肾损伤网络（AKIN）会议提出，AKI 定义为：48 h 内 Scr 上升≥0.3 mg/dl（26.5 μmol/L）或较原先水平升高 50%；和（或）尿量减少至<0.5 ml/(kg·h)×6 h（排除梗阻性肾病或脱水状态）。

问题 124 AKI 的分级是什么？

表 4-7 AKI 的分级

分期	血清肌酐标准	尿量标准
1 期	绝对升高≥0.3 mg/dl 或相对升高≥50%	<0.5 ml/(kg·h)，>6 h
2 期	相对升高>200%～300%	<0.5 ml/(kg·h)，>12 h
3 期	相对升高>300%（或≥4 mg/dl 基础上再急性升高≥0.5 mg/dl)	少尿［<0.3 ml/(kg·h)］×24 h 或无尿×12 h

问题 125 急性肾损伤的常见病因及分类是什么？

答 1. 肾前性 AKI

表 4-8 肾前性 AKI 的病因

病因	常见临床疾病及诱因
有效血容量不足	出血：外伤、手术、产后、出血性疾病 胃肠道体液丢失：呕吐、腹泻、引流 肾液体丢失：利尿剂过度、尿崩症、肾上腺皮质功能不全 皮肤黏膜体液丢失：烧伤、高热 向细胞外液转移：胰腺炎、挤压综合征、低白蛋白血症
心排血量降低	心脏疾病：心肌病、瓣膜病、心包炎、心律失常 肺动脉高压、肺栓塞 正压机械通气
全身血管扩张	药物：降压药、麻醉药 脓毒血症 肝肾综合征 变态反应
肾动脉收缩	药物：肾上腺素、去甲肾上腺素、麦角碱 高钙血症 脓毒血症
肾自主调节反应受损	使用 ACEI、ARB、NSAIDs

2. 肾性 AKI

表 4-9 肾性 AKI 的病因

病因	常见临床疾病及诱因
肾血管疾病	肾动脉：血栓形成、粥样硬化、大动脉炎、主动脉夹层瘤 肾静脉：血栓形成、静脉受压
肾小球疾病和肾微血管疾病	炎症：急性肾小球肾炎、新月体肾炎、IgA 肾病 微血管病：溶血尿毒症综合征、血栓性血小板减少性紫癜、弥散性血管内溶血（DIC） 血管痉挛：恶性高血压、先兆子痫、高钙血症、硬皮病
急性间质性肾炎	过敏性间质性肾炎：药物、食物 感染：细菌、病毒、真菌等 肿瘤浸润：淋巴瘤、白血病、类肉瘤

续表

病因	常见临床疾病及诱因
急性肾小管坏死	缺血性：肾前性 AKI 持续加重进展而致 外源性毒素：抗生素、NSAIDs、抗肿瘤药、造影剂 内源性毒素：血红蛋白、肌红蛋白、尿酸、免疫球蛋白轻链
肾移植排斥反应	

3. 肾后性 AKI：双侧尿路梗阻或孤立肾患者单侧尿路梗阻，包括前列腺肥大、前列腺或膀胱颈部肿瘤、某些腹膜后疾病、神经源性膀胱。此外，肾结石、肾乳头坏死、血凝块、膀胱癌引起的尿路腔内梗阻，腹膜后纤维化、结肠癌、淋巴瘤引起的尿路腔外梗阻，肾小管梗阻亦可引起肾后性 AKI。

问题 126　什么是急性肾小管坏死？

答　急性肾小管坏死（acute tubular necrosis，ATN）是急性肾衰竭最常见的类型，占 $75\%\sim80\%$。它是由于各种病因引起肾缺血和（或）肾毒性损害导致肾功能急骤、进行性减退而出现的临床综合征。

问题 127　急性肾小管坏死如何进行临床病程分期？

答　1. 起始期：尚无明显肾实质损伤，此阶段 AKI 是可预防的。

2. 维持期：又称少尿期，该期一般持续 7～14 天，也可短至数天，长至 4～6 周。许多患者可出现少尿（<400 ml/d）和无尿（<100 ml/d）。但也有些患者尿量在 400 ml/d 以上，称为非少尿型 AKI。

3. 恢复期：从肾小管细胞再生、修复，直至肾小管完整性恢复。

问题 128　何为非少尿型 AKI？

答　患者为 AKI，尿量大于 400 ml/d，称为非少尿型 AKI。

问题 129　何为 ATN 的起始期表现？

答　起始期患者常遭受低血压、缺血、脓毒血症和肾毒素等因素影响，但尚未发生明显的肾实质损伤，在此阶段如及时采取措施，AKI 是可预防的。否则，随着肾小管上皮细胞发生明显损伤，GFR 下降，进入维持期。

问题 130　何为 AKI 的维持期表现？

答　1. 维持 7～14 天，肾小球滤过率（GFR）持续低水平。

2. 全身表现：
　　（1）消化系统：食欲减退、恶心、呕吐、腹胀、腹泻等；
　　（2）呼吸系统：感染、肺水肿、呼吸困难、咳嗽、憋气等；

（3）循环系统：高血压、心力衰竭、心律失常等；

（4）神经系统：意识障碍、抽搐、谵妄、昏迷、躁动等；

（5）血液系统：贫血、出血等；

（6）水/电解质（高钾、低钠、低钙、高磷），酸碱平衡紊乱（酸中毒）等。

问题 131 AKI 维持期应监测哪些实验室指标？

答　1. 血液检查：贫血指标，血肌酐，尿素氮，血钾，血钙，血磷，血 pH 和碳酸氢根离子。

2. 尿液检查：尿沉渣，滤过钠排泄分数。

3. 影像学检查：尿路超声检查，逆行性或静脉肾盂造影，肾血管造影。

4. 必要时肾活检。

问题 132 导致急性肾小管坏死的主要原因是什么？

答　1. 缺血性：血容量不足，肾血管阻力增加或闭塞等原因持续存在。

2. 肾毒性：外源性肾毒素如抗生素、碘造影剂等；内源性肾毒素如血红蛋白尿、肌红蛋白尿等。

3. 败血症，多器官衰竭。

问题 133 如何鉴别肾前性急性肾损伤与急性肾小管坏死（ATN）？

表 4-10　肾前性急性肾损伤与急性肾小管坏死的鉴别

指标	肾前性急性肾损伤	急性肾小管坏死
尿比重	>1.020	<1.010
尿渗透压（mOsm/kgH₂O）	>500	<350
尿钠（mmol/L）	<20	>40
尿肌酐/血肌酐	>40	<20
血尿素氮/血肌酐	>20	<10～15
钠排泄分数	<1%	>1%
肾衰竭指数	<1	>1
尿沉渣镜检	基本正常，透明管型	细胞碎片，棕色颗粒管型

问题 134 如何对急性肾衰竭患者进行营养支持治疗？

答　1. 能量补充：25～35 kcal/kg。

2. 蛋白质：0.6 g/(kg·d)，对于高分解代谢或营养不良以及透析患者蛋白质摄入量可适当提高至 1.0～1.5 g/(kg·d)。

3. 脂肪：占总热卡的 30%～40%。

4. 葡萄糖：3～5 g/(kg·d)。

5. 微量元素和维生素。

6. 观察每日出入量及体重变化。

问题 135 急性肾衰竭患者的高钾血症如何处理？

答
1. 10％葡萄糖酸钙 10～20 ml 稀释后静脉缓慢（5 min）注射。
2. 11.2％乳酸钠或 5％碳酸氢钠 100～200 ml 静脉滴注，以纠正酸中毒并同时促进钾离子向细胞内流动。
3. 50％葡萄糖溶液 50 ml 加普通胰岛素 10 U 缓慢静脉注射可促进糖原合成，使钾离子向细胞内移动。
4. 口服离子交换降钾树脂（15～30 g，每日 3 次）。
5. 无效者用血液透析。

问题 136 急性肾衰竭代谢性酸中毒的处理方法是什么？

答 当实际碳酸氢盐低于 15 mmol/L 时，予 5％碳酸氢钠 100～250 ml 静注，当实际碳酸氢盐低于 13 mmol/L 时，应尽早透析。

问题 137 急性肾衰竭急诊透析的指征是什么？

答
1. 无尿 2 天或少尿 4 天。
2. 尿素氮（BUN）>21.4 mmol/L，或肌酐（Scr）>442 μmol/L。
3. 高血钾，血钾>6.5 mmol/L。
4. HCO_3^-<13 mmol/L（13 mEq/L）。
5. 急性肺水肿。
6. 高分解。
7. 非少尿患者出现以下任一情况：体液过多、眼结膜水肿、心脏奔马律；血钾>5.5 mmol/L 或心电图疑有高血钾存在。

问题 138 急性肾衰竭的诊断思路是什么？

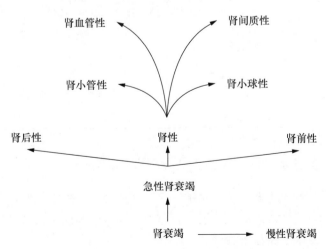

问题 139　什么是慢性肾病（CKD）？

答　1. 肾损伤（肾结构或功能异常）≥3 个月，可以有或无 GFR 下降。肾损伤指标：包括血、尿成分的异常或影像学检测的异常；病理学检查异常。

2. GFR<60 ml/(min·1.73 m²)≥3 个月（无论有或无肾损害证据）。

符合上述两项标准中的任一项即可诊断。

问题 140　慢性肾病的常见原因有哪些？

答　国外：糖尿病肾病、高血压肾病、肾小球肾炎、多囊肾。

国内：慢性肾小球肾炎、糖尿病肾病、狼疮性肾炎、高血压肾病、中草药肾病、多囊肾、梗阻性肾病。

问题 141　慢性肾病如何分期？

表 4-11　慢性肾病的分期

分期	说明	GFR（ml/min·1.73 m²）
1	肾损害，GFR 正常或↑	≥90
2	肾损害，GFR 轻度↓	60～89
3a	GFR 轻～中度↓	45～59
3b	GFR 中～重度↓	30～44
4	重度 GFR↓↓	15～29
5	肾衰竭	<15 或透析

问题 142　慢性肾病的分期和治疗计划有哪些？

表 4-12　慢性肾病的分期和治疗计划

分期	GFR（ml/min·1.73 m²）	治疗计划
1	≥90	CKD 诊治，缓解症状，保护肾功能
2	60～89	评估、延缓 CKD 进展，降低心血管疾病风险
3a	45～59	
3b	30～44	延缓 CKD 进展，评估、治疗并发症
4	15～29	综合治疗，透析前准备
5	<15 或透析	如出现尿毒症，及时替代治疗

问题 143　慢性肾衰竭的主要临床表现有哪些？

答　1. 水、电解质和酸碱平衡失调：水钠潴留，高血钾，酸中毒，低钙高磷。

2. 心血管和肺：高血压，心力衰竭，心包炎，动脉粥样硬化，尿毒症肺。

3. 血液系统：贫血、出血等表现。

4. 胃肠道症状：食欲不振，恶心、呕吐，口气常有尿味，消化道出血。

5. 肾性骨营养不良：骨痛、骨折等。

6. 神经、肌肉系统异常：乏力、抽搐。

7. 皮肤瘙痒和色素沉着。

8. 内分泌功能失调。

9. 易并发感染。

10. 代谢功能失调。

问题 144　慢性肾衰竭患者存在何种电解质紊乱？

答
1. 水、钠平衡失调：常表现为水钠潴留，致水肿、高血压和心力衰竭；体液丢失时，易发生血容量不足，直立性低血压和残肾功能恶化。

2. 钾平衡失调：当 GFR 降至 $20\sim25\ ml/min$ 或更低时，肾排钾能力下降，易出现高钾血症，另外，也可由酸中毒、输血、补钾或使用保钾利尿剂引起；高钾可导致严重心律失常，并可出现心搏骤停。

3. 酸中毒：酸性物质潴留，肾小管分泌氢功能缺陷，小管制造 NH_4^+ 能力下降，特点为血 HCO_3^- 浓度下降表现：呼吸深长、食欲不振、呕吐、无力，甚至昏迷、血压下降。

4. 钙和磷平衡失调，低钙：活性 $VitD_3$ 合成障碍。

5. 高磷：肾小管排磷减少，后果为肾性骨病和继发性甲状旁腺功能亢进。

问题 145　慢性肾病贫血的原因是什么？

答
①促红细胞生成素（EPO）生产减少；②造血原料（铁、叶酸、维生素 B_{12}）不足；③红细胞寿命降低；④尿毒症毒素对骨髓抑制作用；⑤慢性失血；⑥感染、炎症；⑦继发性甲状旁腺功能亢进；⑧铝中毒；⑨血液系统疾病；⑩营养不良；⑪溶血等。

问题 146　CKD 几期应该开始评价贫血并发症？做何检查？

答
应从第 3 期开始评估。诊断肾性贫血后，应该进行以下检查对贫血原因、程度以及铁储备进行评估：

（1）红细胞参数，Hct、网织红细胞、血红蛋白；

（2）铁蛋白、血清铁、总铁结合力、转铁蛋白饱和度、$VitB_{12}$、叶酸；

（3）甲状旁腺激素（iPTH）；

（4）C 反应蛋白（CRP）；

（5）便常规＋潜血，必要时查溶血指标除外其他原因导致的贫血等。

问题 147　慢性肾病-代谢性骨病（CKD-MBD）的定义是什么？

答
全球改善肾脏病预后组织（KDIGO）提出的 CKD-MBD 定义是：由 CKD 引起的矿物质代谢紊乱和骨病，包括以下方面：

1. 钙、磷、甲状旁腺激素（PTH）或维生素 D 代谢异常。

2. 骨转换、骨矿化、骨容积、骨线性生长或骨强度异常。

3. 血管或其他软组织钙化。

问题 148 导致继发性甲状旁腺功能亢进的原因是什么？

答 1. 低钙血症。

2. 高磷血症。

3. 1.25-二羟维生素 D_3 的降低。

问题 149 慢性肾衰竭高磷血症的原因是什么？

答 1. 肾排出减少，这是最重要的原因。

2. 磷的摄入过多。

3. 骨磷释放增加。

4. 药物作用：如维生素 D 可促使胃肠道磷吸收增加。

问题 150 如何延缓肾病的进展？

答 1. 避免高蛋白饮食，尤其是尿蛋白量较大的患者。进入肾功能不全阶段（肾小球滤过率小于 60 ml/min，相当于血肌酐水平接近或稍高于正常高限），则应开始低优质蛋白饮食，每日蛋白质摄入量 0.6～0.8 g/kg，以动物蛋白为主，可同时服用复方 α-酮酸制剂。

2. 积极控制血压，要求在 130/80 mmHg 以下，尿蛋白量高于 1.0 g/d 的患者，可进一步将血压控制于 125/75 mmHg 以下。

3. 降低蛋白尿，尽量将 24 h 尿蛋白量控制在 1.0 g 以内，甚至 0.5 g 以内，除前述抑制病变活动的药物有控制蛋白尿的作用外，在血肌酐允许的范围内（一般认为是 265 μmol/L 以下）可考虑应用 ACEI 和（或）ARB，它们同时能减轻肾的高灌注状态，从而进一步起到减轻肾单位负担、延缓肾功能恶化的作用。此外，有效控制糖尿病、纠正血脂异常均对防止肾硬化有积极意义。

问题 151 慢性肾衰竭患者如何摄入蛋白质？

答 1. 未透析的 CKD5 期患者，每日蛋白质摄入量 0.6 g/(kg·d)。

2. 血液透析患者每日蛋白质摄入量 1.0～1.2 g/(kg·d)。

3. 腹膜透析患者每日蛋白质摄入量 1.2～1.3 g/(kg·d)。

均以优质蛋白为主，其比例约占 50%。

问题 152 血管紧张素转化酶抑制剂（ACEI）在肾病治疗中有哪些意义？

答 1. 降低系统性高血压，扩张出球小动脉强于入球小动脉，从而降低肾小球灌注压。

2. 改善肾小球滤过膜的通透性，减轻蛋白尿，延缓肾病进展。

3. 减少肾小球内细胞外基质蓄积，减轻肾小球硬化。

问题 153　慢性肾衰竭患者的钙磷水平应维持在何水平（根据《美国肾脏病与透析患者生存质量指导指南》）？

答　磷：1.13～1.78 mmol/L；

钙：正常值低限。

问题 154　肾性贫血纠正的目标值是什么？

答　血红蛋白达 110～120 g/L，尽量不要超过 130 g/L。

问题 155　慢性肾衰竭血清铁蛋白和转铁蛋白饱和度目标值是多少？

答　血清铁蛋白＞200 ng/ml，转铁蛋白饱和度（血清铁/总铁结合力）＞20％。

问题 156　应用促红细胞生成素应注意哪些问题？最常见的副作用是什么？

答　应注意补铁，同时注意患者血压，待患者血压平稳后再用药。

最常见的副作用是高血压。K-DOQI 指南指出，促红细胞生成素与癫痫发作及高钾血症无明显关系。

问题 157　慢性肾衰竭死亡的首位原因是什么？

答　心血管系统疾病（高血压、心力衰竭、尿毒症性心肌病、心包疾病、血管钙化和动脉粥样硬化）。

问题 158　如何鉴别急性肾衰竭和慢性肾衰竭？

答
1. 病史：以往有无慢性肾脏病；有无可引起肾损害的疾病如糖尿病、高血压等；近期内有无引起肾功能急性衰竭的因素如有无用过肾毒性药物，有无可引起急性肾衰竭的肾前、肾性及肾后性因素等。
2. 发病缓急。
3. 并发症：有无贫血、PTH 水平的升高等。
4. 肾脏大小：大部分慢性肾衰竭患者进行双肾超声检查可见体积缩小或肾皮质变薄，而急性肾衰竭时常见增大或正常。
5. 指甲或毛发肌酐：指甲或毛发肌酐代表几个月前的血肌酐水平，如果升高，提示慢性肾衰竭可能，因此可用于鉴别急性或慢性肾衰竭。
6. 肾穿刺检查：若患者肾大小尚可，难以区分急性、慢性肾衰竭，必要时可行肾穿刺活检加以明确。

问题 159 肾替代治疗的方式有哪些？

答 血液透析、腹膜透析、肾移植。血液透析和腹膜透析疗效相近，临床上可互为补充。但透析疗法仅可部分替代肾的排泄功能，也不能代替其内分泌和代谢功能。肾移植是目前最佳的肾替代疗法，成功的肾移植可恢复正常的肾功能。

问题 160 血液透析的优缺点有哪些？

答 1. 优点：(1) 快速有效地清除废物和水分；
　　　(2) 由医疗人员在透析中心执行；
　　　(3) 家中不必准备透析用品；
　　　(4) 与其他患者或医护人员间的接触较频繁，便于进行病情交流。
2. 缺点：(1) 每周需前往透析中心 2～3 次，且须配合医院的透析时间表；
　　　(2) 每次治疗都须穿刺（扎针）；
　　　(3) 透析治疗中及治疗后，可能会有抽筋、头晕、血压波动不稳等不适及透析后的疲倦感；
　　　(4) 两次透析之间，体内会累积大量毒素和水分；
　　　(5) 由于是间歇性清除体内废物及水分，食疗限制较为严格；
　　　(6) 透析当中，体内水分及血压变化大，长此以往较不利于心肺血管系统；
　　　(7) 每次治疗均有血液流失，肾性贫血情形较严重；
　　　(8) 共享血透机，有可能交互感染乙型肝炎、丙型肝炎、艾滋病等；
　　　(9) 对残余肾功能保护不好。

问题 161 血液透析的原理是什么？

答 血液透析是利用半透膜的原理，将患者血液与透析液同时引进透析器，在透析膜两侧呈反方向流动，凭借半透膜两侧的溶度梯度、渗透梯度和水压梯度，通过弥散、对流、吸附清除毒素；通过超滤和渗透清除体内多余的水分；同时补充需要的物质，纠正电解质、酸碱平衡紊乱。

问题 162 腹膜透析的优缺点有哪些？

答 1. 优点：(1) 操作简单，应用范围广泛，不需要特殊的设备，在基层医院也可进行；
　　　(2) 无体外循环，无血流动力学改变；
　　　(3) 保护残余肾功能；
　　　(4) 对中分子物质的清除较血液透析好，对贫血及神经病变的改善优于血液透析。
2. 缺点：(1) 有感染的可能；
　　　(2) 体重和血中三酰甘油（甘油三酯）增加；
　　　(3) 蛋白质流失。

问题 163 腹膜透析的原理是什么?

答 腹膜透析是指通过人体腹腔中的腹膜这层天然的生物膜,腹腔中的腹透液和腹膜毛细血管内的血液之间进行水和溶质转运与交换的过程。腹透液中通常含有钠、碳酸盐、氯以及提供渗透压所需的高浓度葡萄糖等;而终末期肾病(ESRD)患者血液中含有大量的肌酐、尿素、磷等。利用腹膜的半透膜特性进行物质交换,以达到清除水和代谢废物,补充碱基的目的。腹膜透析有三种原理:

1. 弥散:是腹膜透析清除溶质的主要机制。尿毒症毒素顺着浓度梯度从腹膜毛细血管弥散到腹透液中,而葡萄糖、乳酸盐、钙则向相反的方向弥散。

2. 超滤:是腹膜透析清除水分的主要机制。腹透液具有相对的高渗透性,可引起血液中水的超滤,同时伴随溶质的转运。

3. 吸收:在弥散和超滤的同时,淋巴系统还直接和间接地从腹腔中吸收水和溶质。

问题 164 什么是连续性肾替代治疗?

答 连续性肾替代治疗(CRRT),又称连续性血液净化(CBP)。是 20 世纪末开展的一种新的血液净化方法。1995 年第一届国际连续性肾替代治疗会议规定采用每天连续 24 h 或接近 24 h 的一种连续性血液净化疗法替代受损的肾功能的净化方式即为连续性肾替代治疗。

问题 165 导致补体 C3 下降的肾脏疾病有哪些?

答
1. 急性链球菌感染后肾小球肾炎。
2. 膜增殖性肾小球肾炎。
3. 狼疮性肾炎。
4. 冷球蛋白血症肾损害。
5. 亚急性感染性心内膜炎肾损害。

问题 166 狼疮性肾炎的病理分型是什么?

答
1. Ⅰ型(轻微系膜性狼疮肾炎):光镜、免疫荧光、电镜均正常。
2. Ⅱ型(系膜增生型狼疮肾炎):系膜细胞及基质轻度增生。
3. Ⅲ型(局灶性狼疮肾炎):局灶节段型,除系膜增生外,毛细血管袢亦局灶节段受累。
4. Ⅳ型(弥漫性狼疮肾炎):病变弥漫而严重(毛细血管内增生性肾小球肾炎、系膜毛细血管性肾小球肾炎、新月体性肾小球肾炎)。
5. Ⅴ型(膜性狼疮肾炎):基底膜增厚同时伴系膜细胞、内皮细胞增生。
6. Ⅵ型(严重硬化型狼疮肾炎):狼疮性肾炎的晚期。

问题 167 抗中性粒细胞胞质抗体（ANCA）相关性小血管炎肾损害的主要病理表现有哪些？

答 病理表现为局灶节段性肾小球毛细血管袢坏死，伴新月体形成，免疫荧光镜和电镜下没有或仅有少量免疫球蛋白和补体等沉积，故称为寡免疫性肾小球肾炎。

问题 168 什么是 Goodpasture 综合征？

答 抗肾小球基底膜病是指循环中的抗肾小球基底膜抗体在脏器中沉积所引起的一组自身免疫性疾病。肺、肾同时受累时造成肺出血伴严重进展性肾小球肾炎为特点的综合征，称为 Goodpasture 综合征。

问题 169 多发性骨髓瘤引起肾损害的原因有哪些？

答 1. 肿瘤直接浸润肾。
2. 淀粉样变性：轻链沉积导致。
3. 高尿酸肾损害。
4. 高钙肾损害。

问题 170 何谓溶血尿毒症综合征？

答 溶血尿毒症综合征是一种累及多系统，以微血管病性溶血、急性肾衰竭和血小板减少为主要特征的临床综合征。

问题 171 如何诊断糖尿病肾病（DN）？

答 1. 有糖尿病病史多年。
2. 除外其他原因的间歇性或持续性临床蛋白尿（尿蛋白阳性），此为临床 DN 诊断的关键，可伴有肾功能不全。
3. 伴有高血压和糖尿病其他合并症（如糖尿病视网膜病变）。
4. 临床能除外其他肾病，通常不需要进行肾活检。

问题 172 1 型糖尿病肾病如何分期？

答 Ⅰ期：以肾小球滤过率增高和肾体积增大为特征。
Ⅱ期：该期尿白蛋白排出率正常但肾小球已出现结构改变。这期尿白蛋白排出率（UAE）正常（$<20\ \mu g/min$ 或 $<30\ mg/24\ h$），运动后 UAE 增高组休息后可恢复。这一期肾小球已出现结构改变，肾小球毛细血管基底膜（GBM）增厚和系膜基质增加。
Ⅲ期：又叫作早期糖尿病肾病。尿白蛋白排出率为 $20\sim200\ \mu g/min$，患者的血压轻度升高，GBM 增厚，系膜基质增多更加明显。

Ⅳ期：临床糖尿病肾病或显性糖尿病肾病。这一期的特点是大量白蛋白尿，水肿和高血压。糖尿病肾病水肿比较严重，对利尿药反应差。

Ⅴ期：即终末期肾衰竭。肾滤过功能进行性下降，导致肾衰竭。

问题 173　糖尿病肾病的主要肾脏病理表现有哪些？

答　1. 光镜：早期可见肾小球肥大，基底膜（GBM）增厚，随病情进展，基底膜弥漫增厚，系膜基质增生，形成典型的 K-W 结节，称为糖尿病结节性肾小球硬化症；部分患者无明显结节，称为弥漫性肾小球硬化症；有时，在肾小囊基底膜与壁层上皮细胞间可出现均质玻璃样蛋白滴；小动脉硬化及玻璃样变常见。

2. 免疫荧光：可见 IgG、白蛋白沿肾小球毛细血管壁线样沉积，考虑为非特异性沉积。

3. 电镜：GBM 增厚和系膜基质增多，无电子致密物沉积，足细胞足突融合。

问题 174　如何诊断乙型肝炎病毒相关性肾炎？

答　按照 1989 年北京座谈会的意见，建议国内试用下列三条标准对 HBV 相关肾炎进行诊断：

1. 血清 HBV 抗原阳性。

2. 膜性肾病或膜增生性肾炎，并除外狼疮性肾炎等继发性肾小球疾病。

3. 肾组织检出乙型肝炎病毒（HBV）抗原。

其中第 3 点为最基本条件，缺此项不能诊断。

问题 175　什么是血栓性微血管病（TMA）？

答　血栓性微血管病指一组急性临床综合征，呈微血管病性溶血性贫血、血小板减少以及由于微循环中血小板血栓造成的器官受累的表现。

第五章　风湿免疫系统

问题 1 什么是风湿性疾病？

答 风湿性疾病是以皮肤、关节、血管及多系统损害为主或伴免疫功能异常的一类疾病。风湿病的发生多与自身免疫异常有关。

问题 2 风湿性疾病的共同特点是什么？

答
1. 发病多较隐蔽而缓慢，病程较长。
2. 常侵犯多系统。
3. 具有异质性，即同一疾病，存在不同亚型，由于遗传背景、发病原因不同，机制各异，因而临床表现的类型、症状、轻重及治疗反应也不同。
4. 以血管和结缔组织慢性炎症的病理改变为基础。
5. 对糖皮质激素治疗有一定反应。
6. 属于自身免疫病。

问题 3 抗核抗体（ANA）的检查方法和临床意义是什么？

答 ANA 的检查方法为 IFA（间接免疫荧光），通常认为 IFA ANA 滴度＞1∶80 为阳性。ANA 是总称，代表了对细胞核内三大类抗原物质，即 DNA、组蛋白及非组蛋白起反应的各种自身抗体。

ANA 阳性可见于多种临床情况，除自身免疫病外，还可见于各种原因引起的慢性感染性疾病、肿瘤等，少数正常人尤其是老年人也可出现阳性。因此 ANA 阳性的意义需结合临床综合分析，ANA 阳性不能确立某种临床诊断，反之，ANA 阴性也不能排除自身免疫病。

ANA 阴性的意义：①正常人或非风湿免疫病患者，体内不存在 ANA；②疾病早期，ANA 含量不足以被测出；③临床治疗有效，病情缓解，ANA 转阴；④其他实验室误差造成的假阴性。

问题 4 类风湿因子（RF）可见于哪些疾病？

答 RF 无特异性，在类风湿关节炎患者中阳性率可达 70%，还可见于系统性红斑狼疮（SLE）、干燥综合征、混合型结缔组织病、系统性硬化症等自身免疫病，及其他疾病，如某些病毒（风疹、巨细胞病毒感染，传染性单核细胞增多症等）和细菌（细菌性心内膜炎、麻风、结核、梅毒等）感染，寄生虫感染，肿瘤等，尤其是在未控制的感染性心内膜炎患者中。在正常人中也可出现，阳性率为 3%～5%。

问题 5　抗中性粒细胞胞质抗体的分型和意义是什么？

答　抗中性粒细胞胞质抗体（ANCA）按荧光图型分为胞质型 c-ANCA 和核周型 p-ANCA。

c-ANCA 的主要靶抗原成分为 PR-3，该抗体主要对 Wegener 肉芽肿有较高特异性，且与疾病活动性相平行，结节性多动脉炎也可呈阳性。

p-ANCA 的主要靶抗原成分是髓过氧化物酶（MPO），特异性较差，与特发性新月体肾小球肾炎相关，且与疾病活动性相平行；还与显微镜下多动脉炎、Churg-Strauss 综合征有关。

问题 6　抗磷脂抗体包括哪几种？

答　临床上常用的有抗心磷脂抗体、β2 糖蛋白抗体和狼疮抗凝物 3 种。

问题 7　抗磷脂抗体与哪些临床表现有关？

答　抗磷脂抗体（anti-phospholipid antibody，APLA）指与体内不同磷脂成分发生反应的抗体。至今应用于临床检测的有狼疮抗凝物（lupus anti-coagulant，LAC）、抗心磷脂（anti-cardiolipin，ACL）抗体、β2 糖蛋白抗体。

APLA 可以分为 IgG、IgM 和 IgA 型。IgG 型 APLA 阳性率高，与临床相关性最强，它可能对出现血栓、血小板减少、习惯性流产的预测及特异性更强。IgM 型 ACL 抗体亦与习惯性流产、死胎等某些临床表现关系密切。

问题 8　类风湿关节炎的病理特点是什么？

答　滑膜炎是类风湿关节炎的基本病理改变，主要表现为滑膜的炎性细胞浸润和血管增生以及滑膜炎导致的软骨及软骨下组织破坏。滑膜早期病变为滑膜水肿、纤维蛋白沉积及淋巴细胞及单核细胞浸润，滑膜衬里细胞的增生和肥大。随病变进展淋巴细胞可迁移至滑膜并形成以血管为中心的灶性浸润。病变早期以 CD4$^+$ T 细胞为主，CD8$^+$ T 细胞和 B 细胞较少，周围可有巨噬细胞。

问题 9　强直性脊柱炎的病理特点是什么？

答　强直性脊柱炎病变的部位主要见于滑膜、关节囊、肌腱和韧带的骨附着点，骶髂关节是本病最早累及的部位。病理表现为滑膜炎，软骨变性、破坏，软骨下骨破坏以及炎症细胞浸润等。反复的炎症可导致附着点侵蚀、附近骨髓炎症、水肿、炎症的修复和脂肪化生，乃至受累部位新骨形成关节消失。典型的晚期表现是出现椎体方形变、韧带钙化、脊柱"竹节样"变等。

问题 10 干燥综合征的病理特点是什么？

答 干燥综合征主要累及由柱状上皮细胞构成的外分泌腺体。以唾液腺和泪腺的病变为代表，表现为腺体间质有大量淋巴细胞浸润并形成淋巴滤泡样结构，腺体导管的上皮细胞增生和肥大，腺体导管管腔扩大和狭窄等，小唾液腺的上皮细胞则有破坏和萎缩，功能受到严重损害。类似病变可涉及其他外分泌腺体，如皮肤、呼吸道黏膜、胃肠道黏膜、阴道黏膜以及内脏器官具外分泌腺体结构的组织包括肾小管、胆小管、胰腺管等。血管受损也是本病的一个基本病变。

问题 11 系统性红斑狼疮的病理特点是什么？

答 主要病理改变为炎症反应和血管异常，可以出现在身体任何器官。

1. 光镜下的病理变化：
   （1）结缔组织的纤维蛋白样变性；
   （2）结缔组织的基质发生黏液性水肿；
   （3）坏死性血管炎。
2. 其他特征性病理表现，包括：
   （1）苏木紫小体：细胞核受抗体作用变性为嗜酸性团块。
   （2）"洋葱皮样"病变：小动脉周围出现向心性的纤维组织增生。

问题 12 类风湿关节炎（RA）的关节炎主要特点是什么？

答 类风湿关节炎典型的关节表现有：

1. 关节疼痛和肿胀：为多发小关节的对称性疼痛及肿胀，尤其是近端指间关节、掌指关节和腕关节。可出现"扳机指"或"铰链-解锁"现象。
2. 晨僵：持续晨僵大于 1 h，出现在 95% 以上的 RA 患者。
3. 关节畸形，有梭形肿胀、手关节尺侧偏斜畸形、指间关节屈曲畸形和"天鹅颈""纽扣花样"畸形、足跟外翻畸形等，是由于关节滑膜炎血管翳对骨质的破坏以及关节周围组织受损所致。
4. 特殊关节：颈椎的可动小关节、肩关节、髋关节、颞颌关节的疼痛，活动受限、肿胀等。
5. 骨质疏松。
6. 关节功能障碍。

问题 13 类风湿关节炎与强直性脊柱炎的鉴别要点有哪些？

表 5-1 类风湿关节炎与强直性脊柱炎的鉴别点

	类风湿关节炎	强直性脊柱炎
性别/年龄	青中年女性多见	青年男性多见
外周关节受累	对称性小关节为主	下肢非对称性大关节多见
中轴和骶髂关节受累	少	多见

续表

	类风湿关节炎	强直性脊柱炎
附着点炎	少见	多见
关节外表现	皮下结节 血管炎 肺受累	虹膜睫状体炎 心脏传导阻滞 主动脉瓣关闭不全
实验室检查	RF、ACPA 抗体阳性	RF 阴性
基因	HLA-DR4、DR1 阳性	HLA-B27 阳性

问题 14　类风湿关节炎与银屑病关节炎（PsA）的鉴别要点有哪些?

表 5-2　类风湿关节炎与银屑病关节炎的鉴别点

	RA	PsA
性别/年龄	中青年/女	中青年/男女相当
遗传因素	HLA-DR1/DR4	少数 HLA-B27 阳性
临床表现	以四肢小关节为主，上肢多于下肢，很少出现对称性骶髂关节炎	以远端指间关节受累最典型，可出现下肢大关节及骶髂关节炎
关节外表现	以皮下结节、血管炎、肺间质纤维化为主	银屑病皮疹，指甲顶针样改变
自身抗体	可有 RF、抗角蛋白抗体（AKA）、抗核周因子抗体（APF）、抗环瓜氨酸抗体（CCP）等阳性	RF 阴性，少数患者 HLA-B27 阳性
X 线表现	以关节面破坏、骨质侵蚀多见	双手远端指间关节骨质破坏，侵蚀呈"笔套征"，可有骶髂关节炎

问题 15　类风湿关节炎与痛风性关节炎的鉴别要点有哪些?

表 5-3　类风湿关节炎与痛风性关节炎的鉴别点

	RA	痛风性关节炎
性别/年龄	青中年女性	中老年男性
诱因	不明显	高嘌呤饮食、饮酒等
起病	缓慢	急骤
首发	PIP、MCP、腕，多关节	第一跖趾关节，常单关节
关节炎表现	持续性肿胀伴晨僵	疼痛剧烈，夜间明显，伴红、肿、热
畸形	常见	少见
演变	持续性	间歇期无症状，反复发作
脊柱炎	偶有	无
自身抗体	有	无
高尿酸血症	无	有
高代谢综合征	常无	常有
滑液中尿酸盐结晶	无	有

PIP，近端指间关节；MCP，掌指关节

问题 16 类风湿关节炎与骨关节炎（OA）的鉴别要点有哪些？

表 5-4　类风湿关节炎与肾关节炎鉴别点

	RA	OA
发病年龄	青中年	老年
易患因素	HLA-DR1/DR4	创伤、肥胖
晨僵	1 h 以上	短暂
受累关节	小关节、对称性 MCP、PIP、MTP	负重关节（膝、髋） DIP
体征	软组织肿胀明显，有皮下结节	无皮下结节 有 Heberden 或 Bouchard 结节。
关节外表现	有	无
X 线	关节面破坏，间隙变窄	骨赘、软骨下硬化
化验	RF（＋）	RF（－）

MCP，掌指关节；PIP，近端指间关节；MTP，跖趾关节；DIP，远端指间关节

问题 17 类风湿关节炎与系统性红斑狼疮关节表现的鉴别要点有哪些？

表 5-5　类风湿关节炎与系统性红斑狼疮关节表现鉴别点

	RA	SLE
周围关节炎	侵蚀性	非侵蚀性
全身表现	少	多见，如面部红斑、脱发、蛋白尿等
起病	缓慢	不定
自身抗体	RF、ACPA 等	ANA、抗双链 DNA 抗体（dsDNA）等
畸形	常见	偶见

问题 18 类风湿关节炎的关节外表现有哪些？

答 1. 类风湿结节：较常见，见于 20％～30％的患者，多位于关节隆突部和受压部位的皮下，对称性分布。

2. 类风湿血管炎：可出现在患者的任一系统。查体能观察到的有指甲下或指端出现的小血管炎，少数引起局部组织的缺血性坏死。

3. 肺间质病变：见于约 20％患者。虽有肺功能异常但临床常无症状，有时通过肺 X 线检查方能发现。只有少数发展为慢性纤维性肺泡炎。

4. 胸膜炎：为单侧或双侧性少量胸腔积液。

5. 心脏受累：心包炎是最常见心脏受累的表现。通过超声心动图检查约 30％出现小量心包积液，多不引起临床症状。

6. 继发干燥综合征：30％～40％本病患者出现此综合征。口干、眼干的症状多不明显，必须通过各项检测方可证实有干燥性角结膜炎和口干燥症。

7. 血液系统：低血红蛋白小细胞性贫血。

8. 肾损害：本病的血管炎很少累及肾。若出现尿液异常则应考虑因抗风湿药物引起的肾损害。也可因长期的类风湿关节炎而并发淀粉样变性。

9. 神经系统损害：周围神经炎、颈脊髓神经病。

10. 淋巴结病。

11. 胃肠道：上腹部不适、恶心、呕吐、纳差等。

12. 其他：巩膜炎、角膜炎、淀粉样变性等。

问题 19 类风湿关节炎的病因是什么？

答 病因尚不明，可能与下述因素有关。

1. 感染因素：奇异变形杆菌和结核分枝杆菌是迄今发现的与类风湿关节炎最为相关的两类细菌。病毒感染与类风湿关节炎关系的研究中发现 EB 病毒、人细小病毒可能在类风湿关节炎的致病中发挥作用。

2. 遗传因素：本病具有复合遗传病的特性。

3. 内分泌因素：雌激素、孕激素、雄激素或其代谢产物可通过各自的结合蛋白、受体或介导蛋白对类风湿关节炎的发生和演变产生影响。

4. 其他因素：寒冷、潮湿、疲劳、外伤、吸烟及精神刺激均与类风湿关节炎的发生有关。

问题 20 类风湿关节炎的实验室检查有哪些？

答
1. 血清及细胞学检查

(1) 自身抗体：类风湿因子、抗核周因子、抗角蛋白抗体、抗 CCP 抗体等；

(2) 免疫球蛋白相关化验：红细胞沉降率（血沉）、IgG、IgM、IgA、CIC、蛋白电泳；

(3) 常规检查：血常规、尿常规、肝功能、肾功能；

(4) 遗传标记：HLA-DR4/DR1。

2. 滑液检查。

3. 影像学检查。

问题 21 类风湿关节炎如何进行 X 线分期？

答 I 期：关节周围软组织肿胀和骨质疏松。

II 期：关节间隙因软骨的破坏而变窄。

III 期：关节面出现虫凿样破坏性改变。

IV 期：出现关节半脱位和关节破坏后的纤维性和骨性强直。

问题 22 类风湿关节炎的1987年美国风湿病学院大会（ACR）修订的分类标准是什么？

答 美国风湿病学院大会 1987 年制定的 RA 分类标准为：

1. 关节内或周围晨僵持续至少 1 h（≥6 周）。

2. 多关节炎，14 个关节区中≥3 个关节区软组织同时肿胀或积液（≥6 周）。

3. 手关节炎，腕关节或掌指关节或近端指间关节肿胀（≥6 周）。

4. 对称性关节炎（≥6 周）。

5. 有皮下结节。

6. 手和腕关节的 X 线改变（至少有骨质疏松和关节间隙的狭窄）。

7. 类风湿因子阳性（该滴度在正常人中的阳性率<5%）。

有上述七项中四项者即可诊断为类风湿关节炎。

问题 23　类风湿关节炎的治疗原则是什么？

答　1. 患者教育。

2. 早期治疗。

3. 联合用药：非甾体抗炎药、糖皮质激素、抗风湿药、生物制剂靶向治疗。

4. 方案个体化。

5. 功能活动：休息、关节制动（急性期）、关节功能锻炼（恢复期）、物理疗法等。

问题 24　类风湿关节炎的治疗目标是什么？

答　1. 减轻关节的炎症反应和关节外症状。

2. 控制病变发展及骨质破坏，保持受累关节功能。

3. 促进已破坏的关节骨的修复。

问题 25　类风湿关节炎的治疗措施有哪些？

答　1. 一般治疗：关节肿痛明显时以休息及关节制动为主，关节肿痛缓解后注意关节的功能锻炼。还可用理疗和外用药。

2. 药物治疗：见下文。

3. 外科治疗：适应证是经正规内科治疗无效及严重关节功能障碍的患者。治疗包括肌腱修补术、滑膜切除及关节置换术等。

问题 26　类风湿关节炎的治疗药物分为几类？

答　1. 非甾体抗炎药（NSAIDs）：镇痛抗炎，改善关节炎症状。

2. 慢作用抗风湿药（SAARD）/改善病情的抗风湿药物（DMARDs）及免疫抑制剂。

3. 糖皮质激素：强大抗炎作用，迅速缓解关节肿痛和全身炎症，原则小剂量、短疗程，必须同时应用 DMARDs。

4. 免疫抑制剂及生物制剂靶向治疗。

5. 植物药制剂。

问题 27　类风湿关节炎治疗的 DMARDs 包括哪些？

答　1. 柳氮磺吡啶：剂量为每日 2 g，分次服用，由小剂量开始，不良反应少，但对磺胺过敏者禁用。

2. 甲氨蝶呤：抑制细胞内二氢叶酸还原酶，同时具有抗炎作用。

3. 羟氯喹和氯喹：长期服用可出现视物盲点，眼底有"牛眼"样改变。

4. 金制剂：分为注射及口服两种剂型，不良反应少。适用于早期或轻型患者。

5. 硫唑嘌呤：抑制细胞的合成和功能。每日口服剂量为 100 mg，病情稳定后可改为 50 mg 维持。服药期间需监测血象及肝肾功能。

6. 环孢素 A：近年来治疗本病的免疫调节剂。每日剂量为每千克体重 3～5 mg，一次口服。其突出的不良反应为血肌酐和血压上升，宜服用期间严密监测。

7. 来氟米特：主要抑制合成嘧啶的二氢乳清酸脱氢酶，使活化的淋巴细胞生长受到抑制。

8. 青霉胺：不良反应较多，包括胃肠道反应、骨髓受抑、皮疹、口异味、肝肾损害等。

问题 28 糖皮质激素治疗类风湿关节炎的适应证是什么？

答 1. 类风湿血管炎：包括多发性单神经炎、Felty 综合征、类风湿肺及浆膜炎。

2. 过渡治疗。

3. 经正规慢作用抗风湿药治疗无效的患者。

4. 局部应用。

问题 29 影响类风湿关节炎预后的因素有哪些？

答 1. 社会经济和人口统计学因素：低收入，较低的受教育程度，女性。

2. 遗传因素：HLA-DRB1 共同表位阳性。

3. 疾病相关因素：关节广泛受累，早期出现骨侵蚀，关节外系统受累。

4. 实验室指标：高滴度 RF 和抗 CCP 抗体。

问题 30 类风湿关节炎外科治疗的适应证是什么？

答 经正规内科治疗无效及严重关节功能障碍的患者。

问题 31 系统性红斑狼疮的可能病因是什么？

答 1. 遗传因素。

2. 环境因素：紫外线、某些药品及食物。

3. 感染因素：HIV-1，致癌 RNA 病毒及某些细菌脂多糖。

4. 性激素：雌激素与 SLE 发病密切相关。

问题 32 系统性红斑狼疮的主要临床表现包括哪些方面？

答 1. 全身症状：约 95％的患者有全身症状。以发热最为常见，可为长期中、低度发热，部分患者病程中可出现高热，热型不定；此外，还有乏力，体重减轻等。

2. 关节肌肉受累：关节痛以手指、腕、膝关节常见，间歇发作，很少有关节畸形。

3. 皮肤黏膜：80％有皮损，蝶形红斑（58％）、光过敏（45％）、网状青斑（14％）、盘状红斑（10％）、皮下结节、口腔溃疡、脱发、雷诺现象（34％）。

4. 肾损害：几乎100％的SLE肾脏病理检查发现异常（急性肾炎、急进性肾炎、隐匿性肾小球肾炎、慢性肾炎、肾病综合征），表现：蛋白尿、血尿、各种管型尿、氮质血症、水肿和高血压。

5. 心血管：最常见为心包炎（占30％），可为纤维素性心包炎和心包积液。10％有心肌炎，表现为气促、心前区不适、心律失常。

6. 肺：35％累及胸膜，表现为干性胸膜炎或胸腔积液；偶有狼疮肺炎，表现为发热、干咳、气促。

7. 神经精神狼疮（neuropsychiatric SLE，NPSLE）：中枢性表现为各种精神障碍、癫痫样发作，偏瘫等；外周性表现为脑神经和外周神经病变。

8. 浆膜炎：胸腔积液、心包积液等。

9. 血液系统异常：贫血或白细胞计数降低或血小板减少，淋巴结肿大等。

10. 消化系统损害：肝功能受损（如转氨酶升高），食欲下降，腹痛、腹泻等。

11. 抗磷脂抗体综合征。

12. 继发干燥综合征。

13. 眼底改变：眼底出血、视乳头水肿、视力下降等。

问题 33　系统性红斑狼疮的标志性自身抗体有哪些？

答　抗Sm抗体、抗dsDNA抗体、抗核小体抗体、抗膜DNA抗体、PCNA。

问题 34　与系统性红斑狼疮疾病活动性相关的实验室指标有哪些？

答　抗dsDNA抗体，补体，血尿、蛋白尿、管型尿、脓尿，血小板减少，白细胞减少。

问题 35　系统性红斑狼疮的 1997 年诊断标准包括哪些？与 1982 年标准的差别体现在哪些方面？

答
1. 颊部红斑：固定红斑，扁平或高起，在两颧突出部位。
2. 盘状红斑：片状高于皮肤的红斑，黏附有角质脱屑和毛囊栓。
3. 光过敏：对日光有明显反应，引起皮疹。
4. 口腔溃疡：一般为无痛性。
5. 关节炎：非侵蚀性关节炎，关节压痛、肿胀、积液。
6. 浆膜炎：胸膜炎或心包炎。
7. 肾损害：尿蛋白0.5 g/24 h或3＋或细胞管型。
8. 神经系统异常：抽搐或精神病。
9. 血液学异常：溶血性贫血或白细胞<4000/mm³，或淋巴细胞<1500/mm³或血小板<10³/mm³。

10. 免疫学异常：dsDNA 抗体阳性或抗磷脂抗体阳性（IgM 或 IgG 型抗心磷脂抗体阳性、狼疮抗凝物阳性或梅毒血清学试验假阳性至少 6 个月），或抗 Sm 抗体阳性。

11. 抗核抗体阳性。

以上 11 项中先后或同时至少 4 项阳性者可诊断。敏感性为 97％、特异性为 89％。

1982 年标准的第 10 条，免疫学异常：狼疮细胞阳性或抗 dsDNA 抗体阳性或抗 Sm 抗体阳性或梅毒血清试验假阳性。

区别点：1. 取消了狼疮细胞阳性；

2. 增加了抗磷脂抗体阳性一项，并将梅毒血清假阳性归为抗磷脂抗体中的一项。

问题 36　狼疮肾炎的病理分型有哪些？

表 5-6　国际肾脏病学会/肾脏病理学会（ISN/RPS）2003 年 LN 分型

分型	疾病名称	病理改变
Ⅰ 型	微小病变性 LN	光镜正常，但免疫荧光和电镜可见系膜区免疫复合物沉积
Ⅱ 型	系膜增生性 LN	光镜下单纯的系膜区细胞或基质增生，伴系膜区免疫复合物沉积；免疫荧光或电镜可有少量上皮下或内皮下沉积，但光镜下上述区域无异常发现
Ⅲ 型	局灶性 LN	活动性或非活动性之局灶性、节段性或球性血管内皮或血管外肾小球肾炎（＜50％的肾小球受累），通常伴有局灶性内皮下免疫复合物沉积，伴或不伴系膜改变
	Ⅲ（A）	活动性病变：局灶增生性 LN
	Ⅲ（A/C）	活动性＋慢性病变：局灶增生性＋硬化性 LN
	Ⅲ（C）	慢性非活动性病变伴肾小球瘢痕：局灶硬化性 LN
Ⅳ 型	弥漫性 LN	活动性或非活动性之弥漫性、节段性或球性血管内皮或血管外肾小球肾炎（＞50％的小球受累），通常伴有弥漫性内皮下免疫复合物沉积，伴或不伴系膜改变。其中弥漫节段性 LN（Ⅳ-5）是指有≥50％的小球存在节段性病变，节段性是指＜1/2 的小球血管祥受累；弥漫性球性 LN（Ⅳ-G）是指≥50％的小球存在球性病变，包括弥漫的"金属圈"而无或少有小球增生改变者
	Ⅳ-S（A）	活动性病变：弥漫性节段性增生性 LN
	Ⅳ-G（A）	活动性病变：弥漫性球性增生性 LN
	Ⅳ-S（A/C）	活动性＋慢性病变：弥漫性节段性增生性＋硬化性 LN
	Ⅳ-G（A/C）	活动性＋慢性病变：弥漫性球性增生性＋硬化性 LN
	Ⅳ-S（C）	慢性非活动性病变伴肾小球瘢痕：弥漫性节段性硬化性 LN
	Ⅳ-G（C）	慢性非活动性病变伴肾小球瘢痕：弥漫性球性硬化性 LN
Ⅴ 型	膜性 LN	球性或节段性上皮下免疫复合物沉积的光镜及免疫荧光或电镜表现，伴或不伴系膜改变。Ⅴ 型 LN 可合并于Ⅲ型或Ⅳ型 LN，应予分别诊断；Ⅴ型 LN 可有严重的硬化表现
Ⅵ 型	晚期的硬化性 LN	≥90％的小球表现为球性硬化，且不伴残余的活动性病变

问题 37　系统性红斑狼疮的治疗药物包括哪几类？

答　1. 糖皮质激素：为目前治疗 SLE 的主要药物，适用于急性暴发性狼疮，脏器受累包括肾、中枢神经系统、心、肺等，急性溶血性贫血，血小板减少性紫癜等。通常采用泼尼松龙；剂量为每日 1 mg/kg。病情严重者剂量可加倍，病情轻者可按每日 0.5 mg/kg 给药。一般治疗 4~6 周，病情明显好转后开始减量。

2. 免疫抑制剂：对一些重型如中枢神经性、狼疮性肾炎、心肌受损者宜加用免疫抑制剂。对一些病情易于复发而又因严重副作用不能用激素者，亦应考虑应用免疫抑制剂。

3. 非甾体抗炎药：主要用于发热、关节肌肉酸痛、关节炎、浆膜炎，而无明显内脏或血液病变的轻症患者。

4. 抗疟药：对于控制皮疹、光敏感及关节症状有一定效果，是治疗盘状狼疮的主要药物。可用磷酸氯喹每日 250~500 mg，或羟基氯喹每日 200~400 mg。

5. 生物制剂，静脉注射免疫球蛋白。

6. 其他：如雷公藤对狼疮肾炎有一定效果，但也有毒性反应。

问题 38　系统性红斑狼疮激素冲击治疗的指征及剂量是什么？

答　1. 适应证：重要脏器急性进行性损伤

(1) 神经精神性狼疮的癫痫发作或有明显精神症状；

(2) 急性肾衰竭；

(3) 重症血管炎；

(4) 肺泡出血；

(5) 严重溶血性贫血或血小板减少。

2. 药物剂量：甲泼尼龙静脉滴注 500~1000 mg/d，连续 3~5 天。

问题 39　系统性红斑狼疮继发抗磷脂综合征的治疗是什么？

答　1. 对于抗体阳性患者，应用小剂量阿司匹林有利于预防血栓形成和流产；雌二醇类药物增加血栓的风险。

2. 非妊娠的血栓患者建议长期口服抗凝药。

3. 既往有死胎或流产史的妊娠 SLE 患者建议联合应用低分子肝素和阿司匹林。

4. 羟氯喹具有抗血栓作用。

问题 40　用于治疗系统性红斑狼疮的免疫抑制剂主要包括哪些？

答　1. 轻型 SLE：权衡利弊，必要时考虑使用硫唑嘌呤、甲氨蝶呤、环磷酰胺等免疫抑制剂。

2. 重型 SLE：治疗过程中应同时或适时加用免疫抑制剂，如环磷酰胺、硫唑嘌呤、甲氨蝶呤、环孢素 A、霉酚酸酯等的其中之一。

问题 41 干燥综合征的局部表现有哪些？

答 1. 口干燥症：因唾液腺病变而引起下述症状：

(1) 有 70%～80% 患者诉口干，严重者因口腔黏膜、牙齿和舌发黏以致在讲话时需频频饮水，进食固体食物必须伴流食送下等。

(2) 猖獗性龋齿，即出现多个难以控制发展的龋齿，表现为牙齿逐渐变黑继而小片脱落，最终只留残根。见于约 50% 的患者，是本病的特征之一。

(3) 成人腮腺炎，40% 的患者唾液腺对称性肿大且反复发作，累及单侧或双侧，10 天左右可自行消退，少数持续性肿大。

(4) 舌可表现为舌痛，舌面干、裂，舌乳头萎缩而光滑，口腔可出现溃疡或继发感染。

2. 干燥性角结膜炎：因泪腺分泌的黏蛋白减少而出现眼干涩、异物感、少泪等症状，甚至哭时无泪，部分患者有眼睑反复化脓性感染、结膜炎、角膜炎等。严重者可致角膜溃疡，甚至穿孔、失明。

3. 其他浅表部位：如鼻、硬腭、气管及其分支、消化道黏膜、阴道黏膜的外分泌腺体均可受累，使其分泌减少而出现相应症状。

问题 42 干燥综合征的系统表现有哪些？

答 1. 皮肤血管受损，血管炎，表现为：紫癜样皮疹、结节红斑、荨麻疹、雷诺现象。

2. 骨骼肌肉病变，表现为：关节痛，关节炎（X 线多无关节间隙狭窄及骨质破坏），肌痛，肌无力（肌酶多正常）。

3. 呼吸系统：干咳，气管炎，支气管炎，胸膜炎，胸腔积液，肺间质病变，肺大疱，无症状仅肺功能异常，进行性气短，继发感染，呼吸衰竭。

4. 肾：主要累及远端肾小管，间质淋巴细胞浸润

(1) I 型肾小管酸中毒：酸化障碍；

(2) 低血钾，肌肉麻痹；

(3) 肾性尿崩症：浓缩功能障碍；

(4) 肾性骨病，骨软化症；

(5) 泌尿系结石及肾组织钙化。

近端肾小管及肾小球亦可受累，少数患者出现大量蛋白尿、低蛋白血症等。

5. 消化系统：吞咽困难（75%），慢性萎缩性胃炎（10%～25%），慢性腹泻。

6. 肝脏损害：20% 患者出现酶升高、肝炎表现：

(1) 肝内胆管炎；

(2) 原发性胆汁性肝硬化；

(3) 自身免疫性肝炎。

7. 慢性胰腺炎：胰腺外分泌功能异常。

8. 血液系统：白细胞、血小板减少，贫血（25%～40%）。淋巴瘤的发生率明显高于正常人群（数十倍）；淋巴组织反应性增生，从多克隆到单克隆，到恶变（警惕：腺体、淋巴结的持续肿大，低补体血症，单克隆高 γ 球蛋白血症，巨球蛋白血症，

自身抗体转阴）；多发性骨髓瘤；B细胞单克隆性高度增殖。

9. 神经系统：因血管炎及单核细胞浸润引起的外周及中枢神经系统受损。症状一般较轻。

（1）周围神经系统：对称性周围神经病、多发性单神经炎，表现为肢体麻木、疼痛、足下垂、感觉异常等。

（2）中枢神经系统：失语、癫痫，局部感觉运动异常，心理障碍，脑病，三叉神经病等。

10. 甲状腺疾病：甲状腺功能减退见于 $10\%\sim15\%$ 患者，自身免疫性甲状腺炎见于 20% 患者，亚临床甲状腺功能异常（抗甲状腺球蛋白抗体、甲状腺微粒体抗原升高）。

问题 43　干燥综合征的肾损害特点有哪些？

答　主要累及远端肾小管，间质淋巴细胞浸润

1. Ⅰ型肾小管酸中毒：酸化障碍。
2. 低血钾，肌肉麻痹。
3. 肾性尿崩症：浓缩障碍。
4. 肾性骨病，骨软化症。
5. 泌尿系结石及肾组织钙化。

近端肾小管及肾小球亦可受累，少数患者出现大量蛋白尿、低蛋白血症等。

问题 44　出现于干燥综合征的主要自身抗体包括哪些？

表 5-7　出现于干燥综合征的主要自身抗体

抗体名称	阳性率
ANA	$60\%\sim80\%$
抗 SSA 抗体	$50\%\sim70\%$
抗 SSB 抗体	$30\%\sim60\%$
抗 α-胞衬蛋白抗体	$65\%\sim87\%$
抗 M3 受体抗体	92%
类风湿因子	$60\%\sim80\%$
ANCA	$10\%\sim25\%$
抗 M2 抗体	13%
抗心磷脂抗体（ACA）	2%
抗 RNP 抗体	7%

问题 45　简要说明干燥综合征的 2002 年分类诊断标准主要包括哪些内容？

答　1. 口干：3 项中超过 1 项
　　（1）口干＞3 个月；

（2）成年后反复或持续腮腺肿大；

（3）咽下干的食物需水帮助。

2. 眼干：3 项中超过 1 项

（1）眼干持续 3 个月以上；

（2）时常眼睛发涩；

（3）每天至少用三次人工眼泪。

3. 眼干体征：以下检查超过 1 项阳性

（1）Schirmer 试验阳性；

（2）孟加拉红角膜染色阳性。

4. 唇腺活检：≥1 个淋巴细胞浸润灶。

5. 唾液腺检查：以下检查超过 1 项阳性

（1）唾液流率＋；

（2）腮腺造影＋；

（3）唾液腺同位素扫描＋。

6. 自身抗体：抗 SSA 和（或）SSB 抗体阳性。

问题 46　干燥综合征诊断需除外哪些疾病？

答　1. 类风湿关节炎、系统性红斑狼疮、混合性结缔组织病、慢性肝炎、肺间质纤维化、肾小管酸中毒、过敏性紫癜等。

2. 此外，必须除外以口干为症状的其他疾病和情况：内分泌疾病（糖尿病、甲状腺功能亢进症、尿崩症）；特殊感染（HIV、丙肝病毒感染）；特殊药物（糖皮质激素、抗焦虑药物、利尿药、阿托品等）；特殊治疗（如头颈面部手术或放疗）；吸烟；张口呼吸等；眼干症状亦见于导致泪液减少的疾病如病毒感染。

问题 47　干燥综合征的治疗目的是什么？

答　目前本病尚无根治方法，主要是替代和对症治疗。治疗目的是预防因长期口、眼干造成局部损伤，密切随诊观察病情变化，防治本病的系统损害。

问题 48　干燥综合征激素及免疫抑制剂应用指征是什么？

答　干燥综合征合并有神经系统损害、肾小球肾炎、间质性肺炎、肝损害、血细胞降低、球蛋白明显升高、肌炎等要考虑使用激素、免疫抑制剂等药物积极治疗。根据情况决定激素用量。泼尼松 10～60 mg/d，甲氨蝶呤每周 7.5～15 mg，羟基氯喹 5～7 mg/(kg·d)，硫唑嘌呤 1.5～4 mg/(kg·d) 等。

问题 49　干燥综合征易合并哪种肿瘤？

答　淋巴瘤。

问题 50 系统性红斑狼疮与肾损伤的相关自身抗体有哪些？

答 Ⅳ型及Ⅲ型 LN（狼疮性肾炎），常有明显的血补体下降和抗 ds-DNA 抗体升高。

问题 51 系统性红斑狼疮与新生儿心脏传导阻滞相关的自身抗体有哪些？

答 抗 SSA、SSB 抗体。

问题 52 与神经精神狼疮相关的自身抗体有哪些？

答 抗 Rib P 抗体（也称作抗 rRNP 抗体）、抗神经元抗体。

第六章 内分泌系统

问题 1 垂体瘤的临床表现有哪些？

答 1. 垂体功能亢进或减退症候群及垂体受压症候群
   （1）垂体前叶功能亢进症候群
   （2）垂体前叶功能减退症候群
      1）垂体性侏儒症；
      2）性腺功能减退症；
      3）继发性肾上腺皮质功能减退症；
      4）继发性甲状腺功能减退症（甲减）；
      5）全垂体前叶功能减退症。
   （3）垂体周围组织受压症候群
      1）头痛；
      2）向前上方生长：视神经交叉压迫症，视力视野受损；
      3）向上生长：垂体柄受压断裂，高 PRL 血症，第三脑室受压，脑积水，下丘脑综合征；
      4）向两侧生长：海绵窦综合征，Ⅲ、Ⅳ、Ⅵ脑神经受压，复视；
      5）向下生长：脑脊液鼻漏，鼻"息肉"；
      6）垂体自身压迫：垂体卒中。
2. 垂体卒中。
3. 多发性内分泌肿瘤Ⅰ型（MEN1）。

问题 2 高泌乳素血症的病因有哪些？

答 1. 生理性：应激、手术麻醉外伤、精神紧张、体力活动、低血糖、妊娠、哺乳。
2. 药物：（1）多巴胺受体阻滞剂：某些抗精神病药、抗抑郁药、止吐药；
        （2）多巴胺排空药：利血平、甲基多巴；
        （3）雌激素：避孕药。
3. 病理性高泌乳素血症
   （1）常见：泌乳素瘤、原发甲减、肾衰竭；
   （2）不常见：下丘脑疾病、垂体生长激素-催乳素（GH-PRL）瘤、非功能性垂体大腺瘤影响垂体血供；
   （3）少见：胸壁反射（如乳头刺激）、奶妈反射（如婴儿啼哭）、带状疱疹病。

问题 3 腺垂体功能减退症的临床表现是什么？

答 1. 促性腺激素和泌乳素分泌不足症状：男性阳痿、女性闭经、性欲减退或消失、性器官萎缩。

2. 促甲状腺激素分泌不足症状：畏寒、皮肤干燥粗糙、少汗、食欲减退、精神抑郁、表情淡漠、行动迟缓等。

3. 促肾上腺皮质激素分泌不足症状：极度疲乏、体力衰弱，重症者有低血糖发作、肤色变浅等。

4. 生长激素（GH）不足症状：儿童可引起生长障碍，成人一般无特殊症状。

5. 垂体内或其附近肿瘤压迫症状：临床分为四型：①混合型，最常见；②性功能减退型；③继发性黏液水肿型；④低血糖型，最少见。

问题 4 腺垂体功能减退症的治疗原则是什么？

答 1. 注意营养及护理：高热量、高蛋白、富含维生素饮食，尽量预防感染，避免过度劳累与应激刺激。

2. 激素替代治疗
   (1) 补充糖皮质激素：最重要，以免诱发肾上腺危象，首选氢化可的松，剂量要个体化；
   (2) 补充甲状腺激素：须从小剂量开始，以免加重肾上腺皮质负担，诱发危象；主要为甲状腺片；
   (3) 补充性激素：育龄期妇女进行人工月经周期治疗，主要为己烯雌酚、丙酸睾酮、黄体酮、甲羟孕酮等；
   (4) 补充生长激素。

3. 病因治疗：包括垂体瘤手术切除或放疗。

4. 垂体危象处理：（见问题 5）。

问题 5 垂体危象的治疗原则是什么？

答 临床一旦考虑为垂体危象，则取血送相关检查的同时立即开始治疗。治疗内容主要包括以下方面：

1. 纠正低血糖：快速静脉注射 50% 葡萄糖溶液 40～60 ml，继以 10% 葡萄糖生理盐水静脉滴注，以抢救低血糖及失水。

2. 补充肾上腺皮质激素，口服泼尼松或氢化可的松，不能口服者静脉补充。

3. 纠正水和电解质紊乱。

4. 纠正休克。

5. 去除诱因及其他处理。

问题 6 尿崩症的病因是什么？

答 临床上分为中枢性尿崩症和肾性尿崩症两种类型。

1. 中枢性尿崩症：任何导致血管加压素合成、分泌与释放受损的情况均可引起本症的发生，有原发性、继发性和遗传性三种。原发性原因不明，占尿崩症的 $50\%\sim$ 60%。继发性常见于头颅外伤及垂体下丘脑手术、肿瘤、肉芽肿、感染性疾病、血管病变等。遗传性可为 X-连锁隐性，常染色体显性或常染色体隐性遗传。

2. 肾性尿崩症：由于肾对血管加压素不反应或者反应减弱所致，可分为遗传性和继发性两种。

问题 7　尿崩症的诊断要点有哪些？

答　1. 中枢性尿崩症的诊断要点：
(1) 尿量多，可达 $8\sim10$ L/d 或更多；
(2) 低渗尿，尿渗透压低于血浆渗透压，一般低于 200 mOsm/(kg·H_2O)；尿比重低，多在 $1.005\sim1.003$ 以下；
(3) 饮水不足时，常有高钠血症，伴高尿酸血症；
(4) 禁水加压素试验和高渗盐水试验无反应；
(5) 应用血管加压素治疗有明显效果，尿量减少，尿比重和渗透压升高。

2. 肾性尿崩症的诊断要点：
(1) 有家族史，或者患者母亲怀孕时羊水过多史，或可引起继发性肾性尿崩症的原发疾病史；
(2) 多出生后即有症状：尿布更换频繁，多饮，多尿，繁渴，发育缓慢；
(3) 尿浓缩功能降低：尿比重小于 1.010，尿渗透压多低于 300 mOsm/(kg·H_2O)；
(4) 禁水加压素试验常无尿量减少、尿比重和尿渗透压升高的反应，尿渗透压低于血渗透压，二者比值小于 1。

问题 8　Graves 病的临床表现有哪些？

答　1. 甲状腺肿大，呈弥漫性肿大，多数对称，质地软，久病较硬或橡皮感，可有震颤，杂音可为动脉性、连续性、静脉性。

2. 眼病，眼裂增大，非浸润性突眼（突眼度≤18 mm，由于交感兴奋性增强导致眼外肌及上睑提肌张力增高所致）及浸润性突眼（突眼度＞18 mm，由于眼外肌炎症水肿及眼周结缔组织和脂肪增加所致，可表现为畏光、迎风遇冷流泪、角膜溃疡、感染、眼痛、视野缺损、视盘水肿、眼球半脱位，可合并眼肌麻痹、斜视、复视，甚至眼球固定、视神经受压、全眼球炎及失明）。

3. 浸润性皮肤病及肢端病，皮肤病变主要是局限性黏液水肿，以胫骨前多见，也可发生于面部、手背及肘部，非可凹性水肿，局部皮肤变硬增厚，高出皮面，表面凹凸不平，似橘皮，结节样或斑丘疹样皮疹，逐渐融合发红，后颜色转暗，重则呈象皮腿样，少数为荨麻疹样皮疹，日光加重；肢端病主要有增生性骨膜下骨炎、类杵状指趾、肥大性骨关节病。

4. 高代谢症候群：不耐热、多汗、皮肤温暖潮湿、体重下降。

5. 其他系统受累表现：
(1) 心血管系统：可有心悸、胸闷、气短，严重者可发生甲状腺功能亢进（甲亢）

性心脏病。体征可有：①心动过速（90～120 次/分），休息和睡眠时心率仍快；②心尖区第一心音亢进，常有Ⅰ～Ⅱ级收缩期杂音；③心律失常以房性期前收缩多见，也可为室性或交界性，还可发生阵发性或持久性心房颤动或心房扑动，偶见房室传导阻滞；④心脏增大，遇心脏负荷增加时易发生心力衰竭；⑤收缩压上升，舒张压下降，脉压增大，有时出现周围血管征。

(2) 消化系统：食欲亢进，多食消瘦；大便糊状，可有脂肪泻，病情严重可有肝大及功能损害。

(3) 肌肉骨骼系统：甲亢性肌病、肌无力及肌萎缩，以肩胛带和骨盆带肌群受累为主。周期性瘫痪（麻痹）多见于青年男性患者，重症肌无力可以发生在甲亢前、后，或同时起病；二者同属自身免疫病，可发生于同一自身免疫缺陷的患者。

(4) 精神、神经系统：神经过敏，多言好动，紧张忧虑，焦躁易怒，失眠不安，思想不集中，记忆力减退，偶尔表现为寡言抑郁，神情淡漠，也可有手、眼睑和（或）舌震颤，腱反射亢进。

问题 9　甲状腺危象的临床表现有哪些？

答　1. 体温≥39℃，大量出汗。

2. 心率≥140 次/分，可伴有心房颤动或心房扑动。

3. 厌食、恶心、呕吐、腹痛、失水、休克。

4. 焦虑、烦躁不安，偶有精神病样发作，或嗜睡、淡漠、谵妄、木僵、昏迷。

5. 易合并充血性心力衰竭、肺水肿、黄疸、严重感染、败血症等。

问题 10　Graves 病的鉴别诊断有哪些？

答　1. 单纯性甲状腺肿：甲状腺呈弥漫性或结节性肿大，I^{131} 摄取率高但不伴有高峰前移，且能够被 T_3 抑制，对促甲状腺激素释放激素（TRH）反应正常。甲状腺功能均正常或 T_4 偏低，或 T_3 偏高，又或 TSH 偏高。

2. 无痛性甲状腺炎：甲状腺肿大或不大，可有高代谢的各种临床表现，但无甲状腺杂音，无突眼，甲状腺吸 I^{131} 率降低与 T_3、T_4 增高分离为其特征。

3. 神经官能症：可有心悸、多汗、怕热、失眠、粗大肌肉震颤等表现，但无突眼，甲状腺功能正常。

4. 嗜铬细胞瘤：可有心悸、多汗、消瘦等高代谢症状及体征，但以异常增高的血压及其伴随症状更为突出，甲状腺不大，甲状腺功能正常，儿茶酚胺及其代谢物增高，肾上腺影像学检查可以明确诊断。

5. 其他：老年甲亢注意与老年性及其他年龄相关性心脏病、结核病、恶性肿瘤、抑郁症等鉴别。对于一般药物难以控制的快速性心房颤动应联想到本病，眼突尤其是单侧者应与眶内肿瘤鉴别。

问题 11　Graves 病药物治疗的适应证是什么？

答　药物治疗适用于所有甲亢患者的初始治疗。

1. 抗甲状腺药物治疗适应证：①病情轻、甲状腺呈轻至中度肿大者；②年龄在 20 岁以下，或孕妇、年迈体弱或合并严重心、肝、肾疾病等而不宜手术者；③术前准备；④甲状腺次全切除后复发而不宜用 I^{131} 治疗者；⑤作为放射 I^{131} 治疗前后的辅助治疗。

2. 其他药物治疗适应证：
   (1) 复方碘口服溶液：仅用于术前准备和甲状腺危象。其作用为暂时性减少甲状腺充血，阻抑甲状腺激素（TH）释放，也抑制 TH 合成和外周 T_4 向 T_3 转换。
   (2) β受体阻滞剂：除阻滞β受体外，还可抑制 T_4 转换为 T_3，用于改善甲亢初治期的症状，近期疗效显著。可与碘剂合用于术前准备。也可用于 I^{131} 治疗前后及甲状腺危象时。支气管哮喘或喘息型支气管炎患者禁用，此时可选择阿替洛尔、美托洛尔。

问题 12　Graves 药物治疗的优缺点有哪些？

答　1. 优点：
   (1) 疗效肯定；
   (2) 不导致永久性甲减；
   (3) 方便、经济、使用较安全。

2. 缺点：
   (1) 疗程长，一般需 1～2 年，有时长达数年；
   (2) 停药后复发率较高，并存在原发性或继发性失效的可能；
   (3) 可伴发肝损害或粒细胞减少症。

问题 13　甲亢危象的治疗要点有哪些？

答　1. 抑制甲状腺激素合成。
2. 阻止甲状腺激素释放。
3. 抑制 T_4 转换为 T_3 和（或）抑制 T_3 与细胞受体结合。
4. 支持对症治疗。
5. 降低循环甲状腺激素浓度。

问题 14　哪些临床表现提示有甲状腺功能减退症的可能？

答　各系统均可受累，其特征为全身代谢缓慢，器官功能降低，亲水性的黏蛋白沉积于皮肤和皮下组织、肌肉、内脏等，造成全身黏液性水肿。
临床表现依起病年龄和功能受损程度而定，轻者无明显主诉，重者出现黏液水肿性昏迷。
1. 未成年人：学习失能，矮身材，低代谢及黏液性水肿同成人，智力障碍，聋哑，骨龄延迟，青春期延迟。
2. 成人：一般表现为疲乏，无力，体重增加，畏寒，皮肤干冷，粗糙，脱屑，少汗或无汗，低体温，黏液性水肿，虚肿，淡漠，面色苍白或蜡黄，语言不清，嘶哑，鼻、唇、舌肥大增厚，毛发稀疏脱落，非可凹性水肿，严重时出现心包、胸腔、腹腔积液。

(1) 精神神经系统：言语及反应缓慢，记忆力下降，智力减退，嗜睡，或偏执抑郁焦虑，重则黏液水肿性疯癫，小脑受累时共济失调，眼球震颤，肢体麻木，刺痛。

(2) 肌肉关节：肌无力或强直，僵硬，肌阵挛，痉挛疼痛（遇冷加重），肌萎缩或肥大，关节疼痛或伴积液，可发生假性痛风，腕管综合征，肌腱反射延迟。

(3) 心血管系统：心音低钝，心动过缓，脉压变小，伴发高血压时易并发冠心病，但不易发生心绞痛和心力衰竭，即使大量心包积液也罕见心脏受压和心脏压塞症状为特点，黏液水肿型心脏（肌酶及同工酶升高，心脏扩大，心电图改变），甲状腺激素替代治疗可逆转。

(4) 消化系统：食欲不振，腹胀，顽固性便秘，重则肠梗阻、巨结肠、胃酸缺乏，易发生胆石症。

(5) 呼吸系统：通气及弥散功能均可降低，可逆性呼吸睡眠暂停，严重者低氧血症及高碳酸血症，但呼吸困难少见。

(6) 其他系统：各类贫血均可见，以正细胞、正色素性贫血多见，水负荷处理延迟，夜尿多，可有轻度蛋白尿，浓缩尿液能力轻度受损，性欲减退，阳痿，月经过多，溢乳，不育。

(7) 甲状腺：甲状腺萎缩时不能触及，自身免疫性甲状腺炎所致甲状腺不同程度增大，质地如橡皮，可伴有结节或表面不平，缺碘引起者甲状腺往往增大呈弥漫性或结节性，质地不一。

(8) 黏液水肿性昏迷：冬季易发，老年人多见，诱因多为感染、寒冷、创伤、手术、麻醉、应用镇静剂或伴发其他系统严重疾病。表现为心动过缓，低血压，低体温（<35℃），低通气，二氧化碳潴留及麻痹，稀释性低钠血症，水中毒，休克，低血糖偶见。呼吸浅慢，嗜睡、惊厥，木僵及至昏迷。肌张力降低，反射减弱或消失。脏器功能衰竭。

问题 15　小剂量地塞米松抑制试验和大剂量地塞米松抑制试验的临床意义是什么？

答　1. 小剂量地塞米松抑制试验主要应用于与下丘脑-垂体-肾上腺皮质轴功能正常的其他疾病如单纯性肥胖症的鉴别诊断，正常人服药后 24 h 尿游离皮质醇较服药前降低 50% 以上；或服药后 24 h 尿游离皮质醇<25 nmol/24 h 或 08：00 血浆皮质醇<5 μg/dl。此试验可作为库欣（Cushing）综合征的确诊试验。

2. 在小剂量地塞米松抑制试验不被抑制，即诊断为库欣（Cushing）综合征的基础上，为进一步鉴定其病因与部位，需行大剂量地塞米松抑制试验，若能被抑制（下降 50% 以上）则为库欣病；若不能被抑制（下降未达 50%），提示肾上腺源库欣（Cushing）综合征或者异位促肾上腺皮质激素（ACTH）分泌综合征。

问题 16　原发性醛固酮增多症的临床表现是什么？

答　原发性醛固酮增多症临床表现

1. 高血压：最常见症状，随病情进展，血压渐高，对常用降压药效果不及一般原发性高血压，部分患者可呈难治性高血压。
2. 神经肌肉功能障碍：①肌无力及周期性瘫痪；②肢端麻木，手足搐搦。
3. 肾脏表现：①慢性失钾致肾小管上皮细胞呈空泡变性，浓缩功能减退，伴多尿，尤其夜尿多，继发口渴、多饮；②常易并发尿路感染；③尿蛋白增多，少数发生肾功能减退。
4. 心脏表现：①心电图呈低血钾图形：QT 间期延长，T 波增宽、降低或倒置，U 波明显，T、U 波相连成驼峰状；②心律失常：阵发性室上性心动过速较常见，严重时发生室颤。
5. 其他表现：儿童患者有生长发育障碍，与长期缺钾等代谢紊乱有关。缺钾时胰岛素释放减少，作用减弱，可出现糖耐量减低。

问题 17　酚妥拉明试验的原理是什么？

答　酚妥拉明为 α 受体阻滞剂，嗜铬细胞瘤分泌大量的去甲肾上腺素引起高血压。在注射酚妥拉明后 α 受体被阻滞而血压下降。

本试验选择血压持续高于 170/110 mmHg 的可疑患者。试验前 3 天停用一切降压药物、镇静药和安眠药，试验当日应选择安静的环境，患者先静卧 30 min，然后测量基础血压多次，待血压稳定后每两分钟测血压一次连续 5 次作为基础值，然后取酚妥拉明 5 mg 稀释于生理盐水 2 ml 中，快速静脉注射，最好先开放静脉，静脉滴注生理盐水，通过三通针管直接注射。注射毕开始计时每 30 s 测血压 1 次共 6 次，然后每分钟测血压 1 次共 10 次。注射酚妥拉明后 2 min 内其收缩压下降 >35 mmHg，舒张压下降 >25 mmHg，为阳性反应。

问题 18　多发性内分泌腺肿瘤综合征的分型是什么？

答　根据病变的不同组合，分为 MEN1 型（Wermer 综合征）和 MEN2 型，MEN2 型又分为 M2N2A 型（Sipple 综合征）和 MEN2B（黏膜神经瘤综合征）。此外还有 MEN 混合型。

表 6-1　多发性内分泌腺肿瘤综合征的分型

病变部位	MEN1 型	MEN2A 型	MEN2B 型
甲状旁腺	增生或腺瘤（常见）	增生或腺瘤（较少见）	—
胰岛	增生、腺瘤或癌	—	—
垂体	增生或腺瘤	—	—
肾上腺	皮质腺瘤或增生	嗜铬细胞瘤	嗜铬细胞瘤
甲状腺	腺瘤	髓样癌或 C 细胞增生	髓样癌或 C 细胞增生
其他	类癌	—	黏膜神经瘤
	脂肪瘤	—	类马方体型

问题 19　糖尿病的病因学分类是什么？

答　1. 1 型糖尿病（胰岛 β 细胞破坏导致胰岛素绝对缺乏）

(1) 免疫介导性；

(2) 特发性。

2. 2 型糖尿病（以胰岛素抵抗为主伴胰岛素分泌不足及以胰岛素分泌不足为主伴胰岛素抵抗）。

3. 其他特殊类型

(1) 遗传性 β 细胞功能受损，下列单基因缺陷：12 号染色体 HNF-1α（MODY3）、7 号染色体葡萄糖激酶（MODY2）、20 号染色体 HNF-4α（MODY1）、线粒体 DNA、其他。

(2) 胰岛素作用遗传性缺陷：A 型胰岛素抵抗、妖精貌综合征、Rabson-Mendenhall 综合征、脂肪萎缩性糖尿病、其他。

(3) 外分泌胰腺疾病：胰腺炎、外伤及胰腺切除、肿瘤、囊性纤维化病、血色病、纤维钙化性胰腺病变、其他。

(4) 内分泌疾病：肢端肥大症、库欣综合征、胰高血糖素瘤、嗜铬细胞瘤、甲状腺功能亢进、生长抑素瘤、醛固酮瘤、其他。

(5) 药物和化学品所致：Vacor（吡甲硝苯脲，毒鼠药）、烟酸、羟乙磺酸戊氧苯咪、糖皮质激素、甲状腺激素、二氮嗪、肾上腺 β 受体激动剂、噻嗪类利尿剂、苯妥英钠、α-干扰素、其他。

(6) 感染：风疹、巨细胞病毒、其他。

(7) 少见的免疫介导性糖尿病：Stiff-man 综合征、抗胰岛素受体抗体、其他。

(8) 有时与糖尿病相关的其他遗传综合征：Down 综合征、Klinefelter 综合征、特纳（Turner）综合征、Worfram 综合征、Friedreich 共济失调、Huntington 舞蹈病、Laurence-Moon-Biedel 综合征、强直性肌营养不良、卟啉病、Prader-Willi 综合征、其他。

4. 妊娠糖尿病。

问题 20　糖尿病的微血管并发症包括哪些？糖尿病的诊断标准是什么？

答　1. 微血管并发症：

(1) 糖尿病肾病；

(2) 糖尿病视网膜病变；

2. 诊断标准：

①糖尿病症状＋任意时间血浆葡萄糖水平≥11.1 mmol/L（200 mg/dl）；或②空腹血浆葡萄糖（FPG）水平≥7.0 mmol/L（126 mg/dl）；或③口服葡萄糖耐量试验（OGTT）2h 血糖≥11.1 mmol/L（200 mg/dl）。

典型症状包括多尿、多饮、多食和体重减轻。空腹血糖指至少 8 h 没有进食热量。

问题 21 口服降糖药物的种类和特点是什么？

答 1. 磺脲类：主要作用是通过刺激胰岛 β 细胞的胰岛素释放起作用，也有胰腺外作用，尤其是可以降低肝葡萄糖的释放并减少胰岛素抵抗。此类药物适用于饮食治疗和体育锻炼不能使血糖获得良好控制的 2 型糖尿病，肥胖 2 型糖尿病应用双胍类药物治疗血糖控制仍不满意或因胃肠道反应不能耐受者。主要副作用是低血糖。

2. 双胍类：通过肝细胞膜 G 蛋白恢复胰岛素对腺苷酸环化酶的抑制，减少肝糖异生及肝糖输出，促进无氧糖酵解，增加骨骼肌等组织摄取和利用葡萄糖，抑制或延缓胃肠道葡萄糖吸收，改善糖代谢。本类药物不降低正常血糖，单独应用时不会引起低血糖。此类药物是多数肥胖或超重的 2 型糖尿病患者的一线用药。常见不良反应是胃肠道症状，表现为口干、口苦、金属味、厌食、恶心、呕吐等。

3. 噻唑烷二酮类：亦称胰岛素增敏剂，可增强胰岛素在外周组织的敏感性，减轻胰岛素抵抗。主要适用于 2 型糖尿病，尤其适用于伴有明显胰岛素抵抗者。常见不良反应有水肿、体重增加、头痛、头晕、乏力、恶心和腹泻等。

4. 葡萄糖苷酶抑制剂：通过选择性抑制糖苷酶缓解碳水化合物在肠道的吸收，可降低餐后血糖。可用于 2 型糖尿病，单独应用可降低餐后血糖和血浆胰岛素水平；对于 1 型糖尿病或接受胰岛素治疗的 2 型糖尿病患者，加用本药可改善血糖控制，减少胰岛素用量。主要副作用是胃胀、腹部胀气和腹泻。

5. 非 SU 促胰岛素分泌剂：瑞格列奈、那格列奈，为胰岛素促分泌剂，起效快，半衰期短，其刺激胰岛素分泌的作用依赖血糖的浓度，故主要降低餐后血糖，而不引起餐后晚期或夜间高胰岛素血症。餐前即可服用。

问题 22 胰岛素治疗的适应证是什么？

答 1. 所有 1 型糖尿病。
2. 2 型糖尿病酮症酸中毒，高渗性昏迷，乳酸酸中毒伴高血糖时。
3. 应激状态：手术、外伤、心肌梗死、脑卒中、重症感染等。
4. 2 型糖尿病经饮食及口服降糖药治疗欠佳者。
5. 妊娠期糖尿病。
6. 胰腺病变导致继发性糖尿病。
7. 因伴发病需外科治疗的围术期。

问题 23 糖尿病酮症酸中毒的处理原则是什么？

答 1. 补液：补液总量可按发病前体重的 10% 估计；
先盐后糖，血糖降至 13.9 mmol/L 改为 5% 葡萄糖液（加中和量胰岛素）；
先快后慢，如无心力衰竭，前 2 h 输入 1000～2000 ml；
可同时胃肠补液，占总量的 1/3～1/2。
2. 胰岛素治疗：小剂量 $[0.1\,U/(kg \cdot h)]$ 持续静脉输注胰岛素。
3. 纠正酸中毒、电解质紊乱：pH<7 或二氧化碳结合力（CO_2CP）4.5～6.7 mmol/L，

补碱；

治疗前血钾降低或正常，尿量＞40 ml/L，输液同时补钾；

治疗前血钾高于正常或尿量＜30 ml/L，暂不补钾。

4. 处理诱因和防治并发症。

问题 24 低血糖症的定义和病因是什么？

答 低血糖症：是一种由某些病理性、生理性或医源性因素，致血糖低于 2.8 mmol/L（50 mg/dl）而引起的以交感神经兴奋和中枢神经、精神异常为主要表现的临床症候群。

病因：1. 器质性低血糖症：胰岛素/胰岛素样物质过多，如胰岛 β 细胞瘤。

2. 拮抗胰岛素的内分泌激素的缺乏，如垂体前叶功能减退。

3. 肝源性：如糖异生过程所需酶缺乏。

4. 营养物质供应不足：如妊娠空腹低血糖。

问题 25 低血糖症的临床表现有哪些？

答 交感神经和肾上腺髓质对低血糖产生代偿反应，交感神经兴奋，表现为心慌、饥饿感、软弱、手足颤抖、面色苍白、大汗、心率加快、血压轻度升高等。脑功能障碍从大脑皮质开始，初期表现精神不集中，思维和语言迟钝，头晕、嗜睡、视物不清、步态不稳；可有幻觉、躁动、易怒、行为怪异等精神症状。病情发展，皮质下依次受累时，患者神志不清，出现幼稚动作，肌肉颤动及运动障碍，甚至癫痫样抽搐、瘫痪，出现病理反射。最后陷入昏迷，低体温，肌力低下，瞳孔对光反射消失，以至死亡。长期反复发作的低血糖可致中枢神经系统的器质性损害，出现性格异常、记忆力下降、精神失常、痴呆等，可误诊为精神病或其他功能性疾病。

问题 26 低血糖症的处理原则是什么？

答 1. 病因治疗。

2. 低血糖发作时：

（1）轻者：口服糖类食物可很快缓解症状；

（2）重者：立刻静脉注射 50％葡萄糖液 60～100 ml，症状不能改善者可重复注射，直至患者清醒，清醒后常需要继续静脉滴注 10％葡萄糖液，保持血糖浓度正常，并密切观察数小时，甚至一天，直至病情稳定。

（3）紧急而严重的低血糖状态：可试用皮下注射 0.1％肾上腺素 0.5～1 mg，促进肝糖原分解，减少肌肉对葡萄糖摄取，然后静脉给糖或肌内注射升糖素 0.5～1 mg。

（4）对垂体和肾上腺功能减退者，则需给氢化可的松 100～200 mg 或促肾上腺皮质激素 25～50 mg 加入糖液中静滴，以抑制胰岛素分泌。

3. 不同类型低血糖的处理：

（1）胰岛素瘤：确诊后应尽早手术；

（2）胰外肿瘤：切除肿瘤为主；

（3）肝源性低血糖：保肝治疗，多进食高蛋白质、高碳水化合物饮食，必要时睡前加餐。

（4）反应性低血糖：采用少量多餐，饮食中严格控制碳水化合物入量，增加蛋白质入量，对于精神紧张、易激动、易焦虑者可适当应用安定或镇静药物。

问题 27　痛风的诊断依据是什么？

答　美国风湿病协会关于急性痛风性关节炎的分类标准（1977）：

1. 滑囊液检查中见特异性尿酸盐结晶。

2. 痛风石经化学方法或偏振光显微镜检查，证实含有尿酸钠结晶。

3. 具备下列临床、实验室和 X 线征象等 12 项中 6 项者。

（1）1 次以上的急性关节炎发作；

（2）炎症表现在 1 天内达到高峰；

（3）单关节炎发作；

（4）患病关节皮肤呈暗红色；

（5）第一跖趾关节疼痛或肿胀；

（6）单侧发作累及第一跖趾关节；

（7）单侧发作累及跗骨关节；

（8）有可疑的痛风石；

（9）高尿酸血症；

（10）X 线显示关节非对称性肿胀；

（11）X 线摄片示骨皮质下囊肿不伴有骨质侵蚀；

（12）关节炎症发作期间关节液微生物培养阴性。

问题 28　痛风的治疗原则是什么？

答

1. 一般治疗：合理饮食。

2. 急性关节炎期的治疗：

（1）秋水仙碱：因药物毒性作用现已少用。

（2）非甾体抗炎药：可有效缓解急性痛风症状，为一线用药。吲哚美辛，50 mg，3～4 次/天。双氯芬酸，50 mg，2～3 次/天。

（3）糖皮质激素：通常用于不能耐受非甾体抗炎药或秋水仙碱或肾功能不全者。中小剂量糖皮质激素，口服、肌注、静脉均可。

3. 间歇期和慢性关节炎期处理

（1）抑制尿酸合成药物：别嘌呤醇。

（2）促进尿酸排泄药物：溴苯马隆。

4. 伴发疾病治疗：高血压、高脂血症、2 型糖尿病等。

第七章 血液系统

问题 1 红细胞有什么功能？

答 红细胞主要功能是把 O_2 从肺带到组织、把 CO_2 从组织带到肺，在血液运输的全部 O_2 和 CO_2 中，只有少于 5% 是由于简单的物理溶解，其余全由血红蛋白携带。

问题 2 红细胞是怎样生成和被清除的？

答 红细胞在成人骨髓中生成，成熟红细胞的寿命 120 天。红细胞的破坏部位在肝、脾和骨髓。

问题 3 什么是贫血？

答 贫血是指人体外周血红细胞容量减少，低于正常范围下限，不能运输足够的氧至组织而产生的综合征。贫血是症状，不是一种病，它可发生于许多种疾病。凡是循环血液单位体积中血红蛋白（Hb）、红细胞计数（RBC）和（或）血细胞比容（HCT）低于相同年龄、性别和地区的正常标准时即称为贫血。一般认为在我国海平面地区，成年男性 Hb<120 g/L、RBC<4.5×10^{12}/L 和（或）HCT<0.42，成年女性 Hb<110 g/L、RBC<4.0×10^{12}/L 和（或）HCT<0.37 就可诊断为贫血。其中以 Hb 浓度降低最为重要。

问题 4 贫血如何分类，主要见于哪些疾病？

答 目前临床上常采用的分类方法是根据红细胞的形态特点及贫血的病因和发病机制进行分类，分述如下：
1. 根据红细胞形态特点分类：根据患者红细胞平均体积（MCV）及红细胞平均血红蛋白浓度（MCHC）将贫血分为三类：
   (1) 大细胞性贫血：MCV>100 fl。
   (2) 正常细胞性贫血：MCV=80～100 fl，MCHC=32%～35%。
   (3) 小细胞低色素性贫血：MCV<80 fl、MCHC<32%。
2. 根据贫血的病因和发病机制可将贫血分为：
   (1) 红细胞生成不足：生血原料的缺乏、骨髓造血功能衰竭、继发性贫血。
   (2) 红细胞破坏过多：如溶血性贫血。
   (3) 失血性贫血：分为急性失血性及慢性失血性贫血。

问题5　贫血可有哪些临床表现？

答　贫血患者的临床症状轻重决定于以下因素：产生贫血的原因及原发病、贫血发生的快慢、血容量有无减少、血红蛋白减少的程度及心血管代偿的能力等，其主要临床症状包括以下几方面：

1. 一般表现：疲乏、困倦、软弱无力是贫血最常见和最早出现的症状。部分患者可出现低热。皮肤黏膜苍白是贫血的主要体征。缺铁性贫血指甲扁平、反甲、甲纹粗易碎，肾性贫血和巨幼细胞贫血表现为水肿苍白。

2. 心血管系统表现：活动后心悸、气短最为常见。呼吸困难发生在较严重的贫血患者，有心率过快、心搏有力、脉压增加。部分患者可有贫血性心脏病。

3. 中枢神经系统表现：头痛、头晕、目眩、耳鸣、注意力不集中及嗜睡等。乏困、无力、易疲劳为肌肉组织缺氧表现。

4. 消化系统表现：食欲减退、腹胀、恶心等是常见症状。食欲不振、厌食为巨幼细胞贫血早期表现。舌乳头萎缩见于营养性贫血，黄疸及脾大见于溶血性贫血。

5. 泌尿生殖系统表现：夜尿增多，尿比重降低，性欲改变及女性患者月经失调亦较为常见。

6. 其他：皮肤干燥，毛发枯干，创口愈合较慢。眼底苍白及视网膜出血偶见。

问题6　如何诊断贫血？

答　贫血的诊断包括了解贫血的程度、类型及查明贫血的原因，其中病因诊断最关键。诊断手段主要包括：详细询问病史，仔细进行体格检查，进行必要的实验室检查。实验室检查目的是确定贫血程度和贫血类型：①血红蛋白及红细胞计数是确定贫血的可靠指标。②外周血涂片检查可对贫血的性质、类型提供诊断线索。③网织红细胞计数可以帮助了解红细胞的增生情况，并可作为贫血疗效的早期指标。④骨髓检查。

问题7　如何治疗贫血？

答　治疗贫血最重要的原则是除去或纠正引起贫血的原因，在治疗前必须先有准确的诊断，除患者情况比较危重时必须先采取输血一类的紧急治疗措施外，在诊断未确定时不要急于用药。主要治疗措施包括以下几点：

1. 除去病因：如停用诱发溶血性贫血的药物，治疗胃肠道肿瘤或溃疡等。

2. 输血。

3. 药物治疗：包括补充铁剂、叶酸、维生素 B_{12}，维生素 B_6 对于部分铁粒幼细胞贫血有效。糖皮质激素治疗自身免疫性溶血性贫血疗效较好，亦可用于治疗再生障碍性贫血或阵发性睡眠性血红蛋白尿的发作期。雄激素如司坦唑醇治疗再生障碍性贫血可使贫血减轻，对某些慢性病伴发的贫血也有效。促红细胞生成素（EPO）治疗肾性贫血有很好疗效，亦可用于其他类型的贫血。

4. 中药治疗：多以补气补血为主。

5. 脾切除术：适用于某些遗传性溶血性贫血、自身免疫性溶血性贫血、某些再生障碍性贫血及脾功能亢进所致贫血。

6. 造血干细胞移植：主要用于重型再生障碍性贫血、部分重型珠蛋白生成障碍性贫血和骨髓增生异常综合征患者。

问题 8　人体内铁是如何分布的？

答　人体内 2/3 的铁在血红蛋白内，约 15% 在肌红蛋白内。人体内的铁大致可分为两大部分：

1. 功能状态铁：包括血红蛋白、肌红蛋白、酶和辅因子、转铁蛋白和乳铁蛋白结合的铁。
2. 贮存铁：以铁蛋白和含铁血黄素形式贮存于单核-吞噬细胞系统中。

问题 9　什么是缺铁性贫血？

答　缺铁性贫血是体内贮存铁缺失，影响血红素合成的低色素性贫血，其特点是骨髓、肝、脾等器官组织中缺乏可染铁，血清铁浓度、转铁蛋白饱和度和血清铁蛋白降低，典型的呈小细胞低色素性贫血。

问题 10　为什么会出现缺铁性贫血？

答　造成缺铁的病因可分为两大类：

1. 铁摄入不足或吸收障碍：①育龄妇女、婴儿和生长发育时期的儿童、青少年需要量增加。②食物的组成不合理，如食物中铁的含量不足。③药物副作用，或胃、十二指肠疾病，或胃肠吸收不良，容易发生缺铁。
2. 慢性失血：慢性失血是缺铁性贫血常见的原因，尤以消化道慢性失血或妇女月经过多为多见。铁缺乏是一个发展过程，最早是体内贮存铁耗尽，继之红系细胞内发生缺铁，称为缺铁性红细胞生成，最后在缺铁的后期才发生缺铁性贫血。

问题 11　缺铁性贫血可有哪些特殊临床表现？

答　缺铁性贫血的特殊临床表现主要是组织中含铁酶或铁依赖酶活性降低引起细胞功能紊乱所致。

1. 组织缺铁的表现：儿童、青少年表现为发育迟缓、体力下降、智商低、容易兴奋、注意力不集中、烦躁、易怒或淡漠、异食癖和吞咽困难（Plummer Vinson 综合征）。
2. 体征：除皮肤黏膜苍白外，毛发干燥易脱易断、指甲扁平、失光泽、易碎裂，部分患者呈勺状（反甲）或脾轻度肿大。

问题 12　缺铁性贫血患者实验室检查有何特点？

答　缺铁性贫血的实验室检查主要有以下三方面特点：

1. 血象：呈现典型的小细胞低色素性贫血，红细胞中心淡染区扩大，网织红细胞不减少，白细胞计数正常或轻度减少，血小板一般正常。

2. 骨髓象：骨髓涂片增生活跃，幼红细胞数量增多，早幼红细胞和中幼红细胞比例增高，胞质少。粒细胞系统和巨核细胞系统正常。骨髓涂片铁染色后，铁粒幼细胞极少或消失，细胞外铁亦缺少。

3. 生化检查：血清铁降低，总铁结合力增高，转铁蛋白饱和度降低，血清铁蛋白降低，红细胞游离原卟啉（FEP）增高。

问题 13　缺铁性贫血应与哪些疾病鉴别？

答　缺铁性贫血是小细胞低色素性贫血，应注意与以下小细胞性贫血相鉴别：

1. 珠蛋白合成障碍性贫血：常有家族史，血片中可见多数靶形红细胞，血红蛋白电泳有异常，血清铁、转铁蛋白饱和度及骨髓铁染色不降低。

2. 慢性病性贫血：常伴有肿瘤或感染性疾病，转铁蛋白饱和度正常或稍有增加，血清铁蛋白增多，骨髓中铁粒幼细胞减少，含铁血黄素颗粒增加。

3. 铁粒幼细胞贫血：主要是由于先天或后天获得性铁利用障碍所致的贫血，好发于老年人，转铁蛋白饱和度、铁蛋白及骨髓中铁粒幼细胞或环形铁粒幼细胞增多。

问题 14　诊断缺铁性贫血时应注意哪些问题？

答

1. 首先应确定是否缺铁。无条件进行相关化验检查的病例可进行铁剂治疗性试验。

2. 应注意与其他小细胞低色素性贫血进行鉴别，如铁粒幼细胞贫血、珠蛋白生成障碍性贫血、慢性病性贫血等。

3. 确诊缺铁性贫血后需进一步查明缺铁的原因。

问题 15　铁剂治疗有效的指标是什么？

答　缺铁性贫血患者在连续口服铁剂数天后，网织红细胞计数快速上升，一般在服用铁剂后第 5～10 天，网织红细胞升至 4%～10%，而其他贫血没有这种反应。血红蛋白可于补铁剂 2 周后上升，1～2 个月恢复正常。

问题 16　给缺铁性贫血患者补充铁剂时应注意哪些事项？

答

1. 于餐后服用，以减少对胃肠道的刺激；忌与茶同时服用。

2. 血红蛋白正常后仍需继续补充铁剂 3～6 个月。

3. 如果患者对口服铁剂不能耐受，可改胃肠外给药，用药总剂量为：所需补充铁（mg）＝[150－患者 Hb（g/L）]×体重（kg）×0.33。

4. 如补充铁剂后不能使贫血减轻，需考虑下列可能：①患者未按医嘱服药；②诊断有误；③出血未得到纠正；④同时伴发感染、炎症、恶性肿瘤、肝病或肾病等抑制了骨髓的造血功能；⑤胃肠道疾病如腹泻、肠蠕动过速等影响了铁剂的吸收。

问题 17　什么是巨幼细胞贫血？

答　巨幼细胞贫血是脱氧核糖核酸（DNA）合成障碍及 DNA 复制速度减缓所致的疾病。细胞增殖的基本条件是 DNA 的合成，维生素 B_{12} 及叶酸是红细胞 DNA 合成所必需的物质辅酶，其中任何一种或两种同时缺乏时，DNA 合成障碍，细胞的分裂即不能顺利进行，导致骨髓中出现形态及功能均异常的巨型变细胞，此类细胞多数在骨髓内破坏，成为无效红细胞生成，最终导致贫血，称为巨幼细胞贫血。

问题 18　巨幼细胞贫血的病因有哪些？

答　巨幼细胞贫血的病因主要有叶酸和（或）维生素 B_{12} 缺乏。

1. 叶酸缺乏的病因：
   （1）摄入不足：如食物中缺少新鲜蔬菜，及胃肠道疾病。
   （2）需要量增加：妊娠、哺乳、慢性反复溶血、慢性炎症、感染、甲状腺功能亢进及白血病等。
   （3）药物：甲氨蝶呤、乙胺嘧啶、苯妥英钠、苯巴比妥及柳氮磺吡啶等均可影响叶酸吸收。
2. 维生素 B_{12} 缺乏的病因：多与胃肠道疾病或功能紊乱有关。
   （1）摄入减少，见于绝对素食者和老年人、萎缩性胃炎患者。
   （2）内因子缺乏。
   （3）回肠疾病或细菌、寄生虫感染，及外科手术后的盲袢综合征均可影响维生素 B_{12} 的吸收。
   （4）其他，如先天性转钴蛋白 Ⅱ 缺乏、长期接触氧化亚氮。

问题 19　巨幼细胞贫血有哪些特殊临床表现？

答
1. 部分患者可出现黄疸。
2. 消化道症状：常有食欲不振、腹胀、便秘、腹泻，舌质红，舌乳头萎缩而致表面光滑（镜面舌）。
3. 神经系统：维生素 B_{12} 缺乏可引起神经系统症状，主要由于周围神经脊髓后侧束联合变性或脑神经受损，表现为手足对称性麻木、深感觉障碍、共济失调，部分腱反射消失及锥体束征阳性，特别是老年患者可表现出精神异常、无欲、抑郁、嗜睡等，有时神经系统症状可于贫血前出现。

问题 20　巨幼细胞贫血的实验室检查有哪些主要特点？

答
1. 血象：属大细胞性贫血，可有全血细胞减少，血涂片中红细胞大小不等和大卵圆形红细胞为主，中性粒细胞分叶过多，网织红细胞数正常或轻度增多。
2. 骨髓象：骨髓增生活跃，以红系最显著，各系细胞均可见到巨幼变，巨核细胞减少，亦可见体积增大及分叶过多，骨髓铁染色增多。
3. 胃液检查：恶性贫血胃酸缺乏，胃液中无内因子，空腹血清胃泌素显著升高。

4. 生化检查：血清胆红素可稍升高，血清叶酸低，维生素 B_{12} 水平低。恶性贫血患者抗壁细胞抗体、抗内因子抗体、抗内因子-B_{12} 复合物抗体可阳性。维生素 B_{12} 缺乏者血清甲基丙二酸水平升高。

问题 21　如何诊断巨幼细胞贫血？

答　根据贫血患者病史、临床表现，血象呈大细胞性贫血，嗜中性粒细胞分叶过多（5 叶者占 5％以上或有 6 叶者）即应考虑有巨幼细胞贫血的可能，骨髓细胞呈现典型的巨幼样变就可肯定诊断。确诊巨幼细胞贫血后应进一步进行病因诊断。在没有条件测定维生素 B_{12} 和叶酸时，同时并非危重患者，可行治疗性试验以助诊断：在试验前 10 天及试验中避免食用含维生素 B_{12} 及富含叶酸的食物，给叶酸 10 mg/d 口服，维生素 B_{12} 1 mg/d 肌内注射，治疗 3 天后精神食欲好转，网织红细胞于 3 天后上升，5～8 天达高峰，即可证实是维生素 B_{12} 的缺乏。

问题 22　巨幼细胞贫血应与哪些疾病鉴别？

答
1. 血液学表现为大细胞或巨幼样变的疾病：如骨髓增生异常综合征的难治性贫血、急性红白血病，其他如甲状腺功能减低、肿瘤经化疗后、溶血性贫血。
2. 引起全血细胞减少的疾病。
3. 神经病变应与其他脱髓鞘疾病鉴别。

问题 23　什么是恶性贫血？

答　恶性贫血系胃黏膜萎缩、内因子缺乏，导致维生素 B_{12} 吸收障碍，引起维生素 B_{12} 缺乏的疾病。血清或胃液中可检测到抗内因子抗体等。

问题 24　如何区别叶酸和维生素 B_{12} 缺乏导致的巨幼细胞贫血？

答　叶酸和维生素 B_{12} 缺乏导致的巨幼细胞贫血可从以下几方面进行鉴别：
1. 缺乏病因：叶酸缺乏多因摄入不足、需要增加而补充不够引起；维生素 B_{12} 缺乏多为胃肠道疾病、内因子抗体引起。
2. 神经系统症状及体征：叶酸缺乏者少见神经症状，多表现为末梢神经炎；维生素 B_{12} 缺乏者神经症状多见，表现为脊髓后侧束联合病变。
3. 血清叶酸水平测定。
4. 血清维生素 B_{12} 测定。
5. 血清甲基丙二酸测定：叶酸缺乏时正常或仅 10％患者轻度升高，维生素 B_{12} 缺乏时血清甲基丙二酸明显升高。
6. 维生素 B_{12} 吸收试验：叶酸缺乏时维生素 B_{12} 吸收正常，维生素 B_{12} 缺乏时吸收减少。

问题 25 如何治疗巨幼细胞贫血？

答 1. 去除病因，治疗基础疾病：改善膳食质量，改变烹饪习惯，纠正偏食习惯。治疗胃肠道基础疾病。
2. 补充叶酸或维生素 B_{12}，对恶性贫血或全胃切除术者需终生用维生素 B_{12} 维持治疗；叶酸及维生素 B_{12} 治疗后应注意补充钾盐及铁剂。
   (1) 叶酸，5～10 mg，3 次/日。
   (2) 四氢叶酸钙，3～6 mg，肌内注射，1 次/日。
   (3) 维生素 B_{12}，初始治疗 100 μg，肌内注射，1 次/日，2 周后改为每周注射一次，直至血象完全恢复。

问题 26 什么是再生障碍性贫血？

答 再生障碍性贫血（以下简称再障）是一组由于化学、物理、生物因素及不明原因所致的骨髓干细胞和（或）造血微环境损伤，导致骨髓造血功能衰竭，以造血干细胞损伤、外周血中全血细胞减少为特征，骨髓中无恶性细胞，无网状纤维增生。临床上表现为较严重的贫血、出血和感染。

问题 27 再生障碍性贫血是由什么原因导致的？

答 约半数以上的再障患者找不到明确的病因，目前较为公认的可导致再障发生的病因包括以下几方面：
1. 化学因素：包括药物（氯霉素、合霉素及抗肿瘤药、磺胺类药物）和工业用化学物品（苯）。其中一部分对骨髓的抑制作用与其剂量有关（如苯及各种抗肿瘤药），抗生素、磺胺类药及杀虫剂等引起的再障与剂量关系不大，而和个人的敏感性有关。
2. 物理因素：X 线、镭、放射性核素等可因阻挠 DNA 的复制而抑制细胞的有丝分裂，使造血干细胞数量减少，干扰骨髓细胞的生成。较长时间或较大剂量接触可损害造血微环境，造成骨髓永久增生低下。
3. 生物因素：包括病毒性肝炎及各种严重的感染也可影响骨髓造血。
4. 妊娠：再障可发生于妊娠时，称为"妊娠并发的再障"，十分罕见，终止妊娠可自行缓解，再次妊娠可复发。

问题 28 再生障碍性贫血的发病机制是什么？

答 再障是一组异质性疾病，可能的发病机制包括：
1. 造血干（祖）细胞内在的缺陷。
2. 异常免疫反应损伤造血干（祖）细胞。
3. 造血微环境缺陷和造血生长因子异常。
4. 遗传学因素。

问题 29　再生障碍性贫血是如何诊断的？

答　1. 全血细胞减少，伴有相应的临床症状。

2. 无明显的肝、脾及淋巴结肿大。

3. 血象示网织红细胞绝对值低于正常。

4. 多部位骨髓检查显示至少有一个部位增生减低，如骨髓增生活跃则晚幼红细胞增加，巨核细胞减少，脂肪细胞较多。

5. 骨髓液油滴增加，骨髓小粒的造血细胞少于 50%（有条件者做骨髓活检）。

6. 能除外其他全血减少的疾病，如阵发性睡眠性血红蛋白尿、骨髓增生异常综合征、急性造血功能停滞、骨髓纤维化、急性白血病等。

诊断为再障后需再进一步鉴别是急性还是慢性。

问题 30　再生障碍性贫血是如何分型的，各型如何诊断？

答　1. 国内将再障分为急性与慢性。诊断标准如下：

（1）急性再障：

①起病急，进展迅速，贫血进行性加重，常伴严重的感染和内脏出血。

②血象除血红蛋白下降较快外，需具备以下 3 项中之 2 项：网织红细胞 $<1\%$，绝对值 $<15\times10^9/L$；中性粒细胞 $<0.5\times10^9/L$；血小板 $<20\times10^9/L$。

③骨髓象：多部位增生减低，三系造血细胞明显减少，非造血细胞增多，如增生活跃需有淋巴细胞增多；骨髓小粒中非造血细胞及脂肪细胞增多。

（2）慢性再障：

①临床表现：发病慢，贫血、感染、出血均较轻。

②血象：血红蛋白下降速度较慢，网织红细胞、白细胞、中性粒细胞及血小板值较急性型再障高。

③骨髓象：三系或二系减少，至少一个部位增生不良，如增生良好，红系中常有晚幼红比例增多，巨核细胞明显减少；骨髓小粒中非造血细胞及脂肪细胞增加。

④病程中如病情恶化，临床、血象及骨髓象与急性再障相似，则称重型再障Ⅱ型。

2. 国外将再障分为重型与轻型。诊断标准如下：

（1）重型再障：

①骨髓增生程度 $<$ 正常的 25%；如 $<$ 正常的 50%，则造血细胞应 $<30\%$。

②血象需具备下列三项中的两项：粒细胞 $<0.5\times10^9/L$，网织红细胞 $<1\%$ 或绝对值 $<4\times10^9/L$，血小板 $<20\times10^9/L$；若中性粒细胞 $<0.2\times10^9/L$ 为极重型。

（2）轻型再障：

①骨髓增生减低。

②全血细胞减少。

国内为了区别，将急性再障称为重型再障Ⅰ型，严重的慢性再障称为重型再障Ⅱ型。

问题 31   再生障碍性贫血应与哪些疾病相鉴别？

答   再生障碍性贫血应注意与其他可以导致全血减少的疾病相鉴别：

1. 阵发性睡眠性血红蛋白尿：临床上常有反复发作的血红蛋白尿及黄疸、脾大，酸溶血试验（Ham 试验）、糖水试验及含铁血黄素试验（Rous 试验）阳性。CD55 及 CD59 表达降低。

2. 骨髓增生异常综合征（MDS）：骨髓象常增生明显活跃，三系有病态造血现象，幼稚细胞比例常增高，骨髓活检可见未成熟前体细胞的异常定位（abnormal localization of immature precursor，ALIP）。

3. 急性造血功能停滞：贫血重，网织红细胞可为 0，伴粒细胞减少，但血小板减少不明显，出血较轻；骨髓增生多活跃，2 系或 3 系减少，但以红系减少为著，片尾部可见巨大原始红细胞；病情有自限性，不需特殊治疗，2～6 周可恢复。

4. 恶性组织细胞病：多有高热，出血严重，晚期可有肝大、黄疸，骨髓中有异常的组织细胞。

5. 骨髓纤维化：慢性病例常有脾大，外周血可见幼稚粒细胞和有核红细胞，若合并脾功能亢进，全血减少明显，骨髓多次穿刺干抽，骨髓活检显示胶原纤维和网状纤维明显增生。

6. 急性白血病：特别是低增生性急性白血病，外周血全血减少，骨髓增生减低，血涂片及骨髓中可发现原始细胞。

问题 32   如何治疗再生障碍性贫血？

答
1. 支持治疗。

2. 对症治疗：包括成分输血、止血及控制感染。

3. 雄激素：大剂量雄激素可刺激骨髓造血，对慢性再障疗效较好，而对重型再障无效，常用药有司坦唑醇。

4. 免疫抑制剂：抗淋巴细胞球蛋白（ALG）或抗胸腺细胞球蛋白（ATG）是目前治疗重型再障的主要药物，可单用，也可与其他免疫抑制药同时用。临床上常用环胞素、大剂量甲泼尼龙、大剂量静脉丙种球蛋白治疗重型再障。环胞素亦可用于治疗慢性再障。

5. 造血细胞因子：包括粒系集落刺激因子（G-CSF）、粒-单系集落刺激因子（GM-CSF）及红细胞生成素（EPO）等，主要用于重型再障，有促进血象恢复的作用。

6. 造血干细胞移植：主要用于重型再障，适用于有合适供者、年龄不超过 40 岁的患者。

7. 中医中药：主要适用于慢性再障患者。

问题 33   什么是再生障碍危象？

答   再生障碍危象简称再障危象，是由于多种原因所致的骨髓造血功能急性停滞，血中红细胞及网织红细胞减少或三种血细胞减少，国内多称为急性造血功能停滞。再障危象可发生于慢性溶血性贫血，也可见于缺铁性贫血、淋巴瘤等，也可发生于血液病以外的疾病。感染（尤其是病毒感染）可能是本病的主要病因，许多患者发生再障危象前常先有短暂的轻度上呼吸道感染或胃肠炎。实验室检查发现贫血，红细胞形态变化由原发疾病决定，外周血网织红细胞缺如。骨髓象可有两种表现：①红系受抑，有核红细胞极少。②骨髓增生活跃，但红系细胞停滞于幼稚细胞阶段，粒系也以成熟型为主，中幼粒细胞以上阶段甚少见，成熟巨核细胞增多，多无血小板形成，有退行性变化。

问题 34　溶血性贫血如何分类？

答　溶血性贫血可分为先天性和后天获得性两大类，临床上多按发病机制分类如下：

1. 红细胞内在缺陷所致的溶血性贫血：
   （1）红细胞膜异常；
   （2）红细胞酶缺乏；
   （3）遗传性血红蛋白病；
   （4）获得性细胞膜锚连蛋白异常。
2. 红细胞外在因素所致的溶血性贫血：
   （1）免疫因素；
   （2）物理与机械因素；
   （3）化学因素；
   （4）感染因素。

问题 35　什么是血管内溶血、血管外溶血和原位溶血？

答　溶血按异常红细胞破坏场所分血管内溶血和血管外溶血。

1. 血管内溶血：指红细胞在循环血流中遭到破坏，血红蛋白释放入血引起症状的溶血。起病较急，常有全身症状，如腰背酸痛、血红蛋白血症和血红蛋白尿，慢性者可有含铁血黄素尿。见于血型不合输血、输注低渗溶液、阵发性睡眠性血红蛋白尿等。
2. 血管外溶血：指红细胞在单核-吞噬细胞系统，主要是脾遭到破坏的溶血。起病较慢，可引起脾大，血清游离胆红素增高，多无血红蛋白尿。见于遗传性球形细胞增多症和温抗体自身免疫性溶血性贫血。
3. 原位溶血：指骨髓内的幼红细胞在释放入血循环之前已在骨髓内破坏，亦称为无效性红细胞生成，其本质是一种血管外溶血，严重时可伴黄疸，主要见于巨幼细胞贫血及骨髓增生异常综合征等疾病。

问题 36　急性溶血性贫血和慢性溶血性贫血临床表现有何差别？

答　急性溶血起病急骤，短期大量溶血可有严重的腰背酸痛及四肢酸痛，伴头痛、呕吐、寒战，随后出现高热、面色苍白、血红蛋白尿及黄疸，严重者出现周围循环衰竭，由于溶血产物引起肾小管阻塞及肾小管细胞坏死，最终导致急性肾衰竭。

慢性溶血起病缓慢，症状轻微，有贫血、黄疸、肝脾大三大特征，慢性溶血患者由于长期的高胆红素血症可并发胆石症和肝功能损害等表现。

问题 37 溶血性贫血有哪些实验室证据，如何诊断溶血性贫血？

答 1. 溶血性贫血的诊断首先应根据临床表现及实验室检查确定有无溶血。
   （1）血管外溶血时提示红细胞破坏的检查：
     ①高胆红素血症；
     ②粪胆原排出增多，尿胆原排出增多。
   （2）血管内溶血时提示红细胞破坏的检查：
     ①血红蛋白血症；
     ②血清结合珠蛋白降低；
     ③血红蛋白尿：一般血浆中游离血红蛋白量大于 1300 mg/L 时，临床上出现血红蛋白尿；
     ④含铁血黄素尿。
   （3）提示骨髓幼红细胞代偿性增生的实验室检查：
     ①网织红细胞增多；
     ②骨髓幼红细胞增生，以中幼和晚幼细胞最多。
   （4）提示红细胞寿命缩短：
     ①红细胞的形态改变：血片中可见畸形红细胞；
     ②吞噬红细胞现象及自身凝集反应；
     ③海因小体；
     ④红细胞渗透脆性增加；
     ⑤红细胞寿命缩短。
  2. 确定溶血后应进一步明确溶血的病因。
   （1）抗人球蛋白试验阴性者：
     ①如有肯定的化学、物理因素的接触史或明确的感染史，一般病因诊断较易肯定；
     ②如血中发现大量球形红细胞，可进一步检查红细胞渗透脆性试验及自体溶血试验，可能为遗传性球形细胞增多症；
     ③血片中发现特殊红细胞畸形者，应相应考虑遗传性椭圆形细胞增多症、微血管病性溶血性贫血及海洋性贫血；
     ④红细胞无畸形，可进行血红蛋白电泳以除外血红蛋白病，及高铁血红蛋白还原试验以除外红细胞葡萄糖-6-磷酸激酶缺乏症；
     ⑤有血红蛋白尿者要检查酸溶血试验、蔗糖溶血试验等，排除阵发性睡眠性血红蛋白尿的可能。
   （2）抗人球蛋白试验阳性者：应考虑免疫性溶血性贫血。

问题 38 什么是抗人球蛋白试验，有何临床意义？

答 抗人球蛋白试验（Coombs Test）可分为直接和间接两种。

1. 直接抗人球蛋白试验：能较敏感地测定吸附在红细胞膜上的不完全抗体和补体，是诊断自身免疫性溶血性贫血的重要实验室指标。

2. 间接抗人球蛋白试验：是测定血清中游离抗体或补体的方法。阳性结果说明患者血清中存在游离抗体或补体。

问题 39　抗人球蛋白试验阴性是否可除外免疫性溶血性贫血？

答　抗人球蛋白试验阴性不能除外免疫性溶血性贫血，原因有以下几点：

1. 抗人球蛋白血清不能覆盖所有抗体。
2. 红细胞上吸附抗体过少。
3. 引起溶血的自身抗体可能是 IgA，而不是 IgG 或 IgM，用标准的抗人球蛋白血清不一定能检出。
4. 试验结果可有假阴性。如果患者抗人球蛋白实验阴性，但临床表现典型，糖皮质激素或切脾术有效，除外其他溶血性贫血特别是遗传性球形细胞增多症，可诊断为抗人球蛋白试验阴性的自身免疫性溶血性贫血。

问题 40　何谓含铁血黄素尿，见于哪种溶血？

答　被肾小管重吸收的游离血红蛋白，在肾曲小管上皮细胞内被分解为卟啉、铁及珠蛋白，超过肾小管上皮细胞所能输送的铁，以铁蛋白或含铁血黄素形式沉积在上皮细胞内，当细胞脱落随尿排出，即成为含铁血黄素尿。含铁血黄素尿主要见于慢性血管内溶血，急性血管内溶血必须在几天后含铁血黄素尿才阳性。

问题 41　什么叫 Evans 综合征？

答　Evans 综合征即同时或相继发生自身免疫性溶血性贫血和免疫性血小板减少性紫癜的综合征。以女性较多，儿童发病率较成人为少，儿童病例多呈急性，与病毒感染有关。此综合征多数以血小板减少起病，随后发生自身免疫性溶血，两者同时起病较少见。继发性 Evans 综合征与多种结缔组织病有关，特别是与系统性红斑狼疮密切相关。

问题 42　什么是温抗体型自身免疫性溶血性贫血？

答　自身免疫性溶血性贫血是免疫功能调节紊乱，产生自身抗体，吸附于红细胞表面而引起的一种溶血性贫血，根据抗体作用于红细胞时所需的温度不同可分为温抗体型和冷抗体型两种，其中温抗体型占绝大多数。温抗体一般在 37℃ 时最活跃，主要是 IgG，少数为 IgM，为不完全抗体。由温抗体介导的自身免疫性溶血性贫血称温抗体型自身免疫性溶血性贫血。按其病因分为原因不明及继发性两种。55% 的温抗体型自身免疫性溶血性贫血可继发于造血系统恶性肿瘤、结缔组织病、感染性疾病、免疫缺陷性疾病或胃肠系统疾病等。

问题 43　温抗体型自身免疫性溶血性贫血有何特点？如何进行诊断？

答　温抗体型自身免疫性溶血性贫血有以下特点：

1. 临床表现：多为女性，除溶血及贫血外，可有脾大、黄疸及肝大，继发性自身免疫性溶血性贫血常伴有原发病的临床表现。

2. 实验室检查：贫血程度不一，外周血涂片可见多量球形红细胞及数量不等的幼红细胞，网织红细胞增多，骨髓涂片中幼红细胞增多，偶见红系巨幼样变；再障危象时网织红细胞可极度减少，骨髓象呈再生障碍，血象呈全血减少。主要的诊断依据为抗人球蛋白直接试验阳性；间接试验可为阳性或阴性，测定血清中游离的 IgG 或 C3。

问题 44　如何诊断温抗体型自身免疫性溶血性贫血？

答　温抗体型自身免疫性溶血性贫血的诊断方法为：近 4 个月内无输血或特殊药物服用史，如直接抗人球蛋白试验阳性，结合临床表现和实验室检查可诊断；如抗人球蛋白试验阴性，但临床表现符合，糖皮质激素或脾切除有效，除外其他溶血性贫血特别是遗传性球形细胞增多症，也可诊断。确定为温抗体型自身免疫性溶血性贫血后，必须进一步查明原发性疾病的存在与否。

问题 45　如何治疗温抗体型自身免疫性溶血性贫血？

答　
1. 病因治疗：积极寻找病因，治疗原发病最为重要。

2. 糖皮质激素：是治疗本病的首选药物，如治疗 3 周无效，更换其他疗法。红细胞数恢复正常后维持治疗剂量 1 个月后逐渐减量，小剂量泼尼松 5～10 mg 持续治疗至少 3～6 个月。

3. 脾切除：若糖皮质激素有效，减少剂量又复发者，经治疗观察半年以上可选择脾切除术治疗，但手术适应证应严格掌握。

4. 免疫抑制剂：上述治疗无效时可用硫唑嘌呤、环磷酰胺、环胞素 A、大剂量丙种球蛋白等治疗。

5. 其他：应尽量避免输血，必要时可输浓集的红细胞或洗涤红细胞，每次输血量不宜太大，输血速度要慢。严重溶血一般治疗无效时可选择血浆交换疗法。

问题 46　什么叫异常血红蛋白病，常见的有哪几种？

答　异常血红蛋白病是一组珠蛋白肽链分子结构异常性疾病。常见的异常血红蛋白病有镰状细胞贫血、不稳定血红蛋白病、血红蛋白 M、氧亲和力异常的血红蛋白。

问题 47　什么是阵发性睡眠性血红蛋白尿，其发病机制是什么？

答　阵发性睡眠性血红蛋白尿（paroxysmal nocturnal hemoglobinuria，PNH）是一种获得性造血干细胞克隆缺陷性疾病，其血细胞（红细胞、粒细胞及血小板）膜对补体异常敏感而被破坏，导致持续性血管内溶血，临床表现以与睡眠有关的、间歇发作的血红蛋白尿为特征，可伴有全血细胞减少或反复血栓形成。

阵发性睡眠性血红蛋白尿发病机制仍不明了，可能是由于骨髓损伤，致使造血干细胞基因突变，形成具有 PNH 缺陷的细胞群，到一定数量后即可发病，它不但累及红细胞，粒细胞、淋巴细胞及血小板也有相似的改变。血细胞膜有结构异常，缺乏抑制补体激活及膜反应性溶解的蛋白质，对补体异常敏感，容易被破坏，导致血管内溶血。进一步研究发现 PNH 细胞表面缺失了 GPI 锚连膜蛋白。该类膜蛋白缺陷与 PNH 发病有关，其中以 CD55 及 CD59 最重要，CD55 在补体激活的 C3、C5 转化酶水平起抑制作用，CD59 可以阻止液相的补体 C9 转变成膜攻击复合物。

问题 48　阵发性睡眠性血红蛋白尿的实验室检查有哪些特征？

答　阵发性睡眠性血红蛋白尿的实验室检查有以下特征：

1. 血象：多数贫血是严重的，常低于 60 g/L，如血红蛋白尿发作频繁，可呈小细胞低色素性贫血，合并血管内血栓形成时，血片中可见红细胞碎片。粒细胞通常减少，血小板中度减少，约半数有全血细胞减少。
2. 骨髓象：半数以上患者骨髓象三系细胞增生活跃，尤以幼红细胞为主，再障危象时呈增生低下或再生障碍。
3. 血管内溶血的实验室检查阳性：血红蛋白尿、血清结合珠蛋白降低、血红蛋白血症、含铁血黄素尿（Rous 试验持续阳性）。
4. 特异性血清学试验阳性：酸溶血试验（Ham 试验）、蔗糖溶血试验、热溶血试验、蛇毒因子溶血试验。
5. 免疫学检查：细胞膜 CD55 及 CD59 表达阴性率大于 5%，大于 20% 诊断意义更大。

问题 49　如何治疗 PNH？

答　PNH 除骨髓移植外，目前尚无特效治疗方法，但给以正确处理可减少急性溶血和并发症的发生。常用的治疗方法有下列几种：

1. 输血：主张采用去除血浆并经盐水洗涤 3 次的红细胞输注。
2. 控制溶血发作：
    （1）右旋糖苷。
    （2）服用或静脉滴注 5% 碳酸氢钠，碱化血液、尿液。
    （3）糖皮质激素。泼尼松 0.25～1 mg/(kg·d)，酌情短期使用。
3. 促红细胞生成：
    （1）雄激素：可用十一酸睾酮、达那唑、司坦唑醇。
    （2）铁剂：如有缺铁证据，可小剂量铁剂治疗（常规剂量的 1/10～1/3）。
4. 血管栓塞防治：口服华法林。
5. 造血干细胞移植：造血干细胞移植是去除异常造血干细胞的根治方法，但需权衡利弊。

问题 50 什么是 PNH-再障综合征？

答 凡再障转化为 PNH 或 PNH 转化为再障，或兼有两病特征者均称为再障-PNH 综合征。为表明两病发生先后，或兼有两病特征时，临床表现以何者为主，可将本综合征分为 4 种情况：

1. 再障-PNH：指原有肯定的再障，转为可确定的 PNH，再障的表现已不明显。
2. PNH-再障：指原有肯定的 PNH，转为明确的再障，PNH 的表现已不明显。
3. PNH 伴有再障特征：指临床及实验室检查所见均说明病情仍以 PNH 为主，但伴有一个或一个以上部位骨髓增生低下、巨核细胞减少、网织红细胞不增高等再障表现者。
4. 再障伴有 PNH 特征：指临床及实验室检查均说明病情仍以再障为主，但伴有 PNH 的有关化验结果阳性者。

问题 51 什么是白细胞减少和粒细胞缺乏症？

答 外周血白细胞数持续低于正常值（成人 $4\times10^9/L$）时称为白细胞减少。当中性粒细胞绝对数低于 $2\times10^9/L$ 时称为粒细胞减少症，低于 $0.5\times10^9/L$ 时称为粒细胞缺乏症。

问题 52 粒细胞减少症的机制是什么？

答
1. 骨髓内粒细胞的生成减少或分化发育障碍。
2. 粒细胞的破坏加速（免疫性和非免疫性）。
3. 白细胞的分布异常。
4. 骨髓贮备能力低下。
5. 复合机制。
6. 机制不明等。

问题 53 诊断粒细胞减少应注意什么？

答 诊断粒细胞减少应注意病因的诊断。寻找粒细胞减少症的病因首先应详细了解病史，从家族史中寻找有无先天性的原因，病史中有无引起粒细胞减少的基础疾病，有无长期或短期接触过有关的药物或毒物史。对于血细胞计数和粒细胞形态需重复多次检查，骨髓象应列为常规检查。

问题 54 哪些感染可引起慢性粒细胞减少症？

答 细菌、病毒、立克次体及原虫感染都可引起粒细胞减少。细菌中以伤寒和副伤寒杆菌感染最常见，布氏杆菌及严重的其他细菌性感染如结核分枝杆菌（粟粒性结核）、革兰阴性菌感染败血症亦可引起本病。引起粒细胞减少的病毒主要为流感、麻疹、肝炎、水痘、风疹、登革热病毒及巨细胞病毒等。斑疹伤寒、黑热病、疟疾等也可引起粒细胞减少。

问题 55　哪些药物可引起粒细胞减少？

答　可引起粒细胞减少的药物有：抗癌药、解热镇痛药、磺胺药、抗甲状腺药、抗惊厥药、抗组胺药、抗生素等。

问题 56　能引起粒细胞减少的免疫性疾病有哪些？

答　引起粒细胞减少的免疫性疾病有：系统性红斑狼疮、类风湿关节炎、异种蛋白或抗生素引起的过敏反应、同种免疫性粒细胞减少症。

问题 57　慢性粒细胞减少症如何治疗？

答　治疗的关键是积极寻找并去除致病因素，防治原发病。对于长期随访血象稳定而无感染者一般不需药物治疗。具体治疗措施有：
1. 强壮方法：注意营养，供给各种 B 族维生素和维生素 C。
2. 预防感染。
3. 糖皮质激素：该类药物仅限于免疫性粒细胞减少症的治疗。
4. 细胞生长因子：基因重组人粒系生长因子 GM-CSF 和 G-CSF。
5. 刺激白细胞生长药：维生素 B_4、肌苷、利可君、碳酸锂、鲨肝醇、中药。

问题 58　急性粒细胞缺乏症的临床有何特点？

答　急性粒细胞缺乏症系机体对变态反应原的变态反应所致。病情较凶险，其主要特征为粒细胞急剧降低，常低于 $0.5 \times 10^9/L$。引起本病的主要原因是药物。本病无明显前驱症状，可突发高热等严重感染症状。骨髓象示增生低下或活跃，早期呈粒系减少，可见一定量的中、晚幼粒细胞及少数原始和早幼粒细胞，中性杆状核与分叶核粒细胞严重减少。至晚期，粒系严重受抑，仅见少数幼红细胞、淋巴细胞、浆细胞和网状细胞，巨核细胞偶见。骨髓恢复期可出现群集的小圆细胞，继而同步发育成原粒、早幼粒和中幼粒细胞，一般需经 7～14 天骨髓细胞形态及比例可恢复。此时，外周血中白细胞增加，可出现幼稚细胞，称"类白血病反应"。

问题 59　如何治疗急性粒细胞缺乏症？

答　应尽可能将急性粒细胞缺乏症患者隔离，防止继发感染，加强支持治疗，促使粒细胞尽快恢复。应用广谱抗生素并注意防治二重感染。糖皮质激素可改善机体的一般情况及使粒细胞恢复增殖，但此类药物有导致及加重感染的危险，多主张短期应用。粒细胞集落刺激因子（G-CSF）或粒细胞-巨噬细胞集落刺激因子（GM-CSF）能刺激粒系干/祖细胞增殖、分化及释放，促进粒细胞的恢复，一般用法为 $300\ \mu g/d$，连用至粒细胞大于 $1.0 \times 10^9/L$ 或持续应用 7～14 天。

问题 60 什么叫类白血病反应？

答 类白血病反应指并非由白血病引起的外周血白细胞计数增多和（或）出现幼稚阶段的血细胞。

问题 61 类白血病反应如何与白血病鉴别？

答 1. 类白血病反应应有明确的病因：严重的感染、恶性肿瘤、大出血、急性溶血、过敏性休克等原发病和中毒或服药史等。

2. 类白血病反应绝大多数仅有血象的变化，很少有骨髓象的明显异常，且血象也只限于白细胞系列（除外失血、溶血所致者），一般不波及红细胞系列与巨核细胞系列，临床上一般无贫血和血小板减少。对分辨有困难的病例可进行白细胞-祖细胞（L-CFU）培养、流式细胞术、免疫学表型及染色体分析等检查，进一步对类白血病反应与白血病进行鉴别。

3. 原发病经治疗去除后，类白血病反应的血象变化随之恢复正常。

问题 62 什么叫骨髓增生异常综合征？

答 骨髓增生异常综合征（myelodysplastic syndrome，MDS）是一种造血干细胞克隆性疾病，骨髓出现病态造血，外周血血细胞减少，主要临床表现为贫血，常伴有感染或出血，部分患者最后发展为急性白血病。原因不明的 MDS 多发生在 50 岁以上，年轻人多系继发性 MDS，常与烷化剂、放射性核素及含苯的有机溶剂等密切接触有关，此外淋巴瘤或浆细胞瘤等可伴发 MDS。

问题 63 国内诊断 MDS 的标准是什么？

答 1986 年全国第一次血细胞学学术交流会制订的有关 MDS 的诊断标准如下：

1. 骨髓至少有两系呈病态造血。

2. 外周血一系、两系或全血细胞减少，偶可白细胞增多，可见有核红细胞或巨大红细胞或其他病态造血现象。

3. 除外其他引起病态造血的疾病，如红白血病、M2b 型急性非淋巴细胞性白血病、骨髓纤维化、慢性粒细胞白血病、原发性血小板减少性紫癜、巨幼细胞贫血、再生障碍性贫血等。诊断为 MDS 后再按骨髓及外周血中原粒＋早幼粒的百分比进一步分为 5 个亚型（见下题）。

问题 64 骨髓增生异常综合征如何分型？

答 法、美、英协作组（FAB 分型）根据骨髓原始细胞的多少及外周血中原始细胞的有无将骨髓增生异常综合征分为 5 个亚型：

1. 难治性贫血（RA）：骨髓中原始细胞＜5％，血中原始细胞＜1％。

2. 环形铁粒幼细胞性难治性贫血（RAS）：骨髓中原始细胞＜5％，但骨髓中环形铁粒幼细胞＞全骨髓有核细胞的 15%。

3. 难治性贫血伴原始细胞增多（RAEB）：骨髓中原始细胞 5%～20%，血中原始细胞 ＜5%。

4. 难治性贫血伴原始细胞增多-转变型（RAEB-T）：血中原始细胞≥5%，骨髓中原始细胞＞20%～30%，或幼稚粒细胞出现 Auer 小体等三种现象具备一条可诊断为 RAEB-T。

5. 慢性粒-单核细胞白血病（CMML）：骨髓和血中原始细胞同 RAEB，并有少数原单核细胞（＜5%），血中成熟单核细胞增多（＞1×10^9/L）。

问题 65　WHO 对 MDS 新的分类方案有何特点？

答　1997 年 WHO 对 MDS 制订了一套新的分类方案，将 MDS 分为难治性贫血（RA）、难治性贫血伴环形铁粒幼细胞增多型（RAS）、难治性血细胞减少症伴有多谱系细胞增生异常（RCMD）、难治性贫血伴有原始细胞增多（RAEB）、5q-综合征、未分类型。WHO 分类将 FAB 亚型中的 CMML 归于骨髓增生异常综合征/骨髓增殖性疾病（MDS/MPD），RAEB-T 视为急性白血病，RA、RAS、RAEB 则继续沿用，但重新强调 RA、RAS 的骨髓增生异常仅限于红系。对于临床上有些伴有顽固性白细胞和（或）血小板减少的 RA，骨髓存在多谱系增生异常，因其临床预后较 RA、RAS 差，且更易发生骨髓衰竭或转为急性白血病，WHO 将其作为一种新疾病实体，命名为 RCMD。WHO 定义的 MDS 除了符合各亚型具体指标外，尚需除外具有 t（8；21）、inv（16）或 t（15；17）的低原始细胞性 AML。

问题 66　什么是 5q-综合征？

答　5q-综合征多见于高龄女性，表现为大细胞贫血，血小板正常。骨髓红系增生受抑，巨核细胞不分叶。多为 RA 型，中位生存期为 40 个月，转化为白血病的概率为 12%。

问题 67　MDS 应与哪些疾病鉴别？

答　诊断 MDS 的关键是病态造血，而病态造血并非 MDS 特有，因此在诊断 MDS 时应注意除外以下疾病：

1. 再生障碍性贫血：慢性再障与 MDS 的 RA 型十分相似，鉴别较困难。但 MDS 的骨髓小粒中为造血细胞岛，而再障的骨髓小粒中为非造血细胞岛。MDS 患者 40%～70% 有异常染色体核型，而再障一般染色体正常。MDS 可伴有骨髓纤维化，而再障则少见。

2. 溶血性贫血：MDS 的 RA 骨髓红系增多，有时病态造血不明显，血中网织红细胞稍增加，与溶血性贫血类似，但溶血性贫血可有溶血的相关指标阳性，而 MDS 多为阴性。MDS 可有 SCD（姐妹染色单体互换）阴性及染色体核型异常，而溶血性贫血多无。

3. 巨幼细胞贫血：MDS 时血清叶酸及维生素 B_{12} 多增加，且贫血经叶酸或维生素 B_{12} 治疗无效。

问题 68 MDS 的治疗原则包括哪些？

答 1. 一般治疗：成分输血、防治感染。

2. 骨髓刺激药物：

(1) 补充叶酸、维生素 B_{12}；

(2) 大剂量维生素 B_6；

(3) 雄激素。

3. 造血生长因子：

(1) 促红细胞生成素（EPO）；

(2) 粒单系和粒系集落刺激因子（GM-、G-CSF）；

(3) 白细胞介素-3（IL-3）。

4. 诱导分化剂：

(1) 维生素 A 衍生物；

(2) 维生素 D 衍生物；

(3) 干扰素 γ（INFγ）；

(4) 5-氮杂胞嘧啶核苷（5-Aza）；

(5) 氨磷汀。

5. 免疫抑制剂：抗胸腺淋巴细胞球蛋白（ATG）与环孢素 A，通过抑制 T8 细胞来调节 MDS 的免疫反应，促进 MDS 造血细胞生长。

6. 化疗：

(1) 小剂量化疗：常采用小剂量阿糖胞苷（Ara-C）或三尖杉。有效率为 20%～50%，对于中高危型 MDS、年老体质较差者主张应用。生存期方面无区别。小剂量美法仑对于高危 MDS 和低增生 MDS 有 40%的疗效。

(2) 治疗 AML 标准方案：联合化疗能改善生存期，但对大多数 MDS 患者仍不能获得长期生存。

7. 骨髓移植：异基因骨髓移植是唯一治愈 MDS 的方法。

问题 69 什么是白血病？

答 白血病是一类造血干细胞的克隆性恶性疾病。其克隆性白血病细胞失去进一步分化成熟的能力而停滞在细胞发育的不同阶段。在骨髓和其他造血组织中白血病细胞大量增生积聚，并浸润其他器官和组织，而正常造血受抑制。

问题 70 白血病的常见病因有哪些？

答 1. 病毒：例如成人 T 细胞白血病（ATL）是由人嗜 T 淋巴细胞病毒-1（human T lymphocytotropic virus-1，HTLV-1）所引起。

2. 电离辐射：可使骨髓抑制和机体免疫力缺陷，染色体发生断裂和重组，染色体双股 DNA 有可逆性断裂。

3. 化学因素：苯、抗肿瘤药中的烷化剂、乙双吗啉、氯霉素、保泰松亦可能有致白血病作用。

4. 遗传因素：家族性白血病约占白血病的 0.7%。染色体断裂和易位可使原癌基因的位置发生移动并被激活。

5. 其他血液病：如慢性髓性白血病、真性红细胞增多症、原发性血小板增多症、骨髓纤维化、骨髓增生异常综合征、阵发性睡眠性血红蛋白尿、淋巴瘤、多发性骨髓瘤等。

问题 71　什么叫 FAB 分型？什么叫 MIC 分型？

答　1976 年法国、美国和英国的 7 位科学家（FAB 协作组）根据骨髓和外周血的细胞形态，并补充必要的细胞化学染色，把急性白血病分为淋巴细胞型和髓细胞型。后经多次修改补充，形成目前最常用的也是国际上统一的 FAB 临床分型标准。

　　因光镜下形态学观察和细胞化学方法对细胞识别能力有限，少数病例难以准确分型。随着单克隆抗体的应用，可使 90% 的急性淋巴细胞白血病和急性非淋巴细胞白血病得到正确分型诊断。应用高分辨分带技术，发现 80% 患者有染色体组型异常，且与分型有关。因而有条件的实验室采用了形态学（morphology）、免疫学（immunology）、细胞遗传学（cytogenetics）结合的分型，即 MIC 分型。

问题 72　急性髓性白血病 FAB 分型分哪几型？

答　M_0（急性髓细胞白血病微分化型）；

M_1（急性粒细胞白血病未分化型）；

M_2（急性粒细胞白血病部分分化型）；

M_3（急性早幼粒细胞白血病）；

M_4（急性粒-单核细胞白血病）；

M_4Eo（嗜酸性粒细胞在非红系细胞中 ≥5%）；

M_5（急性单核细胞白血病）；

M_6（急性红白血病）；

M_7（急性巨核细胞白血病）。

问题 73　M_3（急性早幼粒细胞白血病）如何诊断？

答　M_3［急性早幼粒细胞白血病（APL）］的 FAB 诊断标准是骨髓中多颗粒的异常早幼粒细胞在非红系细胞中 ≥30%。异常的早幼粒细胞中颗粒明显增加，不同于正常的早幼粒细胞。本病的染色体有一致的特异性改变：95% 的患者会出现 t（9；22），形成融合基因，产生 PML-RARα 蛋白。另外，本病的免疫分型也比较有特点：CD34、HLA-DR 阴性，而 CD13、CD33 阳性。

问题 74　急性淋巴细胞白血病 FAB 分型分哪几型？

答　急性淋巴细胞白血病，共分如下 3 型：

L_1：原始和幼淋巴细胞以小细胞（直径 ≤12 μm）为主。

L_2：原始和幼淋巴细胞以大细胞（直径$>12\ \mu m$）为主。

L_3：原始和幼淋巴细胞以大细胞为主，大小较一致，细胞内有明显空泡，胞质嗜碱性，染色深。

问题 75　急性白血病可出现哪些临床症状？

答　急性白血病起病急缓不一，主要表现为：

1. 贫血：部分患者因病程短，可无贫血，半数患者就诊时已有重度贫血。
2. 发热、感染：半数患者以发热为早期表现，可低热，亦可高达 39～40℃，伴畏寒、出汗等。白血病本身可以发热，但高热往往提示继发感染。
3. 出血：以出血为早期表现者近 40%，可发生在身体的各个部位，以皮肤瘀点、瘀斑、鼻出血、牙龈出血、月经过多为多见。
4. 组织、器官浸润表现。

问题 76　白血病浸润有哪些特殊表现？

答
1. 淋巴结增大和肝脾大。
2. 胸骨下段局部压痛，还可出现关节、骨骼疼痛。
3. 粒细胞肉瘤（或称绿色瘤）常累及骨膜，以眼眶部位最常见。
4. 急性单核细胞白血病和急性粒-单核细胞白血病时，白血病浸润牙龈，皮肤浸润。
5. 中枢神经系统有白血病细胞浸润时可发生中枢神经系统白血病。
6. 睾丸受浸润可出现无痛性肿大，多为一侧性。
7. 白血病细胞还可浸润肺、心、消化道、泌尿系统等，不一定有临床表现。

问题 77　急性白血病的免疫分型有何特点？

答　免疫分型可以区分形态学或组织化学染色难以确定的急性淋巴细胞白血病（ALL）或急性髓性白血病（AML），区分 T 或 B 系 ALL，在 AML 中对 M_0、M_6、M_7 具有诊断意义，其他类型具有辅助诊断作用。

1. CD34、CD117、CD33、CD13、cMPO 被视为 AML 的相关标志。另外，M_0 的特点为形态似 ALL，MPO 阳性，髓性标志阳性，T/B 标志阴性。AML-M_2 中 t（9;22）型的特点为 CD19 阳性。少数 AML 可表达 CD7，常伴预后不良。
2. CD34、HLA-DR、CD19、CD10＋/－、cCD79 被视为 B-ALL 的相关标志。普通型预后好。CD34 阳性者预后较 CD34 阴性者为好，但 CD34 阳性者中 Ph 阳性者预后较差。
3. T 细胞型-急性淋巴细胞白血病（T-ALL）的免疫分型特点：CD34、CD38、cCD3、CD7、CD2＋/－、CD5＋/－，被视为 T-ALL 的相关标志。成人 T-ALL 预后好于 B-ALL，儿童 ALL 则相反。
4. 急性混合细胞白血病多采用积分系统诊断。

问题 78 什么是急性杂合性白血病？

答 急性杂合性白血病是指急性白血病中髓细胞系和淋巴细胞系共同累及的一组疾病，按细胞的来源与表达可分以下几型：

1. 双表型：白血病细胞比较均一，白血病细胞同时表达髓细胞系和淋巴细胞系特征。
2. 双克隆型：白血病细胞不均一，一部分表达髓细胞系特征，另一部分表达淋巴细胞系特征，这两部分白血病来源于各自的多能干细胞，并限定只有当两种细胞并存或在 6 个月后相继发生才属此型。
3. 双系列型：与双克隆型类似，但这两部分白血病细胞系来自同一多能干细胞。
4. 系列转变：在白血病病程中，白血病细胞由一种表达型转变为另一种表达型，而病程多在 6 个月以上发生转变。

问题 79 如何定义难治性白血病？

答 1991 年全国第六届白血病讨论会上修订了难治性白血病的定义，如下：

1. 经常规方案全量治疗 2 个疗程无效的初治病例。
2. 完全缓解后经过巩固强化治疗，在 6 个月内首次复发或 6 个月后复发但经常规方案治疗无效者。
3. 再次或多次复发者。

问题 80 急性白血病应与哪些疾病相鉴别？

答
1. 骨髓增生异常综合征：骨髓中原始细胞不到 30%，且病态造血明显。
2. 某些感染引起的白细胞异常：如传染性单核细胞增多症，血象中出现异形淋巴细胞，但形态与原始细胞不同，病程短，可治愈。百日咳、传染性淋巴细胞增多症、风疹等病毒感染时，血象中淋巴细胞增多，但淋巴细胞形态正常，病程良性。
3. 巨幼细胞贫血：巨幼细胞贫血可与急性红白血病混淆，但前者骨髓中原始细胞不增多，幼红细胞 PAS 反应为阴性。
4. 再生障碍性贫血：骨髓象检查可鉴别。
5. 急性粒细胞缺乏症恢复期：在药物或某些感染引起的粒细胞缺乏症的恢复期骨髓中早幼粒细胞明显增加，但该症多有明确病因，血小板正常，早幼粒细胞中无 Auer 小体。

问题 81 如何判断 AML 的预后？

答 国外大宗病例研究证实，细胞遗传学改变是决定 AML 预后的主要因素。分组如下：

1. 预后较好组：t (15;17) 伴或不伴其他异常，t (8;21) 伴或不伴 del (9q) 或复杂核型，inv (16)/del (16q) 伴或不伴其他异常。
2. 预后中间组：+8，−Y，+6，del (16q)，正常核型。
3. 预后不良组：−5/del (5q)，−7/del (7q)，11q23 异常，t (6;9)，t (9;22)，inv (3)，del (9q)，17p 异常，20q，21q，≥3 种核型异常。

问题 82　如何治疗急性髓性白血病？

答　急性髓性白血病的治疗包括一般治疗、化疗（诱导缓解、巩固和维持治疗）及庇护所白血病的治疗。

1. 一般治疗：防治感染、纠正贫血、控制出血、防治高尿酸血症肾病及营养支持治疗等。
2. 化疗：
   (1) 诱导缓解：除 APL 可用维 A 酸或砷剂诱导缓解外，其他类型均需化疗，常用的标准方案为 DA 方案（柔红霉素＋阿糖胞苷）。
   (2) 缓解后治疗：巩固强化。每 1～2 个月化疗 1 次，共计 1～2 年。
3. 庇护所白血病的防治：如中枢神经系统、睾丸等抗白血病药物不易达到的部位。急性髓性白血病一般认为不需预防。
4. 造血干细胞移植：除预后较好类型的 AML 外，其他类型宜尽早在第一次完全缓解期进行造血干细胞移植。

问题 83　急性早幼粒细胞白血病有哪些特点？

答　急性早幼粒细胞白血病（APL）除具有其他类型急性白血病的临床表现外，还具有下列特征：

1. 早幼粒细胞为多颗粒的异常形态的早幼粒细胞，其细胞常呈椭圆形，核偏于一端，另一端胞质有异常颗粒，颗粒粗大或较细，胞质中常有 Auer 小体，有时呈柴束状。
2. 早幼粒细胞颗粒中含较多促凝物质，易发生 DIC，常伴严重的出血，起病较为凶险。
3. 外周血中白细胞多减少，可呈全血减少。
4. 细胞遗传学检查有特异性染色体异常 t（15;17），少数可为 t（11;17），基因检测多有 PML/RARα 融合基因。
5. 对化疗药物敏感，但早期死亡率高，维 A 酸可通过诱导 APL 细胞分化成熟而诱导缓解，砷剂可通过诱导 APL 细胞凋亡而获得较高的诱导缓解率，并可单药用于维持和巩固治疗，从而根治 APL。

问题 84　APL 具有哪些遗传学特征？

答　约 90% 的 APL 存在典型的 t（15;17），这种染色体异常使 17 号染色体上的维 A 酸受体 α（RARα）与 15 号染色体上的 PML 基因融合，形成 PML-RARα 以及与之相对应的 RARα-PML 两个融合基因，研究表明所有 t（15;17）阳性的 APL 患者均表达 PML-RARα 融合基因，而 RARα-PML 融合基因仅在 60%～70% 的患者中表达，故前者与 APL 发生更加密切。

问题 85　如何进行 APL 的临床治疗？

答　由于 APL 临床表现的特殊性，其治疗亦与其他类型 AML 不同。

1. 诱导缓解：
   (1) 化疗：目前已较少应用。

　　(2) 维 A 酸：全反式维 A 酸对 APL 进行诱导分化的治疗，完全缓解率达 85.3%。

　　(3) 砷剂：三氧化二砷治疗 APL，完全缓解率达 80% 左右。北京大学人民医院以四硫化四砷治疗 APL，初治患者完全缓解率达 100%，所需中位时间为 50 天，93.7% 的患者在服药 81 天时 t (15;17) 消失，87.5% 的患者在服药 101 天时 PML-RARα 融合基因转阴。砷剂作用机制是诱导白血病细胞凋亡。

2. 缓解后治疗：砷剂不仅有较高的缓解率，而且能使白血病得到根治。我院以四硫化四砷治疗获得血液学完全缓解的 APL 患者，6 年无病生存率为 87.4%。但多数研究推荐采用维 A 酸、小剂量化疗（蒽环类为基础的联合化疗）、砷剂交替治疗，对于改善疗效具有十分重要的意义。

3. 复发或难治：对于多种方案治疗后反复发作或疗效差者可考虑进行造血干细胞移植。

问题 86　什么叫维 A 酸综合征？

答　维 A 酸治疗过程中，白细胞计数会增高，服药 7～14 d 达高峰，升高幅度可达原水平的 6～10 倍，之后白细胞计数会逐渐下降。白细胞计数增高过程中，可伴有高热、呼吸困难、肺部浸润、骨痛、胸腔积液、心包积液等症状，称之为"维 A 酸综合征"。

问题 87　如何判断 ALL 的预后？

答　ALL 的不良预后因素有：

1. 年龄 >60 岁。

2. 初治的 B-ALL 白细胞大于 $30×10^9/L$。

3. 细胞核型和分子学异常：t (9;22) 或具有 bcr/abl 融合基因、t (4;11) 或具有 MLL/AF4 融合基因、t (8;14)、t (2;8)、t (8;22)、−7、+8；而具有 t (10;14) 的 T-ALL 常预后较好。

4. 诱导化疗达完全缓解大于 4～6 周者。

5. 其他高危因素还有：患者一般情况差，外周血幼稚细胞过高，骨髓高度浸润，肝、脾、淋巴结显著肿大，无纵隔肿大，缺乏 T 系抗原表达，血清乳酸脱氢酶（LDH）水平异常增高以及初诊时合并中枢神经系统白血病。

问题 88　急性淋巴细胞白血病的危险度如何分组？

答　急性淋巴细胞白血病根据危险因素分为三组：

1. 低危组：年龄 <30 岁，白细胞小于 $30×10^9/L$，无与预后不良有关的细胞核型和分子学异常，4～6 周内获完全缓解。

2. 中危组：介于低危组和高危组之间。

3. 高危组：年龄 >60 岁，B-ALL 白细胞大于 $100×10^9/L$，具有与预后不良有关的核型和分子学异常，4～6 周内未获完全缓解。

问题 89　如何治疗急性淋巴细胞白血病？

答　急性淋巴细胞白血病的治疗包括一般治疗、诱导缓解化疗、中枢神经系统白血病的防治、巩固和维持治疗。

1. 一般治疗：支持治疗。
2. 诱导缓解：急性淋巴细胞白血病患者的诱导缓解治疗，常用长春新碱加泼尼松（VP方案），成人急性淋巴细胞白血病需在 VP 方案基础上加门冬酰胺酶（VLP 方案）或柔红霉素（VDP 方案）或四种药物同时应用（VLDP 方案），亦可再加环磷酰胺（VDCLP 方案）。
3. 巩固和维持治疗：目前主张急性淋巴细胞白血病缓解后巩固强化 6 个疗程，维持治疗阶段坚持治疗 3～5 年。
4. 中枢神经系统白血病的防治：
   （1）鞘内注射用药：鞘内注射甲氨蝶呤（MTX）或阿糖胞苷（Ara-C）。
   （2）全身用药：如 MTX $1.5～3.0\,g/m^2$ 或中大剂量 Ara-C 比较有效。
   （3）放疗。
5. 睾丸白血病治疗：局部可采用手术或放射治疗，但重在全身治疗。
6. 造血干细胞移植：宜尽早在第一次完全缓解期进行造血干细胞移植，以异基因造血干细胞移植为首选，自体移植复发率高。

问题 90　髓外白血病包括哪些部位？

答　髓外白血病包括中枢神经系统白血病、睾丸白血病及其他骨髓外的浸润，如白血病眼病、白血病肺浸润、心脏浸润、皮肤浸润及肾、消化道、卵巢、乳房、宫颈等脏器浸润。

问题 91　如何诊断中枢神经系统白血病（脑白）？

答　1978 年 10 月召开的全国白血病防治研究协作工作会议有关中枢神经系统白血病（CNSL）的诊断结果标准规定如下：

1. 有中枢神经系统症状和体征（尤其是颅内压增高的症状和体征）。
2. 有脑脊液的改变：
   （1）压力增高（$>0.02\,kPa$ 或 $200\,mmH_2O$），或大于 60 滴/分。
   （2）白细胞计数$>0.01×10^9/L$。
   （3）蛋白质$>450\,mg/L$，或潘迪试验阳性。
   （4）排除其他原因造成的中枢神经系统或脑脊液的相似改变。

问题 92　如何诊断睾丸白血病？

答　睾丸白血病早期临床可无任何表现，仅在睾丸活组织检查中发现，早期诊断比较困难。明显的睾丸白血病：睾丸呈无痛性肿大，多为单侧性，局部变硬，透光试验阴性。即使是单侧肿大，另一侧通常有亚临床的显微镜改变，实际上睾丸白血病常侵犯双侧睾丸。如组织检查失败，可用末端脱氧核苷酸转移酶（TdT）染色和电镜检查，对于一些微小睾丸浸润灶的诊断很有帮助。

问题 93　如何判断急性白血病的疗效？

答　急性白血病的疗效标准，分为完全缓解（CR）、部分缓解（PR）、无效（NR）3 种标准。

1. 完全缓解：
   (1) 临床无白血病细胞浸润所致的症状和体征，生活正常或接近正常。
   (2) 血象：Hb≥100 g/L（男性），或≥90 g/L（女性及儿童），中性粒细胞绝对值≥$1.5×10^9$/L，血小板≥$100×10^9$/L。外周血白细胞分类中无白血病细胞。
   (3) 骨髓象中白血病细胞≤5%，红细胞及巨核细胞系正常。
2. 部分缓解：标准为骨髓白血病细胞＞5%而≤20%；或临床、血象 2 项中有 1 项未达完全缓解标准者。
3. 未缓解：指骨髓象、血象及临床 3 项均未达到上述标准者。
4. 持续完全缓解（CCR）：指从治疗后完全缓解之日起计算，期间无白血病复发，达 3～5 年以上者。

问题 94　白血病化疗后感染如何选择抗生素治疗？

答　感染是白血病患者最常见最危险的合并症，粒细胞缺乏者，一旦体温超过 38.5℃，应高度重视感染的可能。排除输血/输液反应，应查找感染灶及感染源，并立即给予广谱抗生素经验治疗。标准的方案是联合使用抗生素，最好覆盖广谱病原，对毒性更强的革兰氏阴性菌有相加或协同效用，减少耐药病原菌的发生。粒细胞绝对值低于 $0.1×10^9$/L，高热伴寒战怀疑有革兰氏阴性杆菌感染时，应尽可能给予头孢他啶或注射用亚胺培南西司他丁钠（泰能）。2～3 天无效时，应该加用万古霉素，警惕金黄色葡萄球菌败血病及耐甲氧西林型金黄色葡萄球菌感染。上述治疗仍不能控制，应使用氟康唑、两性霉素 B 防治真菌感染。待感染病菌明确后，根据药敏性调整抗生素。

问题 95　急性白血病缓解后要坚持治疗多长时间？

答　急性白血病经诱导缓解后，体内白血病细胞由 $10^{10}～10^{12}$ 降至 10^8，白血病细胞减少了 99%，但只有当白血病细胞降至 10^4 以下时，方可停止化疗，依靠免疫机制消灭残存白血病细胞克隆。成人 ALL 应加强巩固、维持治疗，需要 3～5 年。AML 坚持治疗多长时间，取决于早期强化的强度。成人 AML CR 后至少连续巩固强化治疗 1 年，不需维持治疗。鉴于我国的 AML 治疗强度减弱，一般医院用药剂量偏低，为此坚持长时间（3～5 年）治疗也很重要。

问题 96　什么叫费城染色体？

答　费城染色体即 Ph 染色体，由 9 号及 22 号染色体间相互易位而形成，即 t（9;22）

(q34;q11)，9 号染色体长臂上 C-abl 原癌基因易位至 22 号染色体长臂的断裂点集中区（bcr）形成 bcr/abl 融合基因，它所编码的 P210/P190 蛋白具有超正常的酪氨酸激酶活性，可干扰一系列的细胞增殖与凋亡信号，从而导致白血病的发生。Ph 染色体除见于 95％以上的慢性髓性白血病患者（多表达 P210 蛋白）以外，还可见于 20％～40％的成人急性淋巴细胞白血病（P190 蛋白）与少部分急性髓性白血病。

问题 97 慢性髓系白血病（CML）的临床表现有哪些特点？

答 1. 各年龄均可发病，中年最多见，男多于女。
2. 起病缓慢，早期常无自觉症状而查体意外发现血象异常或脾大而确诊。
3. 随病情进展可出现乏力、低热、多汗、盗汗、体重减轻等代谢亢进的表现。
4. 查体发现脾大最突出，治疗缓解后脾可缩小，随病变发展可再度增大。
5. 白细胞极度增高时（如超过 $200×10^9/L$）可发生"白细胞淤滞症"。

问题 98 慢性髓系白血病应与哪些疾病相鉴别？

答 1. 类白血病反应：类白血病常并发于严重的感染、恶性肿瘤等疾病，白细胞可高达 $50×10^9/L$，但类白血病反应有各自的病因和临床表现，原发病控制后，反应随即消失，脾大不如慢性粒细胞白血病明显，粒细胞中常可见中毒颗粒和空泡，嗜碱性粒细胞和嗜酸性粒细胞不增多，中性粒细胞碱性磷酸酶（NAP）反应强阳性，Ph 染色体阴性。
2. 其他原因引起的脾大：血吸虫病、慢性疟疾、黑热病、肝硬化、脾功能亢进等均有脾大，但各病均有原发病的临床特点，血象及骨髓象无慢性粒细胞白血病的改变，Ph 染色体阴性。
3. 骨髓纤维化：原发性骨髓纤维化症脾大显著，血象中白细胞增多并出现幼粒细胞等，但骨髓纤维化外周血白细胞数一般比慢性粒细胞白血病少，多不超过 $30×10^9/L$，NAP 阳性，此外幼红细胞持续出现于血中，红细胞形态异常，特别泪滴状红细胞易见，Ph 染色体阴性。

问题 99 慢性髓系白血病的病程如何分期？

答 慢性髓系白血病整个病程分为三期：
1. 慢性期：一般持续 1～4 年，患者有乏力、低热、盗汗、体重减轻等代谢亢进症状，左上腹坠胀感。
2. 加速期：维持几个月到数年，常有发热、虚弱、进行性体重下降、骨骼疼痛，逐渐出现贫血和出血。
3. 急变期：为 CML 的终末期，临床与急性白血病类似。

问题 100 如何判断慢性髓系白血病进入加速期？

答 慢性髓系白血病进入加速期时有如下特点：
1. 常规治疗（羟基脲或白消安片）难以使增高的白细胞降低或停药间期缩短。

2. 白细胞倍增时间<5 天。

3. 外周血或骨髓中原始细胞超过 10%。

4. 外周血或骨髓中原始细胞+早幼粒细胞超过 20%。

5. 外周血嗜碱性粒细胞超过 20%。

6. 常规治疗（羟基脲或白消安片）后贫血和血小板减少不改善。

7. 持续血小板增高。

8. 除 Ph 染色体外出现其他染色体异常。

9. 脾进行性肿大。

10. 发生绿色瘤或骨髓纤维化。

问题 101 慢性髓系白血病慢性期如何治疗？

答 1. 单一药物化疗：首选为羟基脲，还可选用白消安片、靛玉红或高三尖杉酯碱等，都不能消除 Ph 染色体，也不能防止加速和急变。

2. 干扰素（IFN-α）：IFN-α 可使 70% 患者达到血液学缓解，还可使 30%～40% 患者达到细胞遗传学缓解，10%～20% 患者达到 PCR-bcr/abl 融合基因转阴，延长患者的中位生存期。

3. 化疗+干扰素：目前认为疗效较好的方案为 IFN-α+LDAra-C。

4. 酪氨酸激酶抑制剂（如甲磺酸伊马替尼）：甲磺酸伊马替尼是直接靶向白血病基因产物（*bcr/abl* 融合基因）的药物，对于 CML 慢性期患者可获得 95% 的完全血液学缓解（CHR）率和 60%～80% 的细胞遗传学缓解率。

5. 异基因造血干细胞移植：目前认为异基因造血干细胞移植是彻底治愈 CML 的唯一手段。CML 第一次慢性期采用异基因造血干细胞移植的治愈率为 60%～70%。

问题 102 慢性髓系白血病加速期如何治疗？

答 CML 进展为加速期后，多数治疗（加大以往药物的剂量或换用其他药物）可以取得不同程度的血液学反应或再次回到慢性期，但有效率不足 50%，且缓解持续时间短暂，遗传学有效率微乎其微。甲磺酸伊马替尼的血液学疗效>60%，优于以往的药物，并可取得>20% 的细胞遗传学缓解。在加速期进行造血干细胞移植效果比慢性期差。

问题 103 慢性髓系白血病急变期如何治疗？

答 进入急变期后，根据急变的类型，采用与急性白血病相似的方案治疗，血液学疗效为 20%～40%，缓解期短暂，预后极差，生存期小于 3～6 月。也可应用甲磺酸伊马替尼，血液学疗效 30%～50%，细胞遗传学缓解率为 12%，同样，缓解期短暂。急变后进行造血干细胞移植效果极差。

问题 104 伊马替尼治疗 CML 的机制是什么？

答 甲磺酸伊马替尼（Imatinib Mesylate），原名为 CGP57148 或 STI571，商品名为格列卫

(Glivec 或 Gleevec)，是一种由计算机设计的针对 BCR-ABL 蛋白分子结构的单一化合物，其活性物为苯氨嘧啶衍生物。伊马替尼是一种信号传导抑制物，仅能抑制 $P210^{bcr-abl}$ 与 $P190^{bcr-abl}$ 酪氨酸激酶、干细胞生长因子受体 c-kit 和血小板衍化生长因子受体 PDGFR，而对Ⅲ类受体激酶家族的其他成员如 Flt-3 和 Fms 无抑制作用，是当今最为特异的酪氨酸激酶抑制剂。Ph 染色体及其分子基础 *bcr-abl* 融合基因是 CML 的遗传学与分子标志，*bcr-abl* 融合基因所编码的 P210/P190 蛋白具有超正常的酪氨酸激酶活性，通过干扰一系列细胞增殖与凋亡信号而导致发病。伊马替尼通过取代 BCR-ABL 融合蛋白结构中的 ATP 而阻断 ABL 酪氨酸激酶及其下游分子的磷酸化，纠正了 $P210^{bcr-abl}$ 与 $P190^{bcr-abl}$ 的持续性磷酸化作用，从而达到抑制 Ph 阳性白血病细胞的增殖与抗凋亡作用。

问题 105　慢性淋巴细胞白血病的预后因素有哪些？

答　根据 Rai 分期，将慢性淋巴细胞白血病分组为：①低危组（0 期）；②中危组（Ⅰ～Ⅱ期）；③高危组（Ⅲ～Ⅳ期）。中位生存期分别为＞10 年、7 年和 2 年。

其他单独影响预后的因素为：骨髓活检淋巴细胞呈弥漫浸润型，外周血淋巴细胞计数＞50×10^9/L，淋巴细胞倍增时间≤12 个月，细胞遗传学检查表现为多种复杂核型。

慢性淋巴细胞白血病出现异常核型者占 82%。最常见的异常核型有：13q-（55%），11q-（18%），＋12q（16%），17q-（7%）。17q-和 11q-为预后不良的因素，而 13 号染色体异常，特别是 13q-和正常核型者预后良好。IgV 基因的突变状态也被认为与预后有关，未突变型 IgV 者与突变型 IgV 相比预后不良。

问题 106　如何治疗慢性淋巴细胞白血病（CLL）？

答　CLL 的早期一般不予任何治疗，只需观察病情发展情况。目前，对 CLL 的治疗方法一般仅能达到改善造血功能及缓解临床症状，延长患者生命，彻底治愈比较困难。常用的治疗方法如下：

1. 化疗：苯丁酸氮芥（瘤可宁）为首选，环磷酰胺一般用于对苯丁酸氮芥不敏感和耐药者。也可采用 COP、CHOP 等方案联合化疗。
2. 放射治疗：仅用于淋巴结肿大发生压迫症状或化疗后淋巴结、脾、扁桃体缩小不满意者。
3. 生物治疗：干扰素（INF-α）对低危患者有效率达 50%。

问题 107　多发性骨髓瘤有哪些临床表现？

答　1. 骨髓瘤细胞对骨骼和其他组织器官浸润与破坏所引起的临床表现：
　　（1）骨骼破坏骨质疏松甚至溶骨性破坏，可发生自发性骨折、骨痛、局部肿块。
　　（2）髓外浸润：可有肝、脾、淋巴结及肾等受累器官肿大；孤立性骨髓瘤可见于软组织，称为髓外骨髓瘤；神经浸润以胸腰椎破坏压缩、压迫脊髓所致截瘫为多见，其次为神经根损害，浸润脑膜可出现脑神经瘫痪；可发展为浆细胞白血病。

2. 血浆蛋白异常引起的临床表现：

(1) 感染；

(2) 高黏滞综合征；

(3) 出血倾向；

(4) 淀粉样变性和雷诺现象；

(5) 贫血；

(6) 高钙血症。

3. 肾功能损害：表现为蛋白尿、管型尿甚至急性肾衰竭。

问题 108 为什么多发性骨髓瘤可引起肾功能损害？哪种类型最易发生肾损害？

答 1. 多发性骨髓瘤引起肾功能损害可能通过以下机制：

(1) 游离轻链（本周蛋白）被近曲肾小管吸收后沉积在上皮细胞质内，使肾小管细胞变性，功能受损，如蛋白管型阻塞则导致肾小管扩张。

(2) 高血钙引起多尿及少尿。

(3) 尿酸过多，沉积在肾小管，导致高尿酸血症肾病。

2. 多发性骨髓瘤轻链型最易发生肾损害。

问题 109 为什么多发性骨髓瘤患者血钙增高？

答 多发性骨髓瘤患者血钙增高的原因有：

1. 异常免疫球蛋白与钙离子结合。

2. 骨质破坏后钙离子的释放。

3. 远端肾小管对钙离子的重吸收增加。

问题 110 多发性骨髓瘤可有哪些异常实验室指标？

答 1. 血象：贫血，红细胞沉降率显著增快，红细胞在血片上排列成钱串状。当骨髓瘤细胞在血中大量出现超过 $2 \times 10^9 / L$ 者称为浆细胞白血病。

2. 骨髓：主要为异常浆细胞增生，至少占有核细胞数的 15%，并伴有质的改变。骨髓瘤细胞大小和形态不一，成堆出现。

3. 血液生化检查：

(1) 异常球蛋白血症：血清电泳可见一染色浓而密集、单峰突起的 M 蛋白，1% 为不分泌型骨髓瘤。

(2) 血钙、磷测定：高钙、高磷血症。

(3) 血清 β_2 微球蛋白及血清乳酸脱氢酶活力均高于正常。

(4) 尿和肾功能测定：90% 患者有蛋白尿，血清尿素氮和肌酐可升高，约半数患者尿中出现本周蛋白＞1 g/24 h。

4. X 线检查：早期为骨质疏松；典型病变为圆形、边缘清楚如凿孔样的多个、大小不等溶骨性损害；病理性骨折。γ 骨显像可早期发现骨病变。

问题 111 如何诊断多发性骨髓瘤？

答 诊断多发性骨髓瘤的依据是：

1. 骨髓中浆细胞＞15％，且有形态异常。
2. 血清中有大量的 M 蛋白或尿中本周蛋白＞1 g/24 h。
3. 溶骨病变或广泛的骨质疏松。

仅有 1、3 两项者属不分泌型，仅有 1、2 两项者需除外反应性浆细胞增多及意义未明的单克隆免疫球蛋白血症。

问题 112 多发性骨髓瘤应与哪些疾病相鉴别？

答
1. 反应性浆细胞增多症：可由慢性炎症、伤寒、系统性红斑狼疮、肝硬化、转移瘤等引起，浆细胞一般不超过 15％且无形态异常。
2. 意义未明的单克隆免疫球蛋白血症：无骨骼病变，骨髓中浆细胞增多不明显，单克隆免疫球蛋白一般少于 10 g/L，且历经数年而无变化。
3. 其他能产生 M 蛋白的恶性疾病：如原发性巨球蛋白血症、重链病、慢性淋巴细胞白血病、恶性淋巴瘤（B 细胞型）、原发性淀粉样变、血管母细胞淋巴结病。
4. 骨病变应与骨转移瘤、老年性骨质疏松、肾小管酸中毒及甲状旁腺功能亢进相鉴别。

问题 113 多发性骨髓瘤如何进行分型？

答 骨髓瘤的分型：依照增多的异常免疫球蛋白类型可分为 8 型：IgG 型、IgA 型、IgD 型、IgM 型、IgE 型、轻链型、双克隆型（双克隆型的免疫球蛋白可属于同一类型，也可以是不同类型，其轻链可相同、也可不同）、不分泌型。

问题 114 轻链型多发性骨髓瘤有何特点？

答 轻链型多发性骨髓瘤占 12％～20％。血清蛋白电泳无 M 成分，血和尿免疫电泳可检测出大量的单克隆免疫球蛋白轻链，尿本周蛋白阳性，骨质破坏及肾功能损害严重。

问题 115 如何治疗多发性骨髓瘤？

答
1. 支持治疗：包括输血、防治感染、缓解骨痛、保护肾功能以及针对高黏滞综合征和高钙血症的治疗。
2. 化疗：对于初治病例采用 MP 方案及以其为基础的多种化疗药物联合方案。具体方案包括：MP 方案、M2、VMCP 方案、VAD 方案。
3. 难治性病例的治疗：多采用 VAD 方案或大剂量白消安片（HDM）方案治疗。沙利度胺治疗难治性多发性骨髓瘤的有效率也可达 30%。

4. 维持治疗：应用干扰素-α。化疗合并干扰素-α可提高缓解率和延长缓解期。近来，干扰素-α联合小剂量沙利度胺（200～300 mg/d）用于维持治疗的研究也在开展。

5. 造血干细胞移植：包括自体和异基因造血干细胞移植。

6. 放射治疗：主要用于局部治疗改善骨痛症状。

问题 116　什么是浆细胞白血病？

答　当外周血白细胞分类浆细胞高于 20% 或绝对计数高于 $2 \times 10^9/L$ 时即成为浆细胞白血病，此病占多发性骨髓瘤的 1%～2%，临床特征除外周血浆细胞增多和广泛内脏器官受累外，其他特征类似于多发性骨髓瘤。浆细胞白血病可分为两型：继发性浆细胞白血病和原发性浆细胞白血病，继发性者常出现于多发性骨髓瘤晚期。

问题 117　我国的淋巴瘤流行病学有何特点？

答　我国淋巴瘤的发病率为（3～4）/100 000，死亡率为 1.5/100 000；占所有恶性肿瘤死亡率的第 11 位；男性多于女性；任何年龄均可发病，但以青年人多见。与欧美相比，霍奇金病（HD）的发病率较低（占淋巴瘤的 8%～11%，而欧美为 25%），非霍奇金淋巴瘤（NHL）的发病率明显高于欧美。在 NHL 的病理类型中，T 细胞淋巴瘤及结外淋巴瘤的发病率较高，滤泡型少见。

问题 118　淋巴瘤常用的分型有哪些？

答　1. HD 的分型常用 1965 年 Rye 会议分型：
    （1）淋巴细胞为主型；
    （2）结节硬化型；
    （3）混合细胞型；
    （4）淋巴细胞削减型。

2. NHL 的分型多用 1982 年美国国立癌症研究所制订的国际工作分类（IWF）：
    （1）低度恶性；
    （2）中度恶性；
    （3）高度恶性；
    （4）不能分型及其他。

3. 目前 NHL 的最新分型是 1998 年的 WHO 分型，它是以细胞形态学、免疫分型、细胞遗传学为基础进行分类，并对一些难以分型的类型进行了阐述。主要分为：
    （1）B 细胞疾病：前 B 细胞疾病、外周性 B 细胞疾病。
    （2）T 细胞疾病：前 T 细胞淋巴母细胞白血病/淋巴瘤、外周 T 细胞疾病。

问题 119　什么叫 R-S 细胞？

答　R-S 细胞（Reed-Sternberg cell），又译为里–斯细胞，对诊断 HD 有帮助。R-S 细胞大

小不一，为 $20\sim60\ \mu m$，多数较大，形态极不规则。胞质嗜双色性，核外形不规则，可呈"镜影状"，也可多叶或多核，偶有单核，核染色质粗细不等，核仁可大达核的 1/3。结节硬化型 HD 中 R-S 细胞由于变形，胞质浓缩，两细胞核之间似有空隙，称为腔隙型 R-S 细胞。骨髓浸润大多由血源播散而来，骨髓穿刺涂片阳性率仅 3%，但活检法可提高至 9%～22%。

问题 120 霍奇金病（HD）与非霍奇金淋巴瘤（NHL）各有何特点？

项目	HD	NHL
疾病单元	单一疾病	一组疾病
瘤细胞	R-S 细胞，瘤细胞较少	各类别、各阶段的淋巴细胞、组织细胞、瘤细胞较多
反应性成分在瘤组织中所占比例	较大	较小
原发部位	结内常见	结外占 1/3
疾病范围	常局限于结内	常侵及结外
播散方式	邻近淋巴结播散	跳跃性播散
病程	进展较慢	除低度恶性外，中、高度恶性进展较快
侵犯部位：		
韦氏环	少见	多见
纵隔	常见，约占 50%	不常见
胃肠道	罕见	常见
腹块	不常见	常见
肠系膜淋巴结	不常见	常见
肝受累	不常见	常见
脾受累	常见	不常见
中枢神经系统	罕见	可见
骨髓或发生白血病	少见	常见
皮肤受累	罕见	可见
全身衰弱	少见	多见
治疗效果	比较恒定	由于恶性程度不同而差异较大
预后	较好，已属于可治疗的肿瘤	因恶性程度不同而异

问题 121 影响 HD 的预后因素有哪些？

答 影响 HD 患者的预后因素主要有以下各项：

1. 年龄。
2. 性别。
3. 病理。
4. 分期。

5. 全身症状：伴有全身症状的患者预后比无全身症状者差。

6. 其他：伴有巨大纵隔肿瘤、多发结外病变、高乳酸脱氢酶（LDH）血症、贫血、低白蛋白血症等时往往预后不良。

问题 122　HD 如何进行整体治疗？

答　霍奇金病治疗方案的选择必须依照正确的分期来进行。国际公认的原则是，Ⅰ期、Ⅱ期的患者以放疗为主，Ⅲ期、Ⅳ期的患者采用以化疗为主加用放疗的综合治疗方案。

对于化疗后复发的患者，如为时已超过 12 个月，可以原方案继续治疗，有 90％的患者可第二次达 CR，ABVD 方案应作为首选。未达 CR 的患者，对 MOPP/ABVD 方案无效的复发患者、连同在不到 12 个月内复发的患者均需采用二线方案化疗，如 CEVD（CCNU、VP-16、VDS、DXM）或 CEP（CCNU、Vp-16、pred）或 MIME（米托胍腙、IFO、MTX、Vp-16）等。此类患者采用大剂量化疗加自体干细胞移植可提高治疗效果。

问题 123　NHL 的预后因素有哪些？

答　1992 年提出的淋巴瘤国际预后指标（international prognostic index，IPI）认为 NHL 的预后因素有年龄、分期、结外病变数、体能状态和血清 LDH 水平。

问题 124　非霍奇金淋巴瘤的治疗原则是什么？

答　1. 除少数局限性低度恶性淋巴瘤病例可采用局部放疗治愈外，大部分 NHL 主要采用化疗。

2. 对侵袭性淋巴瘤（中、高度恶性）的治疗，除年迈、全身状况差或合并有其他疾病者外，应以根治为治疗目标。Ⅲ、Ⅳ期低度恶性淋巴瘤，目前仍未能达到治愈的目标，只能进行姑息性治疗。

3. 对中、高度恶性淋巴瘤，欲达到治愈的目的，首先应争取达到完全缓解。一开始就给予足够剂量强度的正规方案治疗。

4. 对完全缓解后首次复发病例或初治的高危病例，应考虑在干细胞移植支持下的大剂量化疗。

5. 放疗可作为巨大肿瘤部位化疗后辅助治疗，也可作为防止中枢神经系侵犯的治疗手段之一。

问题 125　抗 CD20 的单克隆抗体在淋巴瘤的治疗中有何意义？

答　抗 CD20 的单克隆抗体——利妥昔单抗（美罗华）是一种人-鼠嵌合型单克隆抗体，主要通过抗体依赖的细胞毒作用（ADCC）和补体依赖的细胞毒作用（CDC）启动细胞凋亡。利妥昔单抗在治疗 CD20＋的 B 细胞性低度恶性淋巴瘤中有明显疗效。复发或早期化疗失败者采用利妥昔单抗治疗，与化疗（CHOP 或 FCM 等方案）合用疗效更好。其还可作为淋巴瘤的维持治疗。

问题 126 在正常的止血机制中有哪几个重要因素？

答 在正常的止血机制中，有三个重要因素：

1. 血管：血管收缩是人体对出血最早的生理性反应。当血管受损时，局部血管发生收缩，导致管腔变窄、破损伤口缩小或闭合。
2. 血小板：血管受损时，血小板通过黏附、聚集及释放反应参与止血过程。
3. 凝血因子：血管内皮损害，启动外源及内源性凝血途径，在磷脂等的参与下，经过一系列酶解反应形成纤维蛋白血栓。

问题 127 血管在凝血中起什么作用？

答 人体对出血最早的生理性反应是局部血管发生收缩，破损伤口缩小或闭合。血管受损后基底胶原暴露，激活因子ⅩⅡ（FⅫ），启动内源性凝血。同时内皮细胞表达并释放血管性血友病因子（vWF）、组织因子（TF）、组织型纤溶酶原激活剂（t-PA），激活相应的外源性凝血、纤溶系统。

问题 128 血小板在凝血中起什么作用？

答 血小板在凝血过程中作用如下：

1. 形成血小板血栓，机械性修复受损血管。
2. 分泌有强烈收缩血管、诱导血小板聚集的介质。
3. 释放血小板第 3 因子（PF_3）直接参与凝血反应。
4. 活化的血小板，直接激活 FⅫ 及 FⅪ。

问题 129 体内有哪些抗凝物质？它们如何使凝血和抗凝之间保持动态平衡？

答 体内的抗凝物质主要由三个系统组成：

1. 抗凝血酶-Ⅲ（AT-Ⅲ）。
2. 蛋白 C 系统。
3. 组织因子途径抑制物（TFPI）。
4. 肝素：也是抗凝系统的重要组成部分。

问题 130 体内的纤溶系统由哪些部分组成，如何被激活？

答
1. 纤溶系统主要组成包括：纤溶酶原（PLG）、t-PA、尿激酶型纤溶酶原激活剂（u-PA）、纤溶酶相关抑制物。
2. 纤溶系统通过两条途径激活：
   （1）内源性途径：当血管损伤，内皮下胶原暴露，血液中 FⅫ 被内皮下胶原激活为FⅫa；少量 FⅫa 与高分子量激肽原（HMWK）结合，使激肽释放酶原（PK）转变为激肽释放酶（K），K 与 HMWK 可迅速反馈激活大量 FⅫ，FⅫa 则激活

$F \text{XI}$，$F \text{XI} a$ 与 Ca 激活 $F \text{IX}$，$F \text{IX} a$ 与 Ca^{2+}、$F \text{VIII} a$、PF3 共同形成复合物，使 $F \text{X}$ 激活为 $F \text{X} a$。

(2) 外源性途径：是指参加的凝血因子并非全部存在于血液中，还有外来的凝血因子参与止血。这一过程是从组织因子暴露于血液而启动，到因子 X 被激活的过程。当组织损伤后，释放组织因子，在钙离子的参与下，它与因子 VII 一起形成 1∶1 复合物。因子 VII 与组织因子结合会很快被活化的因子 X 激活为 $\text{VII} a$，从而形成 $\text{VII} a$ 组织因子复合物。

问题 131　出血性疾病如何分类？

答　按病因及发病机制，出血性疾病可分为：

1. 血管壁异常。
2. 血小板异常。
3. 凝血异常。
4. 抗凝及纤溶异常。
5. 复合性止血机制异常。

问题 132　出血性疾病询问病史时应注意些什么？

答　询问病史，重点注意以下几点：

1. 出血部位：黏膜部位的出血，是血小板质或量异常的特征。紫癜与血小板减少有关，且经常提示有系统性疾病。发生在关节腔和潜在空腔的出血，常常与凝血因子缺乏有关。黏膜与窦腔出血同时存在提示有弥散性血管内凝血（DIC）一类疾病，此时血小板和凝血因子异常同时存在。
2. 发病年龄：从小发病或出生时脐带出血提示先天性疾病。
3. 家族史：患者和其他家族成员有无不正常的出血以及在拔牙、手术或创伤后有无过多的出血发生，特别要问清楚父系、母系和近亲家族成员中有无类似疾病。
4. 既往史及药物使用史：许多异常出血的患者患有获得性疾病。询问是否有肝脏疾病或药物（特别是乙醇、阿司匹林、非甾体抗炎药、华法林、抗体和其他含有阿司匹林的药物）使用史可能有帮助。

问题 133　对凝血因子缺陷的初筛试验结果如何进行判断？

答　凝血因子缺陷的初筛试验包括凝血酶原时间（PT）、凝血酶时间（TT）和活化部分凝血活酶时间（APTT）。PT 延长，TT 和 APTT 正常见于因子 VII 缺乏症；PT、TT 正常，APTT 延长见于内源性凝血途径异常，即因子 VIII、IX、XI 或 XII 缺乏；PT 和 APTT 都延长而 TT 正常可见于内、外源性凝血因子都异常或因子 II、V、X 缺乏；PT 和 APTT 都正常而 TT 延长则可能为纤维蛋白原明显减少、纤溶亢进或有类肝素抗凝物质存在。

问题 134　血管性止血异常包括哪些疾病?

答　血管性止血异常包括:

1. 先天性或遗传性:如遗传性出血性毛细血管扩张症、家族性单纯性紫癜、先天性结缔组织病等。
2. 获得性:如败血症、过敏性紫癜、药物性紫癜、维生素 C 及 P 缺乏症、糖尿病、库欣病、结缔组织病、动脉硬化、机械性紫癜和体位性紫癜等。

问题 135　过敏性紫癜常见的原因有哪些?

答
1. 感染:是最常见的原因,包括细菌、病毒、肠道寄生虫感染等。
2. 食物:人体对异性蛋白过敏所致。
3. 药物:
   (1) 抗生素类;
   (2) 解热镇痛药;
   (3) 其他,如磺胺类、阿托品、异烟肼及噻嗪类利尿药等。
4. 其他:花粉、尘埃、菌苗或疫苗接种、虫咬、受凉及寒冷刺激等。

问题 136　单纯型过敏性紫癜的皮疹有何特点?

答　单纯型过敏性紫癜的特点为对称分布、分批出现,下肢及臀部最多。紫癜可融合成片,形成瘀斑。严重者出现大血泡,中心坏死。可同时伴有皮肤水肿、荨麻疹。数日内紫癜变色消退。

问题 137　过敏性紫癜应与哪些疾病鉴别?

答　过敏性紫癜主要与血小板减少性紫癜鉴别,由于过敏性紫癜的血小板计数、功能和凝血实验正常,鉴别较容易。在表现为腹型、关节型和肾型的患者,需要分别与外科急腹症、风湿性关节炎、肾小球肾炎和系统性红斑狼疮鉴别。有典型紫癜表现,同时结合多数临床生化检查正常,不难鉴别。

问题 138　过敏性紫癜如何正确治疗?

答　对于过敏性紫癜治疗主要是消除病因,避免服用可疑致敏的药物和食物。轻症患者可用抗组胺药物治疗。如果症状严重伴明显腹痛或关节痛者,可用泼尼松或地塞米松减轻血管炎和组织水肿,但不能防止复发和肾损伤。用肾上腺皮质激素治疗效果不佳时,可加用免疫抑制剂,如硫唑嘌呤或环磷酰胺。另外,中药对过敏性紫癜的治疗也有效,如紫草对单纯型过敏性紫癜效果较好。

问题 139 什么叫特发性血小板减少性紫癜?

答 特发性血小板减少性紫癜 (idiopathic thrombocytopenic purpura, ITP),又称为自身免疫性血小板减少性紫癜 (AITP),是血小板被免疫性破坏、外周血中血小板减少的出血性疾病。ITP 在临床上以出血、血小板减少、骨髓巨核细胞发育成熟障碍、血小板生存时间缩短及抗血小板自身抗体出现为特征。

问题 140 特发性血小板减少性紫癜可能的病因和发病机制有哪些?

答 特发性血小板减少性紫癜根据病程和预后分为急性和慢性特发性血小板减少性紫癜,二者的病因和发病机制有所不同。急性特发性血小板减少性紫癜发病前常有病毒感染史。可能的发病机制是:病毒感染时,体内产生的与病毒抗原有关的抗体与血小板膜发生交叉反应,血小板受到非特异性损伤,并被单核巨噬细胞系统吞噬而清除;或抗体与相应抗原形成免疫复合物,附着于血小板表面而导致损伤。

慢性特发性血小板减少性紫癜,目前认为其病因与发病机制可能与以下因素有关:①自身免疫因素,产生抗血小板抗体而致自身损伤。②细胞免疫功能失调,Th/Ts 比值显著低于正常对照。③遗传因素。④雌激素变化,ITP 多见于育龄期女性,提示可能与雌激素有某种关系。

问题 141 如何鉴别急性和慢性特发性血小板减少性紫癜?

答 急性 ITP 和慢性 ITP 的鉴别要点如下:

	急性型	慢性型
发病年龄	2~6 岁	20~40 岁
性别	无	女性多见
病前感染史	1~3 周前常有	少有
起病	急	缓慢
皮肤黏膜出血	严重时有	一般少见
内脏出血	较多见	少见
血小板计数	常 $<20\times10^9/L$	$(30\sim80)\times10^9/L$
嗜酸粒细胞增多	常见	少见
淋巴细胞增多	常见	少见
巨核细胞	数量正常或增多,不成熟型较多	数量正常或明显增多,产生血小板的巨核细胞少或缺如
病程	2~6 周,通常不超过 6 个月	可迁延数月至数年
自发缓解	80%	偶见
疗效	糖皮质激素疗效好	中药、糖皮质激素、切脾、免疫抑制剂,可反复发作

问题 142 特发性血小板减少性紫癜与免疫性疾病的关系如何？

答 特发性血小板减少性紫癜是一种与自身免疫相关的疾病，一些自身免疫性疾病如系统性红斑狼疮（SLE）、Evans综合征等，由于自身抗体的作用而导致血小板减少。有人发现约有2%的ITP患者最终发展为系统性红斑狼疮，与HLA-DR$_2$密切相关可能是ITP与免疫性疾病有密切关系的原因之一。但是，一旦确诊有自身免疫性疾病，血小板减少就被视为自身免疫性疾病的血液系统表现，而不诊断ITP。

问题 143 特发性血小板减少性紫癜应与哪些疾病鉴别？

答 在特发性血小板减少性紫癜的诊断中首先应排除继发性血小板减少症，如再生障碍性贫血、急性白血病、骨髓增生异常综合征、药物性免疫性血小板减少、脾功能亢进以及自身免疫性疾病（如系统性红斑狼疮和Evans综合征）。

问题 144 什么叫继发性血小板减少性紫癜，有哪些因素可导致继发性血小板减少？

答 继发性血小板减少性紫癜是由于存在基础疾病或诱因导致血小板减少的出血性疾病。引起血小板减少的常见原因有下列五种：

1. 物理或化学因素：常见的有放射性核素、苯、磺胺类药、阿司匹林及抗肿瘤药物等。
2. 造血系统疾病：常见的有再生障碍性贫血、白血病、淋巴瘤、多发性骨髓瘤、骨髓转移瘤（癌）、骨髓纤维化、巨幼细胞性贫血、溶血性贫血等。
3. 脾功能亢进：如门脉高压性肝硬化、血吸虫病晚期、黑热病、慢性疟疾等。
4. 感染：包括病毒、细菌、真菌、立克次体、螺旋体、寄生虫等感染。
5. 其他：如尿毒症、弥散性血管内凝血、大量输血、体外循环、结缔组织疾病等。

问题 145 糖皮质激素治疗特发性血小板减少性紫癜的机制是什么？

答 1. 减少血小板相关免疫球蛋白（PAIg）生成及减轻抗原-抗体反应。
2. 抑制单核-吞噬细胞系统对血小板的破坏。
3. 改善毛细血管通透性。
4. 刺激骨髓造血及血小板向外周血的释放。

问题 146 脾切除的术后并发症主要有哪些？

答 1. 感染：是脾切除术后最重要的并发症，术后近期感染易发生于白细胞减少和（或）长期应用免疫抑制剂后。
2. 出血：多见于有血小板减少或功能障碍患者以及脾功能亢进患者。再生障碍性贫血患者术前血小板低于$50 \times 10^9/L$时，术后出血常严重。
3. 栓塞：多见于骨髓增生性疾病脾切除后。术后12 h血小板即开始上升，数日内可升

至 $1000\times10^9/L$ 以上。患者出现恶心、呕吐、剧烈腹痛等，常为肠系膜动脉分支或肝静脉血栓。需紧急处理，必要时在应用细胞毒药物基础上进行血小板清除术。

问题 147　免疫抑制剂治疗特发性血小板减少性紫癜的适应证有哪些？

答　1. 糖皮质激素或切脾疗效不佳者。
2. 有使用糖皮质激素或切脾禁忌证。
3. 与糖皮质激素合用以提高疗效及减少糖皮质激素的用量。

问题 148　达那唑治疗特发性血小板减少性紫癜的机制是什么？

答　达那唑（danazol）可减少单核-巨噬细胞上的 Fc 受体数目，从而延长血小板寿命。但起效慢，可与肾上腺皮质激素协同应用。

问题 149　患 ITP 的妇女足月分娩后是否会导致胎儿发生血小板减少？

答　患 ITP 的妇女妊娠后，由于抗血小板抗体 PAIgG 可通过胎盘引起新生儿血小板减少，发生率可达 35%～70%。但多数血小板减少不严重，一般可以自愈，出生后 1 个月后可自行恢复。严重者可用糖皮质激素、临时性输血小板悬液或用换血法治疗。

问题 150　特发性血小板减少性紫癜患者进行血浆置换的适应证和禁忌证有哪些？

答　一般来说，急性暴发性 ITP 和难治性 ITP 患者适合进行血浆置换，但由于置换时需要使用抗凝剂，在血小板较低时（PLT$<20.0\times10^9/L$）会加重出血，因此在有严重出血时（如脑出血），慎用血浆置换。

问题 151　特发性血小板减少性紫癜患者输注血小板的原则是什么？

答　由于特发性血小板减少性紫癜患者体内有血小板相关抗体，输入的血小板会被破坏而造成输注无效，所以 ITP 患者一般不采用血小板输注来提高血小板计数。在有明显临床出血时，可输注血小板悬液来迅速纠正血小板减少，以利于快速止血。

问题 152　什么叫血友病？

答　血友病是一组遗传性凝血因子的缺乏或结构异常，使凝血活酶的生成发生障碍，影响凝血机制及稳固的纤维蛋白-血小板止血血栓的形成，导致出血症状。血友病甲（A）缺乏因子Ⅷ，又称经典血友病。血友病乙（B）缺乏因子Ⅸ。遗传性因子Ⅺ缺乏症曾被称为血友病丙，目前又称为 Rosenthal 综合征。一般情况下，"血友病"这一名称是指血友病甲和血友病乙，其他凝血因子缺乏症有时被称为类血友病，均为罕见病。

问题 153 血友病甲（血友病 A）和血友病乙（血友病 B）的遗传特点是什么？

答 血友病甲和血友病乙均是性联隐形遗传性疾病，缺陷的基因均位于 X 染色体长臂末端（血友病甲凝血因子 Ⅷ 基因位点为 Xq28，血友病乙凝血因子 Ⅸ 基因位点为 Xq26.3～q27.1）。男性患病，女性为携带者。

问题 154 血友病如何分型，其出血有何特点？

答 根据血浆 FⅧ：C 或 FⅨ：C 水平，可将血友病甲或血友病乙分为轻、中、重、亚临床型四型（中国分型）。

1. 重型：≤1%，严重自发性出血。
2. 中型：2%～5%，微创或外科手术后的中度出血。
3. 轻型，6%～25%，大的创伤或大外科手术后的轻度出血。
4. 亚临床型：25%～45%。

血友病患者最具特征性的出血是深部血肿和关节出血，自发发生或轻度创伤后出现，出血常发生在轻度损伤后几小时。关节反复出血可导致关节肿胀、畸形。由于是遗传性疾病，出血症状可自出生后即出现，伴随终身。

问题 155 血友病的实验室检查有何特点？

答 血友病患者的凝血筛查实验通常显示凝血酶原时间（PT）和凝血酶凝固时间（TCT）正常，活化部分凝血活酶时间（APTT）延长，反映出内源性凝血异常。如果甲型血友病 Ⅷ 因子水平或乙型血友病 Ⅸ 因子水平小于正常活性的 30%（轻度血友病），APTT 可以正常。用凝血活酶生成试验（TGT）及纠正试验（乙型血友病可被正常血清纠正，甲型血友病可被钡吸附的正常血浆纠正）、因子 Ⅷ：C 和因子 Ⅸ 活性的直接检测有助于鉴别甲型血友病和乙型血友病。

问题 156 血友病患者如何补充凝血因子？

答 血友病患者可用于补充凝血因子的制剂有：新鲜全血、新鲜冰冻血浆（FFP）或新鲜血浆（所含成分同全血，凝血因子含量比全血高 1 倍）、冷沉淀物（含 Ⅷ、ⅩⅢ、vWF 及纤维蛋白原等）、凝血酶原复合物（含 Ⅹ、Ⅸ、Ⅶ、Ⅱ）及 Ⅷ 因子和 Ⅸ 因子浓缩物。Ⅷ 因子浓缩物以单位给药，1 国际单位（IU）代表 1ml 正常血浆中 Ⅷ 因子活性的数量。每公斤体重 1 国际单位的 Ⅷ 因子可升高 2% 循环 Ⅷ 因子水平。每 1ml FFP 含 1 国际单位的 Ⅷ 因子。血友病患者达到期望的循环 Ⅷ 因子水平所需要的 Ⅷ 因子数量可用以下公式计算：

Ⅷ因子（U）＝公斤体重数/2×（期望活性％－内源活性％）

血友病乙可参照此公式计算。

问题 157 血友病患者需进行手术时应如何处置？

答 血友病患者当有手术适应证时必须权衡利弊。已知的血友病、血管性假性血友病患者在未经检查及准备前，尽可能避免急诊手术。手术前应测定凝血象，尤其是活化部分凝血活酶时间（APTT）、凝血酶原时间、因子Ⅷ促凝活性（Ⅷ：C）、出血时间（BT），并根据病情在术前补充所缺乏的凝血因子。

在血友病甲，如无Ⅷ因子抗体，可按"所需提高的Ⅷ：C％×血浆容量＝所需单位数"计算补充凝血因子。血友病患者拔牙时，需将Ⅷ因子水平提高到20％～30％，小手术和外伤缝合时应提高到40％～50％，一般手术应提高到50％～70％，而大手术（包括扁桃体手术）应提高到60％～100％。若存在Ⅷ因子抗体，可用激素、免疫抑制剂或血浆交换以减少或清除抗体。术前根据APTT值，输入足够量的血浆或Ⅷ因子浓缩制剂。

问题 158 血友病患者出现活动性出血时如何处理？

答 血友病患者出现活动性出血时，除局部压迫止血外，应将Ⅷ因子水平提高。具体如下：口腔黏膜出血时Ⅷ因子水平提高到20％～30％；早期、无肿胀的关节出血，应提高到30％；明显肿胀疼痛的关节出血，应提高到30％～50％；肌肉软组织血肿不压迫神经时，应提高到30％；在危险部位的出血，如颈部、咽喉部位，应提高到50％～100％；腹膜后和髂窝的出血、颅内出血、头部外伤、消化道出血，也应将Ⅷ因子水平提高到50％～100％。

问题 159 血友病如何输注凝血因子？

答 凝血因子Ⅷ的生物学半衰期短，仅8～12 h，需每隔12 h左右给药一次，以保持血循环中的凝血因子Ⅷ水平。近年来，倾向于连续给药法，即在首次输注使患者凝血因子Ⅷ血浆水平达到期望值后，开始连续滴注。如以每小时每公斤体重2 U的速率连续滴注，可使患者凝血因子Ⅷ水平维持在25％；以每小时每公斤体重3 U的速率连续滴注，可维持在50％；以每小时每公斤体重4 U的速率连续滴注，则可维持在75％。维持时间应根据临床状态和实验室监测结果而定；通常，轻度和中度出血至少需维持3天，重度出血需维持7～21天，甚至更长时间。

问题 160 DDAVP 治疗出血性疾病的机制是什么？

答 DDAVP 是1-去氨基-8-D-精氨酸加压素的缩写，它可促进血管内皮释放vWF，改善血小板黏附、聚集功能。释放的vWF可稳定Ⅷ：C，从而提高Ⅷ：C水平。

问题 161 什么叫 von Willebrand 病？其遗传方式是什么？

答 von Willebrand 病（vWD）是由 vW 因子（vWF）缺乏引起的，是最常见的遗传性出血性疾病。vWF 是一种由血管内皮细胞合成、储存和分泌的糖蛋白，它有两种功能：①在止血过程中 vWF 使血小板黏附到受损伤的内皮；②vWF 在血浆中携带 Ⅷ：C 因子。von Willebrand 病多数是以常染色体显性方式遗传。但是，von Willebrand 病（vWD）最严重的一种类型是由于常染色体隐性缺陷所致。

问题 162 vWD 患者的出血有何特点？

答 vWD 患者的出血倾向在同型 vWD 患者中大不相同，即使是有相同遗传缺陷的来自同一家庭中的患者。最具特征的是皮肤黏膜表面的轻度出血症状（如鼻出血），容易淤血，拔牙手术后容易出血，月经过多和胃肠道出血。Ⅲ 型 vWD 患者的严重出血表现与严重血友病患者相似，包括自发性血肿和关节出血。

问题 163 von Willebrand 病的实验室检查有何特点？

答 凝血筛查实验显示出血时间（BT）延长，PT 正常，TCT 正常，APTT 通常也正常，但在中度或重度 vWD 有 Ⅷ 因子活性降低，APTT 可被延长。血小板的数量正常，但功能检查多异常，血小板的黏附功能降低，瑞斯托霉素血小板聚集试验显示血小板对瑞斯托霉素的诱导不产生聚集。von Willebrand 抗原多数降低，Ⅷ：C 水平轻至中度降低。实验可以受雌激素、孕激素、口服避孕药、甲状腺疾病、感染和运动的影响，由于实验结果变异大，vWD 的诊断很难确立。通常情况下需要反复检查。

问题 164 如何鉴别 vWD 和甲型血友病？

答 von Willebrand 病很难与轻度甲型血友病相区分。von Willebrand 抗原和 Ⅷ：C 水平的检测是唯一的鉴别方法。血友病患者 von Willebrand 抗原和活性应该是正常或升高的，而 vWD 患者 von Willebrand 抗原多数降低。血友病患者 Ⅷ：C 因子活性水平降低，而在 vWD 患者是正常或轻度降低。

问题 165 为什么维生素 K 缺乏会影响凝血功能？

答 维生素 K 缺乏时可引起维生素 K 依赖性凝血因子（凝血酶原、因子 Ⅶ、Ⅸ 和 Ⅹ）缺乏，这些因子在肝合成，需维生素 K 参与。维生素 K 在肠道吸收后，在肝细胞微粒体环氧化酶作用下转化为活化的环氧化物（环氧化叶绿醌），又在微粒体还原酶作用下还原为维生素 K。此氧化还原过程有助于微粒体内羧基化酶将维生素 K 依赖因子前体中的谷氨酸转化为 7-羧基谷氨酸，促使依赖维生素 K 凝血因子的生成。故当维生素 K 缺乏时将影响维生素 K 依赖因子的合成。

问题 166　如何诊断维生素 K 缺乏症？

答　1. 存在引起维生素 K 缺乏的基础疾病。

2. 临床有皮肤、黏膜或内脏出血表现。

3. PT 延长，白陶土部分凝血活酶时间（KPTT）延长，凝血因子Ⅱ、Ⅶ、Ⅸ和Ⅹ抗原和活性降低。

4. 维生素 K 治疗有效。

问题 167　严重肝脏疾病时凝血功能检查有何特点？

答　严重肝脏疾病时 PT、APTT、凝血酶时间（TT）均可延长，纤维蛋白原降低，可有血小板减少。如果有进行性血小板减少，PT 延长，纤维蛋白原降低和 3P 试验阳性，提示并发 DIC，需进一步检查。

问题 168　在治疗严重肝脏疾病伴出血时为什么要使用维生素 K？

答　严重肝脏疾病如重症肝炎、失代偿期肝硬化、中毒性肝病以及晚期肝癌等，肝实质细胞发生严重的水肿、破坏和溶解等损伤，常伴有维生素 K 的摄入、吸收、代谢和利用过程的障碍；肝维生素 K 还原酶和 7-羧基羧化酶也受到严重影响，使肝不能正常合成维生素 K 依赖因子，包括因子Ⅱ、Ⅶ、Ⅸ、Ⅹ 和蛋白 C 及蛋白 S，代之以合成结构异常的维生素 K 依赖因子。虽然严重肝病时维生素 K 依赖因子缺乏的根本治疗措施是肝病的治疗，但使用维生素 K 制剂（如维生素 K_1 20 mg/d）有防治出血的作用。

问题 169　什么叫弥散性血管内凝血？

答　弥散性血管内凝血（disseminated intravascular coagulation，DIC）是许多疾病发展过程中一种复杂的病理过程，是一组严重的出血性综合征。其特点是在某些致病因素作用下首先出现短暂的高凝状态，血小板聚集、纤维蛋白沉着，形成广泛的微血栓，继之出现消耗性低凝状态，并发继发性纤溶亢进。临床表现为出血、栓塞、微循环障碍及溶血等。

问题 170　DIC 的常见病因有哪些？引起 DIC 的机制是什么？

答　DIC 的病因很多，发病机制也往往是多种机制的组合。

1. 病因

（1）严重感染：细菌、病毒、立克次体等感染。

（2）恶性肿瘤：急性早幼粒白血病、淋巴瘤、前列腺癌等。

（3）病理产科：羊水栓塞、胎盘早剥、前置胎盘、死胎滞留等。

（4）手术及创伤：

（5）严重中毒及免疫反应：毒蛇咬伤、输血反应、移植排斥等。

（6）其他：恶性高血压、急进性肾炎、重症肝炎、系统性红斑狼疮等。

2. 发病机制
  (1) 组织损伤。
  (2) 血管内皮损伤。
  (3) 血小板活化。
  (4) 纤溶系统激活。

问题 171　感染导致 DIC 的机制是什么？

答　感染是导致 DIC 的最常见病因之一。常见的为细菌感染，主要是革兰氏阳性菌的感染。病毒感染见于重症肝炎、流行性出血热、巨细胞病毒感染等。疟疾、钩端螺旋体病等寄生虫病，组织胞浆菌病及其他深部真菌感染等也可诱发 DIC。革兰氏阴性菌的内毒素、革兰氏阳性菌的黏多糖、病毒及其抗原-抗体复合物可损伤内皮细胞，使内皮下胶原等结缔组织暴露，激活因子Ⅻ或Ⅺ，使内源性凝血系统激活。

问题 172　急性早幼粒细胞白血病容易出现 DIC 的原因是什么？

答　急性早幼粒细胞白血病合并 DIC 多见，异常早幼粒细胞中的颗粒成分均具有组织凝血活酶特性，可激活外源性凝血系统，诱发 DIC。

问题 173　DIC 的出血有何特点？

答　出血的特点为自发性、持续性渗血。出血部位常是多发性，多见于皮肤、黏膜、齿龈、伤口及穿刺部位，内脏大出血如咯血、尿血、便血、呕血，少数表现为某些器官骤发性、倾倒性大出血，如产科阴道大出血。出血常突然发生，不易用原发病解释；同时伴 DIC 其他临床表现如休克、皮肤栓塞坏死等表现。常规出血治疗措施疗效不显著。

问题 174　DIC 的休克有何特点？

答　DIC 休克的特点为突然发生，原因不明；休克常与 DIC 其他表现并存；休克早期即有多种脏器功能不全的症状和体征；多属难治性，常规治疗效果差。

问题 175　各类疾病引起的 DIC 各有何特点？

答　
1. 感染所致 DIC：起病急骤，典型，绝大多数为急性重症型；预后相对好；感染控制后，DIC 自行好转。
2. 肿瘤所致 DIC：多呈亚急性或慢性过程；常以持续少量多部位出血倾向为主要甚至是唯一表现；抗凝治疗如肝素等可有一定效果；易反复，预后不良。
3. 病理产科所致 DIC：起病急，进展快；以阴道倾倒性出血及休克为主要表现；DIC 呈跳跃式发展，即在短期内可出现纤溶亢进；如原发疾病处理及时，DIC 可自行终止，预后较好。

问题 176 DIC 时凝血检查的改变有何特点?

答 1. 纤维蛋白原减低:发生率 70%~80%,低于 1.5 g/L,但早期可升高达 4.0 g/L 以上。

2. 凝血酶原时间(PT)延长:DIC 中、晚期 PT 延长,发生率 85%~100%,但 DIC 早期高凝状态时,PT 可缩短。

3. 凝血酶凝固时间(TCT)延长:因 DIC 时纤维蛋白原减少,血中肝素样物质增多,纤维蛋白降解产物增高,使 TCT 明显延长,发生率 62%~85%。延长超过正常对照 5 s 者有助于 DIC 诊断。

4. 活化部分凝血活酶时间(APTT)延长:因凝血因子消耗,APTT 延长,发生率 60%~70%。

问题 177 抗凝血酶Ⅲ(AT-Ⅲ)测定在 DIC 诊断中有何意义?

答 DIC 时因凝血因子激活、凝血酶产生过多,致 AT-Ⅲ 消耗,血中 AT-Ⅲ 活性下降。由于肝素的抗凝血酶作用依赖 AT-Ⅲ,因而血中 AT-Ⅲ 水平可影响肝素疗效,且 DIC 治疗有效时,AT-Ⅲ 回升较快而明显。因此,AT-Ⅲ 检查被认为具有诊断、指导治疗及疗效监测等方面的意义。

问题 178 DIC 的实验室检查包括哪两方面?

答 DIC 时实验室检查主要分为初筛试验和确证试验两个方面。

1. 初筛试验:较常用的初筛试验包括凝血酶原时间(PT)、活化部分凝血活酶时间(APTT)、纤维蛋白原定量和血小板计数。以上四项初筛检查均异常,又有 DIC 的原发病因和典型的临床表现,诊断基本成立。若只有 1~2 项初筛试验符合 DIC,诊断需依赖确证试验。

2. 确证试验:包括各种反映凝血酶和纤溶酶生成的试验。反映凝血酶生成的试验有凝血酶原碎片$_{1+2}$(F_{1+2})、纤维蛋白肽 A(FPA)、纤维蛋白单体(FM)、抗凝血酶-Ⅲ(AT-Ⅲ)含量及活性、凝血酶-抗凝血酶复合物(TAT)。反映纤溶酶生成的试验有纤溶酶原含量及活性、优球蛋白溶解时间、纤维蛋白降解产物(FDP)、纤溶酶-α_2 抗纤溶酶复合物(PIC)。既反映凝血酶生成又反映纤溶酶生成的试验有 D-二聚体测定。

问题 179 DIC 的诊断标准是什么?

答 一般来说,诊断 DIC 必须具备三方面的条件:

1. 有引起 DIC 的原发病因。

2. 符合 DIC 的临床表现:①多发性出血倾向;②不易用原发病解释的微循环衰竭或休克;③多发性微血管栓塞的症状、体征,如皮肤、皮下、黏膜栓塞性坏死及早期出现的肺、肾、脑等脏器衰竭;④抗凝治疗有效。符合两项以上临床表现。

3. 有实验室诊断依据。①血小板<$100×10^9$/L 或进行性下降,肝病、白血病患者血小板

$<50×10^9/L$；②血浆纤维蛋白原含量$<1.5\,g/L$或进行性下降，或$>4\,g/L$，白血病及其他恶性肿瘤$<1.8\,g/L$，肝病$<1.0\,g/L$；③3P试验阳性或血浆FDP$>20\,mg/L$，肝病、白血病FDP$>60\,mg/L$，或D-二聚体水平升高或阳性；④PT缩短或延长$3\,s$以上，肝病、白血病延长$5\,s$以上，或APTT缩短或延长$10\,s$以上。同时有3项以上异常。目前国内常用的诊断标准是1995年第五届中华血液学会全国血栓与止血学术会议制订的DIC诊断标准。

问题 180 什么叫慢性DIC，多见于哪些疾病？慢性DIC的实验室检查有何特点？

答 起病较缓，在2个月以上发病的DIC叫慢性DIC，以持续、缓慢的出血或栓塞为主要表现。慢性DIC多见于肿瘤、死胎滞留等疾病。实验室呈代偿型甚至超代偿型，即血小板计数、PT、APTT处于正常范围，但必须有纤溶亢进的表现，如血浆纤维蛋白原含量$<1.5\,g/L$或进行性下降、3P试验阳性或血浆FDP增加，或D-二聚体升高或阳性。

问题 181 什么叫亚急性DIC？

答 在2周至2个月内发病的DIC称为亚急性DIC。临床以出血倾向、多发性栓塞为主要表现；实验室检查呈轻度代偿不全或代偿型，介于急性和慢性DIC之间。

问题 182 如何鉴别DIC和重症肝病？

答 重症肝病在临床和实验室检查上与DIC有许多相似之处，而重症肝病是否并发DIC，在治疗和预后的评估上有特别重要的意义。与DIC相比，重症肝病的微循环衰竭和肾功能损伤出现较晚且很少见，而黄疸较重且常见，红细胞破坏罕见；而Ⅷ：C、血小板活化及代谢产物多数正常，FDP和D-二聚体正常或仅轻度增加。

问题 183 如何鉴别DIC和血栓性血小板减少性紫癜（TTP）？

答 TTP与DIC主要的鉴别之处是TTP的微循环衰竭少见，而黄疸多见且严重，因子Ⅷ：C、蛋白C活性、FPA、F_{1+2}、D-二聚体正常；TTP的血栓以血小板为主，而DIC的血栓以纤维蛋白血栓为主。

问题 184 DIC的治疗原则是什么？

答 1. DIC治疗的最根本原则是治疗基础疾病和消除诱因。

2. 抗凝治疗，阻断DIC的病理过程：目前最常用的是肝素，以阻断仍未终止的血管内凝血过程。

3. 补充凝血因子和血小板：在DIC的进程中，补充凝血因子和血小板是安全的，而且在使用肝素时，有助于凝血与抗凝平衡的恢复。另外，血浆中AT-Ⅲ的含量对肝素的抗凝效果有很大影响。

4. 纤溶抑制剂只适用于纤溶亢进期，血管内凝血过程未终止者应慎用。

问题 185　肝素抗凝的机制是什么？

答　肝素通过与抗凝血酶-Ⅲ（AT-Ⅲ）结合，使 AT-Ⅲ 构型发生变化，暴露活性中心，然后 AT-Ⅲ 与激活的丝氨酸蛋白酶凝血因子（Ⅻa、Ⅺa、Ⅸa 和凝血酶）形成复合物而灭活这些凝血因子，从而抑制它们在凝血瀑布样反应中的活性而减少血液凝固的能力。

问题 186　肝素用于 DIC 的适应证和禁忌证是什么？

答　1. 适应证：包括血型不合的输血所致 DIC、产科病理所致 DIC、急性白血病所致 DIC、亚急性或慢性 DIC、DIC 的高凝期。

2. 禁忌证：包括蛇毒所致 DIC、某些血液病学的禁忌证、严重肝病伴多种凝血因子活性减低或血小板减少，及近期有活动性出血灶。

问题 187　普通肝素与低分子肝素有何区别？

答　低分子肝素（LMWH）是通过化学或酶解去多聚化而获得的约为肝素分子大小 1/3 的肝素衍生物。因为较小的分子片段不能同时结合抗凝血酶（AT）和凝血酶，所以，与普通肝素（UFH）相比，LMWH 灭活凝血酶的能力降低。另一方面，由于 AT 和凝血酶之间的结合对抗因子 Xa 活性不那么关键，小片段与大分子灭活因子 Xa 的活性几乎一样。

低分子肝素（LMWH）与血浆蛋白结合减少，使量-效关系更可预测。由于与巨噬细胞和内皮细胞结合减少，LMWH 的血浆半衰期也增加。而与血小板和 PF_4 结合减少使肝素诱导的血小板减少（HIT）发生率降低。并且，LMWH 与成骨细胞结合的减少可使成骨细胞的激活和骨质丢失减少，长期使用对骨质的影响较肝素小。

在临床上，LMWH 优于普通肝素的特点有：生物利用度高；半衰期较长，皮下给药可以每日 1 次或 2 次；抗凝作用易于控制，家庭治疗通常是安全有效的；出血和肝素诱导的血小板减少（HIT）更少见。

问题 188　DIC 时能否补充凝血因子和血小板？

答　补充凝血因子和血小板在理论上来讲，对进展中的 DIC 如同火上浇油，加重血管内凝血，但实际上并非如此。补充凝血因子和血小板，尤其是与肝素合用是安全的，有助于凝血和抗凝的平衡恢复。

第八章 急 诊

问题 1 什么是职业性中毒，什么是生活中毒？

答 职业性中毒：主要是指工作场所中的环境因素，常为职业因素对特定职业人群健康的影响，可引起职业病，称为职业性中毒

生活中毒：由于自然产生的，或者大量的也是最重要的来自工业生产中排出的未经处理的废气、废水和废渣等，导致大气污染和水质污染等公害，严重影响人们的健康，直至发病，称为生活中毒。

问题 2 中毒的机制有哪些？

答 1. 有机磷——胆碱酯酶的活性。

四氯化碳——作用于肝细胞膜中的不饱和脂肪酸。

一氧化碳——阻碍氧的利用。

2. 皮肤黏膜

(1) 灼伤：直接腐蚀作用。

(2) 发绀：①肺水肿；②高铁血红蛋白血症。

(3) 黄疸：①肝损害；②溶血性贫血。

3. 眼

(1) 瞳孔扩大：抗胆碱能作用。

(2) 瞳孔缩小：胆碱能作用。

(3) 视神经损害：致代谢障碍。

4. 呼吸系统

(1) 呼吸气味。

(2) 呼吸加快：酸中毒。

(3) 呼吸减慢或者无力：①窒息性中毒；②中枢神经抑制；③神经肌肉接头麻醉。

(4) 呼吸困难：肺水肿。

5. 循环系统

(1) 心律失常：①强心苷；②兴奋迷走神经；③兴奋交感神经；④心肌损害。

(2) 心搏骤停：①毒物直接心肌作用；②缺氧；③低钾血症。

(3) 低血压、休克：①窒息性毒物；②中枢神经系统抑制；③降血压药；④剧烈吐泻；⑤有毒动物。

6. 消化系统：急性胃肠炎症状。

(1) 直接刺激。

（2）胆碱能作用。

7. 泌尿系统：急性肾衰竭。

  （1）肾小管中毒。

  （2）肾缺血。

  （3）肾小管堵塞。

8. 血液系统

  （1）溶血性贫血：红细胞破坏增多。

  （2）再生障碍性贫血或白细胞减少：骨髓造血抑制。

  （3）出血：①血小板减少；②血小板功能异常；③凝血功能障碍。

9. 神经系统

  （1）昏迷：①中枢神经系统抑制；②抑制呼吸中枢；③缺氧。

  （2）惊厥：①窒息性毒物；②中枢神经兴奋药；③其他。

问题3 抗胆碱能综合征常见于哪些药物中毒，有何表现？

答 1. 常见于以下药物中毒：抗组胺药、抗帕金森病药、阿托品、东莨菪碱、金刚烷胺、抗精神病药、抗抑郁药、解痉剂、散瞳药、骨骼肌松弛药。

2. 常见表现：谵妄、低热、尿潴留、皮肤发红和干燥、肌痉挛、瞳孔散大、心动过速、肠鸣音弱。

问题4 胆碱能综合征常见于哪些药物中毒，有何表现？

答 1. 常见于以下药物中毒：有机磷杀虫剂、氨基甲酸酯类杀虫剂、毒扁豆碱、依酚氯胺。

2. 常见表现：精神错乱、中枢神经系统抑制、流涎、流泪、二便失禁、呕吐、多汗、腹绞痛、肌肉抽搐、瞳孔小、肺水肿、心动过缓或过速、癫痫发作。

问题5 拟交感综合征常见于哪些药物中毒，有何表现？

答 1. 常见于以下药物中毒：可卡因、苯丙胺、盐酸脱氧麻黄碱、盐酸苯丙醇胺、麻黄碱、伪麻黄碱。

2. 常见表现：妄想、高热、多汗、高血压、瞳孔大、心动过速、反射亢进，严重者可表现有癫痫发作、低血压。

问题6 哪些中毒可根据患者皮肤、呼出气、呕吐物气味推断？

答 1. 皮肤：

  （1）灼伤：直接腐蚀作用的强酸、强碱、甲醛、苯酚等。

  （2）发绀：有机磷杀虫剂、刺激性气体导致的肺水肿；亚硝酸盐、苯胺等导致的高铁血红蛋白血症。

  （3）黄疸：四氯化碳、抗结核药、雄激素等导致的肝损害；苯胺、硝基苯、有毒动植物等导致的溶血性贫血。

2. 呼出气和呕吐物气味：①乙醇（酒味）；②氰化物（苦杏仁味）；③有机磷杀虫剂、黄磷、铊（蒜味）；④硫化氢类（臭鸡蛋味）；⑤氯化氯胆碱（鱼腥样臭味）。

问题7 急性中毒的治疗原则是什么？

答 ①立即终止毒物接触；②紧急复苏和对症支持治疗；③清除体内尚未吸收的毒物；④应用解毒药；⑤预防并发症。

问题8 常见毒物的解毒药有哪些？

解毒药	拮抗毒物
依地酸钙钠	铅
二巯丙醇	砷，汞
二巯丙磺钠	汞，砷，铜，锑
二巯丁二钠	铅，汞，砷，铜，锑
去铁胺	铁
亚甲蓝	亚硝酸盐，苯胺，硝基苯
亚硝酸钠	氰化物
硫代硫酸钠	氰化物
阿托品	有机磷杀虫剂，氨基甲酸酯类
氯磷定	有机磷杀虫剂
纳洛酮	阿片类
氟马西尼	苯二氮䓬类

问题9 哪些情况需要洗胃？

答 1. 口服致命毒物 1 h 内。

2. 吸收缓慢的毒物，胃蠕动功能减弱或消失时，服毒 4～6 h 后仍可洗胃。

3. 摄入无解毒药的毒物时。

4. 摄入毒物不被活性炭吸收者。

洗胃时注意气道保护。

问题10 如何根据毒物种类选择洗胃液？

答 1. 胃黏膜保护剂：适用于吞噬腐蚀性毒物者。

2. 溶解剂：适用于脂溶性毒物。

3. 吸附剂：适用于大多数毒物。

4. 解毒药：解毒药与胃内毒物起中和、氧化、沉淀等化学反应，发挥解毒作用。

5. 中和剂：吞食强酸用弱碱中和，吞食强碱用弱酸中和，碘中毒用淀粉溶液中和。

6. 沉淀剂：有些化合物与毒物作用后生成溶解度低、毒性小的沉淀物。

问题 11 中毒的支持治疗包括哪些方面？

答 支持治疗很重要，主要针对如下致命问题，即心搏骤停、昏迷、惊厥、心律失常、休克、急性呼吸衰竭、急性肾衰竭、水电解质和酸碱平衡紊乱、继发严重感染、高热等。

问题 12 有机磷中毒的原因是什么？

答 有机磷农药为我国目前使用最广泛的农药，亦是农村常见的中毒原因，其主要是通过呼吸道、消化道、皮肤黏膜吸收，其中误吸误服发病较快，经皮肤吸收发病较缓。

问题 13 有机磷中毒的发病机制是什么？

答 有机磷与乙酰胆碱酯酶的酯解部位结合成比较稳定的磷酰化胆碱酯酶，使其失去分解乙酰胆碱的能力，从而使乙酰胆碱积聚，引起一系列相应的临床表现（胆碱能综合征）。

问题 14 有机磷中毒的临床表现包括哪三方面？

答
1. 毒蕈碱样表现：①腺体症状。如出汗、流泪、流涎、流涕和肺部湿啰音，甚至肺水肿。②平滑肌症状。如支气管平滑肌症状表现为胸闷、气短、呼吸困难；消化道平滑肌症状表现为恶心、呕吐、腹痛、腹泻、肠鸣音亢进、大便失禁；眼球平滑肌症状表现为眼痛、视物迷糊、瞳孔缩小；心血管平滑肌症状表现为心动过缓、血压下降；膀胱平滑肌症状表现为小便失禁。
2. 烟碱样表现：骨骼肌表现为先兴奋后抑制症状，有面部、眼睑、舌、四肢和全身横纹肌肌纤维震颤、肌无力和肌麻痹，呼吸肌麻痹可致气憋、呼吸困难至呼吸停止。同时有机磷农药可作用于交感神经节和肾上腺髓质，释放肾上腺素和去甲肾上腺素，表现为皮肤苍白、心率加快、心律失常、初期血压升高，偶有瞳孔扩大。
3. 中枢神经系统表现：轻度患者一般有头晕、头痛、乏力、焦虑和嗜睡，重度患者可出现抽搐、昏迷、呼吸和循环中枢受抑制等。

问题 15 轻、中、重度中毒的临床表现及胆碱酯酶活性？

答
1. 轻度中毒：主要出现轻度毒蕈碱样和中枢症状，表现为头晕、头痛、流涎、多汗、恶心、呕吐、腹痛和无力，胆碱酯酶活力下降至正常值的50%～70%。
2. 中度中毒：除有上述表现外，出现较明显的烟碱样症状，瞳孔缩小、肌束颤动、大汗、腹痛或腹泻、轻度呼吸困难、精神恍惚，胆碱酯酶活力下降至正常值的30%～50%。
3. 重度中毒：上述症状加重，呼吸困难、肺水肿、发绀、心率快、抽搐、昏迷，胆碱酯酶活力下降至正常值的30%以下。

问题 16　什么是迟发性神经病？

答　有机磷诱导的迟发性神经病（organophosphate-induced delayed neuropathy，OPIDN），是有机磷杀虫药中毒后的一种严重并发症，发生率在 5% 以下，多在急性中毒症状消失后 2～3 周发病，主要累及运动神经纤维，表现为下肢肌肉迟缓性瘫痪和四肢肌肉萎缩等，也可出现双侧再发咽神经瘫痪。

问题 17　什么是中间综合征？

答　中间综合征（intermediate syndrome），在 5%～10% 急性有机磷杀虫药中毒患者恢复后 1～4 天发病，表现为颈屈肌、脑神经支配的肌肉、肢体近侧肌和呼吸肌瘫痪，通常 4～18 天缓解，严重者呼吸衰竭死亡。

问题 18　有机磷中毒的特异性诊断是什么？

答　胆碱酯酶活动度或血药浓度测定。

问题 19　有机磷中毒的诊断要点包括哪些？

答　1. 接触史：接触有机磷杀虫药 12 h 内发病，脂溶性高的有机磷杀虫药中毒发病可超过 12 h。

2. 症状和体征：具有胆碱能症状，典型表现有大汗、流涎、瞳孔缩小和肌颤。

3. 全血和红细胞胆碱酯酶活力降低 50% 以上。

4. 阿托品治疗后胆碱能症状缓解。

问题 20　有机磷中毒的治疗原则是什么？

答　1. 紧急复苏：确保呼吸道通畅，维持生命体征。

2. 清除毒物：如患者在毒物现场，应立即撤离；如污染身体，应彻底清洗及更换衣物；如口服中毒，应彻底洗胃，洗胃方法有胃管洗胃、催吐洗胃以及切开洗胃。

3. 应用解毒药：包括胆碱酯酶复活药如碘解磷定、氯解磷定和双复磷（表 8-1），以及抗胆碱药如阿托品（表 8-2）。

表 8-1　有机磷中毒常用胆碱酯酶复活药使用方法及剂量

胆碱酯酶复活药	轻度中毒	中度中毒	重度中毒
氯解磷定	0.5～0.75 g 肌注或静注	0.75～1.5 g 肌注或静注，2 h 一次，总量为 4～5 g/24 h	1～2 g 静注，30～60 min 一次，总量为 10 g/24 h
碘解磷定	0.4 g 稀释后静注，必要时 2 h 后重复一次	0.8～1.2 g 稀释后静注，必要时每 2 h 重复一次	1.2～1.6 g 稀释后静注，30 min 后视病情重复用量，0.4 g/h 维持至病情好转
双复磷	0.125～0.25 g 肌注，必要时 2 h 后重复一次	0.25～0.5 g 肌注或静注，2 h 后酌情给予 0.25 g 静注	0.5～0.75 g 稀释后静注，30 min 后重复 0.5 g

表 8-2 有机磷中毒常用抗胆碱药物使用方法及剂量

抗胆碱药	轻度中毒	中度中毒	重度中毒
阿托品	首剂 1～2 mg，皮下注射；随后 1～2 mg，皮下注射，1～2 h 一次	首剂 2～4 mg，静注；随后 2～4 mg，静注，30 min 一次	首剂 5～10 mg，静注；随后 2～5 mg，静注，10～30 min 一次
	阿托品化后：0.5 mg，皮下注射，4～6 h 一次	0.5～1 mg，皮下注射，4～6 h 一次	0.5～1 mg，皮下注射，4～6 h 一次
盐酸戊乙奎醚	1～2 mg，肌注，8～12 h 一次	2～4 mg，肌注，8～12 h 一次	4～6 mg，肌注，8～12 h 一次

问题 21 清除毒物的方法有哪些？

答 如患者在毒物现场，应立即撤离中毒现场，迅速脱去污染衣物，用肥皂水（美曲膦酯中毒禁用）彻底清洗污染的皮肤、毛发、指甲等，防止毒物继续吸收。口服中毒者可用清水（25～30℃）、生理盐水、2％碳酸氢钠溶液（美曲磷酯忌用）或 1：5000 高锰酸钾溶液（对硫磷、乐果忌用）反复多次洗胃（胃管洗胃，催吐洗胃，切开洗胃），直至洗出液澄清无味为止。洗胃后可注入 50～100 g 活性炭吸附毒物，然后予硫酸钠 15～20 g 常规导泻。如果毒物污染眼睛，可用生理盐水或 2％碳酸氢钠溶液冲洗眼部，然后滴 1％阿托品 1～2 滴。

问题 22 有机磷中毒的解毒剂有哪些？

答 胆碱酯酶复活剂：氯解磷定，碘解磷定，甲磺磷定，双复磷，双解磷。目前推荐氯解磷定，以肌内注射为宜。

问题 23 什么是"阿托品化"

答 阿托品化临床表现：患者出现皮肤干燥和颜面潮红、口干、瞳孔较前扩大、肺部啰音消失及心率加快（以 80～120 次/分为宜）。判断阿托品化必须全面分析，维持治疗时瞳孔、心率并不可靠，并发肺部感染可使肺部啰音持续存在。

问题 24 一氧化碳（CO）中毒的原因是什么？

答 由于过量吸入高浓度一氧化碳所致的以中枢神经系统损害为主的急性机体缺氧性疾病。在多项工业生产如炼钢、炼焦、矿井放炮和日常生活如家用煤炉等凡是含碳的矿物燃烧不全时，均可产生一氧化碳，而煤气发生站和家用煤气不慎外漏时，可直接露出一氧化碳，这些均可使大量一氧化碳污染空气，若防护不周或通气不良时则可引起中毒。

问题 25 一氧化碳中毒的机制是什么？

答 CO 和血红蛋白（Hb）的亲和力比氧气与 Hb 的亲和力高 230～260 倍，而 COHb 的解离速度仅为氧合 Hb 解离速度的 1/3600，同时 CO 又可以与肌红蛋白形成碳氧肌红蛋白及降低细胞氧利用率，因此急性 CO 中毒时会导致机体严重缺氧。

中枢神经系统对缺氧最为敏感，缺氧引起脑内 ATP 迅速降低，导致钠泵失灵，钠离子不能泵至细胞外，而致脑细胞水肿；另外缺氧使脑内血管内皮细胞肿胀，血循环障碍，再加上高浓度乳酸致毛细血管通透性增加等，可产生脑细胞间质水肿，严重者发生脑疝。此外，心脏因血管吻合支少，而且代谢旺盛，耗氧量多，再加上肌红蛋白丰富，CO 中毒时受损亦较明显。

问题 26　一氧化碳中毒的程度如何分级？

答　根据血液中 COHb 的含量和临床表现的严重程度，急性 CO 中毒可分为以下三级：

1. 轻度中毒：血液 COHb 水平为 10%～30%，有剧烈头痛、眩晕、无力、心悸、恶心、呕吐、嗜睡、意识模糊，无明显异常体征。若及时离开中毒环境，吸入新鲜空气或氧气，可迅速恢复。
2. 中度中毒：血液 COHb 水平为 30%～50%，除上述症状加重外，患者呈浅昏迷，面色潮红，口唇呈樱桃红色，多汗，心率增快。若及时离开中毒环境和积极抢救，可很快清醒，一般无明显并发症和后遗症。
3. 重度中毒：血液 COHb 水平为 50% 以上，患者呈深昏迷，常因脑水肿和严重心肌损害而出现惊厥、呼吸抑制、心律失常、血压下降等，容易发生肺水肿、上消化道出血、氮质血症和电解质紊乱等并发症，昏迷时间持续 2 天以上者部分可发生迟发脑病。

问题 27　何谓一氧化碳中毒迟发脑病？

答　部分急性 CO 中毒昏迷患者清醒后，经过 2～60 天（一般为 14 天左右）的"假愈期"，又突然出现下列临床表现之一者，称为急性 CO 中毒迟发脑病或神经精神后发病：

1. 精神意识障碍，包括精神呆滞、定向力丧失、精神错乱，严重者木僵状态。
2. 锥体外系受损，呈齿轮样肌张力增高、静止性震颤、碎小步态等。
3. 锥体束征，表现为偏瘫、腱反射亢进、病理征阳性。
4. 大脑皮质局灶性功能障碍，如失语、失写、失明和癫痫发作等。

问题 28　血液 COHb 浓度与临床症状的关系？

答　急性 CO 中毒时临床表现的严重程度与血液中 COHb 的水平有关。血液 COHb 水平为 10%～30%，表现为剧烈头痛、眩晕、无力、心悸、恶心、呕吐、嗜睡、意识模糊，无明显异常体征；若及时离开中毒环境，吸入新鲜空气或氧气，可迅速恢复。血液 COHb 水平为 30%～50%，除上述症状加重外，患者呈浅昏迷，面色潮红，口唇呈樱桃红色，多汗，心率增快；若及时离开中毒环境和积极抢救，可很快清醒，一般无明显并发症和后遗症。血液 COHb 水平为 50% 以上，患者呈深昏迷，常因脑水肿和严重心肌损害而出现惊厥、呼吸抑制、心律失常、血压下降等，容易发生肺水肿、上消化道出血、氮质血症和电解质紊乱等并发症，昏迷时间持续 2 天以上者部分可发生迟发脑病。

问题 29　诊断一氧化碳中毒的特异性指标是什么？

答　血液 COHb 测定对诊断有重要价值

问题 30　一氧化碳中毒的诊断要点是什么？

答　CO 中毒根据 CO 暴露史、临床表现和血 HbCO 浓度测定诊断（临床接诊意识障碍的患者一定要想到中毒的可能）。CO 中毒的诊断思路见图 8-1。

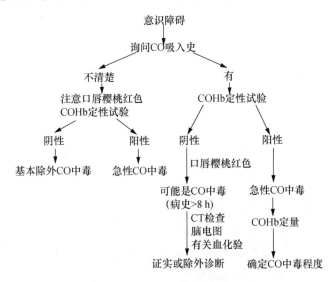

图 8-1　CO 中毒的诊断思路

问题 31　一氧化碳中毒的治疗原则是什么？

答　治疗原则：迅速将患者撤离中毒现场，保持呼吸道通畅，纠正缺氧，防治脑水肿，改善脑组织代谢，防治并发症和后发症。

问题 32　一氧化碳中毒的预后评估是怎样的？

答　1. 血 HbCO 浓度超过 25％和碱缺失 2 mmol/L 预后差。

2. 严重动脉硬化者血 HbCO 浓度为 20％也可猝死。

3. 轻度患者撤离中毒环境后数分钟至数小时症状缓解，血 HbCO 浓度＜10％无症状可以出院；中度患者积极治疗后不留后遗症；严重患者常有神经精神后遗症。

4. 及时应用高压氧治疗能减少迟发脑病发生。

问题 33　如何预防一氧化碳中毒？

答　1. 加强预防 CO 中毒宣教工作。

2. 冬季煤炉取暖时，保证烟囱畅通，防止煤气管道泄漏。

3. 工业生产中规范操作规程，工作环境应通风良好，室内空气 CO 浓度保持在安全范围，安装 CO 浓度监测和报警装置。

4. 进入 CO 浓度较高环境作业时，需携带安全防护面具及急救设备。

问题 34 　阿片类药物中毒的临床表现（典型三联征）是怎样的？

答　阿片类药物中毒：此类药物严重急性中毒常发生昏迷、呼吸抑制和瞳孔缩小等改变。

1. 吗啡中毒典型表现为昏迷、瞳孔缩小（miosis）或针尖样瞳孔和呼吸抑制（每分钟仅有 2～4 次呼吸，潮气量无明显变化）"三联征"，并伴有发绀和血压下降。

2. 二醋吗啡（海洛因）中毒时除具有吗啡中毒"三联征"外，还伴有严重心律失常、呼吸浅快和非心源性肺水肿，中毒病死率很高。

3. 哌替啶中毒时除血压降低、昏迷和呼吸抑制外，与吗啡不同的是心动过速、瞳孔扩大、抽搐、惊厥和谵妄等。

4. 芬太尼等常引起胸壁肌强直。

5. 美沙酮尚可出现失明、下肢瘫痪等。

问题 35 　阿片类药物戒断综合征的表现是怎样的？

答　戒断综合征：中断滥用阿片类药物后出现与药理学作用相反的表现，即中枢神经系统兴奋性增强，称为戒断综合征，如流鼻涕、流泪、打哈欠、瞳孔散大、体毛竖起、出汗、腹泻、全身酸痛、自发射精、血压上升、脉搏加快、发热、失眠及焦虑烦躁等。戒断综合征在出现的第 3 天后逐渐减轻，1 周后主要症状徐缓消除。失眠、焦虑、烦躁和不适感有时会迁延一段时期。

问题 36 　阿片类药物中毒的拮抗剂有哪些？如何应用？

答
1. 纳洛酮
   (1) 阿片成瘾者中毒：初始剂量为 0.1～0.4 mg，静注，3～10 min 重复应用。
   (2) 非成瘾者中毒：初始剂量为 0.1～0.4 mg 或 0.01 mg/kg，静注，2～3 min 重复给药。
   (3) 疗效不佳、反复出现呼吸抑制或长效阿片类药中毒者，可连续 24～72 h 静脉输注纳洛酮，剂量应个体化，并严密监测血流动力学变化。
   (4) 可待因、丙氧芬、美沙酮、喷他佐辛和地芬诺酯等长效阿片类药中毒时宜增加纳洛酮用量（10～20 mg）。二醋吗啡和美沙酮中毒引起的非心源性肺水肿及哌替啶引起癫痫发作时，纳洛酮治疗无效。
2. 烯丙吗啡：有对抗吗啡作用。首次 5～10 mg 皮下或静脉注射，需要时 10～20 min 重复，总量 40 mg。
3. 纳曲酮：每天 50 mg，分 2～3 次口服。
4. 纳美芬：治疗急性阿片类药中毒其作用与纳洛酮相同。0.1～0.5 mg，静注，2～

3 min 渐增加剂量，直至每次 1.6 mg。

问题 37　戒断综合征的治疗包括哪些？

答　主要是心理治疗，多数无需阿片类替代品。症状严重者予系统脱敏法：应用阿片类替代品 5～10 天，第一天给予足量替代品，以后每天递减首次剂量的 10%～20%，至停用。首选可乐定每次 0.2～0.4 mg，口服，2～3 次/日，与阿片类药同用会引起严重低血压；或美沙酮 10～20 mg，口服或肌注；或吗啡 15～30 mg，肌注，4～5 h 重复。

第九章 传 染 病

问题 1 什么是感染？什么是非特异性免疫？什么是特异性免疫？

答 人体与入侵的病原体相互作用、相互斗争的过程称为感染。

非特异性免疫是人体对于入侵的各种病原体以及其他异物的一种清除反应，不是针对某种特殊的病原体或其成分，这种防御能力是由遗传获得的先天免疫力，人生来就有，由屏障作用和体液因子组成。

特异性免疫是人体受到某些特定的病原体感染时经过对其抗原特异性识别后产生的免疫，这种免疫力只对该种抗原起作用，对其他抗原不起作用，包括细胞免疫和体液免疫。

问题 2 感染过程有哪几种表现？传染病引起机体组织损伤的机制是什么？

答 感染过程的表现：一过性感染、隐性感染、显性感染、潜伏性感染、病原携带状态。

传染病引起机体组织损伤的机制包括病原体的直接侵犯、病原体的毒素作用、机体的免疫反应。

问题 3 传染病流行的三个基本条件是什么？影响流行过程的因素是什么？

答 1. 传染病流行的三个基本条件：传染源、传播途径、人群易感性。

2. 影响流行过程的因素如下：

(1) 自然因素：一切病原体的生存、繁殖，均可受到自然因素的影响和控制。例如，血吸虫的生活史中，必须有钉螺的存在，而钉螺只能生活在气候温和、雨量充足且有杂草丛生的河湖水网地区，因而在我国，血吸虫病只流行于长江及其以南的地区。

(2) 社会因素：人们的生活及生产劳动条件、劳动中各种保障措施等，可直接影响人的健康及免疫状态。此外，国家政府及社区，如能制订并执行有效的预防及干预传染病的政策和措施，可发挥巨大的作用。

问题 4 传染病的基本特征是什么？传染病病程发展的规律性包括哪四个阶段？

答 1. 传染病的基本特征如下：

(1) 有病原体。

(2) 有传染性。

(3) 有流行病学特征：流行性、季节性、地方性。

(4) 有感染后免疫。

2. 传染病病程发展的规律性包括潜伏期、前驱期、症状明显期、恢复期。

问题 5 什么是潜伏期？传染病常见的症状与体征是什么？

答 1. 从病原体侵入人体开始，至受感染者开始出现临床症状为止，这段时间称为潜伏期。在此期间病原体在体内得到定位、繁殖，释放毒素或其他致病因子到达靶器官，引起组织损伤和功能紊乱。

2. 传染病常见症状与体征：发热、皮疹、毒血症、菌血症、肝脾淋巴结肿大。

问题 6 传染病常见的皮疹有哪些？各种发疹性传染病的出疹时间是什么？

答 1. 常见皮疹类型：斑疹、丘疹、红斑疹、出血疹、疱疹、荨麻疹、黏膜疹。

2. 出诊时间

(1) 水痘、风疹：第 1 日。

(2) 猩红热：第 2 日。

(3) 天花：第 3 日。

(4) 麻疹：第 4 日。

(5) 斑疹伤寒：第 5 日。

(6) 伤寒：第 6 日。

问题 7 传染病的诊断应包括哪几方面？

答 1. 临床资料：病史、体格检查。

2. 流行病学资料：流行地区、好发季节、易感人群、好发年龄等。

3. 实验室检查

(1) 一般检查：血、尿、便常规；生化。

(2) 病原学检查：病原体的直接检查（显微镜、肉眼观察）；病原体的分离和培养。

(3) 病原体特异性核酸检查：分子杂交、PCR。

(4) 免疫学检查：特异性抗原、抗体，皮内试验，T 细胞亚群检测。

(5) 其他：影像学、内镜、活检。

问题 8 传染病的治疗原则是什么？

答 1. 一般治疗：隔离、支持疗法、护理及心理疗法。
2. 病原学治疗：抗病毒、抗细菌、抗寄生虫治疗。
3. 对症治疗。
4. 免疫调节治疗：提高机体免疫力、免疫抑制剂的应用。
5. 康复治疗。

问题 9 传染病的预防包括哪三个主要环节？

答 包括管理传染源、切断传播途径、保护易感人群。

问题 10 什么是病毒性肝炎？分为哪几型？哪些是 DNA 病毒？哪些是 RNA 病毒？

答 病毒性肝炎是由多种嗜肝病毒引起的，以肝炎症和坏死病变为主的一组传染性疾病。分为甲型（A 型）、乙型（B 型）、丙型（C 型）、丁型（D 型）、戊型（E 型）。DNA 病毒包括 B 型；RNA 病毒包括 A、C、D、E 型。

问题 11 哪些经粪口途径传播？哪些经血液传播？哪些不引起慢性化？哪些可引起慢性化？

答 甲、戊型肝炎经粪口途径传播，乙、丙、丁型肝炎经血液传播。甲、戊型肝炎不引起慢性化，乙、丙、丁型肝炎可引起慢性化。

问题 12 乙型肝炎（乙肝）病毒各种血清学标志物的临床意义如何？表示乙肝病毒复制的指标有哪些？哪型肝炎病毒为缺陷型病毒，必须与乙肝病毒共同感染？

答 1. 乙肝病毒血清学标志物的临床意义如下：
（1）HBsAg：提示乙肝现症感染。
（2）抗-HBs：提示体内产生乙肝保护抗体，对 HBV 感染有免疫力。
（3）HBeAg：提示病毒复制活跃，有传染性。
（4）抗-HBe：两种可能：一是 HBV 复制减少，一是 HBV 前 C 基因或 C 区启动子发生变异，病毒复制仍较多。
（5）抗-HBc：非保护性抗体，对于鉴别急慢性乙肝有一定意义。其中 IgM 在急性乙肝滴度很高，慢性乙肝时滴度较低，而 IgG 在急性乙肝时出现较晚，滴度较低，慢性乙肝以及慢性 HBsAg 携带者时滴度常很高。
（6）HBV DNA：说明 HBV 复制，是反映病毒载量和复制水平的最直接和最好指标。

2. 乙肝病毒复制指标：HBeAg、HBV DNA

3. 丁肝病毒为缺陷型病毒，必须与乙肝病毒共同感染。

问题 13 乙型肝炎及丙型肝炎的传播途径是什么？

答 乙型肝炎：围生期母婴传播、医源性传播（经血传播、经被污染的医疗器械传播）、性传播和密切接触传播。

丙型肝炎：主要是输血和应用血制品，围生期传播少见。

问题 14 急性黄疸型肝炎的临床分期是怎样的？病程超过多长时间仍未愈者为慢性肝炎？

答 1. 急性黄疸型肝炎临床可分 3 期：

(1) 黄疸前期：一般持续 1 周，主要表现为乏力和消化道症状（食欲不振、厌油、恶心、呕吐）以及尿色加深等，也可有发热，谷丙转氨酶（ALT）可明显异常。

(2) 黄疸期：2～6 周，自觉症状常好转，发热消退，但尿色加深，巩膜、皮肤出现黄疸，可有大便颜色变浅、皮肤瘙痒等梗阻性黄疸表现。肝常轻度肿大，有压痛。ALT 明显增高，可达 1000 IU/L 左右。

(3) 恢复期：1 个月，症状、体征、化验均逐渐恢复正常。

2. 病程超过 6 个月仍未愈者为慢性肝炎。

问题 15 什么是淤胆型肝炎？什么是重型病毒性肝炎且分为几型？

答 淤胆型肝炎亦称"胆汁淤积性肝炎""毛细胆管性肝炎"，主要表现为较长期的肝内梗阻性黄疸，黄疸常较深，血清胆红素常大于 171 μmol/L，以直接胆红素为主，自觉症状常相对较轻，血清转氨酶常轻度至中度增高。

重型病毒性肝炎是最严重的一型病毒性肝炎，根据发病缓急及病变程度的不同，又分为急性重型、亚急性重型和慢性重型肝炎三种。

问题 16 急性甲型肝炎或急性戊型肝炎的病原学诊断依据是什么？

答 急性甲型肝炎：抗 HAV-IgM 阳性，或入院时抗-HAV IgG 阴性，但在病程中转阳，其滴度迅速升高达 4 倍以上；

急性戊型肝炎：抗 HEV-IgM 或抗 HEV-IgG 阳性。

问题 17 哪种急性肝炎需要抗病毒治疗？

答 急性丙型肝炎。

问题 18 慢性乙型肝炎抗病毒治疗药物包括哪几类？慢性丙型肝炎的标准抗病毒治疗方案是什么？

答 慢性乙型肝炎治疗药物包括两类：①干扰素（IFN）；②核苷（酸）类药物。

慢性丙型肝炎的标准抗病毒治疗方案：IFN-α 联合利巴韦林。

问题 19 目前哪些肝炎有疫苗？

答 甲、乙型肝炎。

问题 20 什么是艾滋病？病毒主要特异性侵犯哪种细胞？人类免疫缺陷病毒分为哪两型？

答 艾滋病即获得性免疫缺陷综合征（AIDS），是由人类免疫缺陷病毒（HIV）引起的一种严重传染病。

病毒特异性侵犯 CD4＋T 淋巴细胞，造成机体细胞免疫缺陷。

HIV 可分为 HIV-1 和 HIV-2 两型。

问题 21 艾滋病的传染源是什么？其传播途径是什么？

答 艾滋病的传染源是患者和无症状病毒携带者。

传播途径包括：性接触传播、注射途径传播、不规范的单采血浆、母婴传播以及其他途径（如病毒携带者的器官移植、人工授精等）。

问题 22 艾滋病的临床分期如何？CDC 及 WHO 关于艾滋病的分类及分级如何？

答 1. 艾滋病临床可分四期：HIV 急性感染期、HIV 无症状感染期、持续性全身淋巴结肿大综合征期（PGL）、AIDS 期。（答案也可为三期：HIV 急性感染期、HIV 无症状感染期、AIDS 期。）

2. CDC 及 WHO 对艾滋病的分类及分级如下：

（1）分为 3 类：

A 类：包括急性 HIV 感染、无症状 HIV 感染和 PGL。

B 类：包括 AIDS 的一般症状和因免疫缺陷所致的机会性感染。

C 类：神经系统症状和因免疫缺陷所致的重度机会性感染及肿瘤等。

（2）每类又可分为 3 级：

Ⅰ级：CD4＋T 淋巴细胞$>500/mm^3$，总淋巴细胞数$>2000/mm^3$。

Ⅱ级：CD4＋T 淋巴细胞为 $200\sim499/mm^3$，总淋巴细胞数为 $1000\sim1999/mm^3$。

Ⅲ级：CD4＋T 淋巴细胞$<200/mm^3$，总淋巴细胞数$<1000/mm^3$。

（AIDS 患者经过治疗后症状好转或消失，CD4＋T 淋巴细胞和总淋巴细胞数上升，仍维持原诊断。）

问题 23 如何诊断艾滋病？HIV 感染的初筛及确认试验是什么？

答 1. 病史：包括不安全性生活史、静脉注射毒品史、输入未经抗 HIV 抗体检测的血液或血液制品、HIV 抗体阳性者所生子女或职业暴露史等。

2. 临床表现

(1) 3 个月内体重下降 10％以上。

(2) 慢性咳嗽或腹泻 3 个月以上。

(3) 间歇或持续发热 1 个月以上。

(4) 全身淋巴结肿大 1 个月以上。

(5) 反复出现带状疱疹或慢性播散性疱疹感染。

(6) 口咽念珠菌感染。

对可疑者应进一步做实验室检查，然后分成 A1、A2、A3，B1、B2、B3，C1、C2、C3 九个等级。

3. 实验室检查

(1) HIV 1/2 抗体检测：诊断的金标准。包括筛查试验（含初筛和复测）和确认试验。

①筛查试验：ELISA 最常用，也可用快速检测。

②确认试验：免疫印迹法（Western Blot，WB）。

筛查试验（两次）阳性，经确认试验验证后，出具抗-HIV 阳性报告。

(2) HIV RNA（copies/ml）测定（病毒检查）：RT-PCR（最常用），bDNA。

临床意义：包括预测疾病进程、提供开始抗病毒治疗依据、评估治疗效果、指导治疗方案调整，也可作为 HIV 感染早期诊断的参考指标。

(3) P24 抗原检查：可用 ELISA 等方法测定 P24 抗原。可用于急性期或窗口期或 18 月以下婴儿辅助诊断。

(4) CD4＋T 淋巴细胞检测

临床意义：了解机体的免疫状态和病程进展、确定疾病分期和治疗时机、判断治疗效果和 HIV 感染者的临床合并症。

根据患者流行病学资料、临床表现、实验室检查尤其 HIV 抗体结果，可诊断 HIV 感染。根据 CD4＋T 淋巴细胞计数或临床表现（A3、B3、C3、C1、C2）诊断艾滋病。

HIV 抗体筛查试验两次阳性（ELASA 方法）、同时确认试验一次阳性（免疫印迹法），确诊 HIV 感染。

问题 24 什么是 HAART 治疗？包括哪些药物？

答 1. HAART（high active anti-retroviral therapy）：高效抗反转录病毒疗法，也称鸡尾酒疗法（Cocktail therapy）。

2. HAART 包括五类药物：

(1) 核苷类反转录酶抑制剂（NRTI）。

（2）非核苷类反转录酶抑制剂（NNRTI）。

（3）蛋白酶抑制剂（PI）。

（4）整合酶抑制剂。

（5）融合抑制剂。

3. 一般常用组合：

（1）两种 NRTI 加一种 NNRTI。

（2）两种 NRTI 加一种 PI。

（3）三种 NRTI。

问题 25 什么是肾综合征出血热？

答 肾综合征出血热是由汉坦病毒引起的一种急性传染病。鼠为其主要传染源，属于自然疫源性疾病。

（1）基本病理变化：全身小血管的广泛损伤，可伴有多数脏器病变。

（2）主要临床表现：发热、出血、肾损害。

（3）典型临床经过：①发热期；②低血压休克期；③少尿期；④多尿期；⑤恢复期。

问题 26 肾综合征出血热的病原体、病毒分型及主要传染源是什么？

答 1. 肾综合征出血热的病原体为汉坦病毒，属于布尼亚病毒科、汉坦病毒属。

2. 病毒分型：

（1）第 1 型：汉坦病毒型（hantaan virus，HTNV），由黑线姬鼠携带，主要在亚洲、东欧流行。其引起的临床表现多为重型。

（2）第 2 型：汉城病毒型（Seoul virus，SEOV），全球分布，由家鼠及实验室大白鼠携带。临床表现多为轻、中型。

（3）第 3 型：普马拉病毒型（puumala virus，PUUV），主要在欧洲，由欧洲棕背鼠携带。临床表现多为轻型。

（4）第 4 型：希望山病毒型（prospect hill virus，PHV），由美国田鼠体内分离出，目前尚未发现由此型病毒引起的患者。

（5）第 5 型：辛诺柏病毒型（sin nombre virus，SNV），主要在美洲，以急性呼吸窘迫综合征为主要临床表现，称为"汉坦病毒肺综合征"，病死率很高（50%～78%），由鹿鼠携带。

我国目前只发现第 1、2 型感染。

3. 主要传染源是感染了汉坦病毒的鼠类。

问题 27 肾综合征出血热的三大主要症状是什么？临床分为哪五期？潜伏期多长时间？什么是肾综合征出血热的三红及三痛？

答 1. 三大主要症状：发热、出血、肾损害。

2. 典型病例有如下五期，重症病例可有二或三期重叠，轻症不典型病例则可越期而不具备五期经过。五期分别是：

（1）发热期；

（2）低血压休克期；

（3）少尿期；

（4）多尿期；

（5）恢复期。

3. 潜伏期一般 7～14 天（4～45 天）。

4. 三红是：面红、颈红、前胸红。三痛是头痛、腰痛、眼眶痛。

问题 28 肾综合征出血热的并发症是什么？

答 1. 内脏出血：呕血、便血、咯血、血尿、阴道出血、自发性肾破裂引起的腹腔及腹膜后出血，可引起继发性休克。

2. 中枢神经系统并发症：脑膜脑炎、脑膜炎、高血压脑病、脑水肿、脑疝、脑出血。

3. 肺水肿：①急性呼吸窘迫综合征——肺间质水肿所致低氧血症，急性呼吸衰竭；②心力衰竭性肺水肿——高血容量综合征或心肌损害引起，主要由于心功能不良及肺泡内大量渗出致肺水肿。

4. 其他：继发感染、重要脏器损伤、高血容量综合征。

问题 29 如何诊断肾综合征出血热？

答 1. 流行病学资料：在疫区居住或在病前 2 个月内（4～46 天）有疫区旅居史，是否在发病季节发病及是否有鼠接触史。

2. 临床表现：三大主要症状，五期经过，可有期重叠及越期现象，但发热期及多尿期多存在。

3. 实验室检查

（1）血常规：白细胞在病程第 2～3 日逐渐升高，可高达（15～30）$\times 10^9$/L 或更高，早期中性粒细胞增高，以后淋巴细胞增高，并可出现异型淋巴细胞。血小板减少。

（2）尿检查：尿外观可见小片状膜样物，尿蛋白多在（＋＋＋）～（＋＋＋＋），显微镜下可见管型、红细胞及巨大融合细胞，其内可检出病毒抗原。

（3）生化检查：可有肝功能异常、肾功能异常、电解质紊乱等。

（4）免疫学检查：是确诊本病的重要方法。血清特异性 IgM 和 IgG 抗体，病程早期第 2～3 日即可出现阳性，IgM 阳性及 IgG 大于 1∶40 即有诊断价值，可作为早期确定诊断的方法。

（5）亦可用 RT-PCR 检测血中汉坦病毒 RNA。用于早期诊断及分型。

问题 30 肾综合征出血热的治疗原则是什么？

答 治疗原则是三早一就一少（早发现、早诊断、早治疗，就近治疗及少搬动），及把好三关（休克、出血及肾功能不全），应根据临床各期特点进行综合性治疗及预防性治疗，设法阻止病情发展，防止并发症出现。

问题 31 传染性非典型肺炎的病原体及流行病学特征是什么？

答 1. 传染性非典型肺炎是由 SARS 冠状病毒（SARS-CoV）引起的一种具有明显传染性、可累及多个脏器的特殊肺炎，临床上以发热、乏力、头痛、肌肉关节酸痛等全身症状和干咳、胸闷、呼吸困难等呼吸道症状为主要表现。

2. 流行病学特征如下：

(1) 传染源：SARS 患者是最主要的传染源，但传染力有差异。

(2) 传播途径：飞沫（近距离呼吸道）、气溶胶（中距离）和接触（口、鼻、眼黏膜）传播。

(3) 人群易感性：普遍易感，儿童少见。

问题 32 传染性非典型肺炎的临床表现及诊断是怎样的？

答 传染性非典型肺炎潜伏期在 2 周之内，2~10 天多见，急性起病。

1. 主要临床表现

(1) 发热及相关症状：38℃，持续伴畏寒、肌肉酸痛、关节酸痛、头痛、乏力。早期，退热药有效；进展期，难以用退热药控制高热。

(2) 呼吸系统症状：干咳，少痰，少数患者出现咽痛。胸闷，严重者渐出现呼吸加速、气促，甚至呼吸窘迫。常无上呼吸道卡他症状。呼吸困难和低氧血症多见于发病 6~12 天以后。

(3) 其他方面症状：部分患者有腹泻、恶心、呕吐等消化道症状。

2. 诊断：结合流行病学史、临床症状和体征、一般实验室检查、肺部 X 线影像变化，配合 SARS 病原学检测阳性，排除其他表现类似的疾病，可以作出 SARS 的诊断。

具有临床症状和出现肺部 X 线影像学改变，是诊断 SARS 的基本条件。流行病学方面有明确支持证据和能够排除其他疾病，是能够作出临床诊断的最重要支持依据。对于就诊时未能追及明确流行病学依据者，就诊后应继续进行严密的流行病学追访。动态观察病情演变（症状、氧合状况、肺部 X 线影像）、抗菌药物治疗效果和 SARS 特异性病原学检测结果，对于诊断具有重要意义。

临床医生应根据以下标准尽快对有关人员进行甄别分类，并及时进行相应处置。

(1) 医学隔离观察者：无 SARS 临床表现但近 2 周内曾与 SARS 患者或 SARS 疑似患者接触，列为医学隔离观察者。应接受医学隔离观察。

(2) 疑似病例：对于缺乏明确流行病学依据，但具备其他 SARS 支持证据者，可以作为疑似病例，需进一步进行流行病学追访，并安排病原学检查以求印证。对于有流行病学依据，有临床症状，但尚无肺部 X 线影像学变化者，也应作为疑似病例。对此类病例，需动态复查 X 线胸片或胸部 CT，一旦肺部病变出现，在排除其他疾病的前提下，可以作出临床诊断。

(3) 临床诊断和确定诊断：对于有 SARS 流行病学依据、相应临床表现和肺部 X 线影像学改变，并能排除其他疾病诊断者，可以作出 SARS 临床诊断。在临床诊断的基础上，若分泌物 SARS-CoV RNA 检测阳性，或血清（或血浆）SARS-CoV 特异性抗原 N 蛋白检测阳性，或血清 SARS-CoV 抗体阳转，或抗体滴度升高≥4 倍，则可作出确定诊断。

3. 要点

(1) 流行病学依据：近 2 周内有与 SARS 患者接触，或患者有明确的造成他人感染 SARS 的证据；曾经前往或居住于目前有 SARS 流行的区域。

(2) 临床表现：发热、咳嗽、胸闷、气短。

(3) 实验室检查：白细胞计数可减低。淋巴细胞计数绝对值减少，分泌物 SARS-CoV RNA 检测阳性，SARS-CoV 特异性抗原 N 蛋白阳性，或血清 SARS-CoV 抗体阳转，或抗体滴度升高≥4 抗体。

(4) 影像学检查：磨玻璃密度影和肺实变影，动态观察表明，影像学改变的形态和范围变化较快。

(5) 动态观察病情演变（症状、氧合状况、肺部 X 线影像）、抗菌药物治疗效果和 SARS 特异性病原学检测结果，具有重要意义。

问题 33　人禽流感的病原学及流行病学特征是什么？

答 1. 人禽流感是由禽甲型流感病毒中某些亚型（H5N1）引起的一种禽类疾病综合征，可以感染人而引起呼吸系统和全身多脏器功能衰竭。人感染高致病性禽流感病毒 A（H5N1）是人类在接触该病毒感染的病/死禽或暴露在被 A（H5N1）污染的环境后发生的感染。许多患者的病情迅速进展至急性呼吸窘迫综合征（ARDS）甚至多器官功能衰竭。本病发现晚、病情重、进展快、死亡率高，是现阶段人感染高致病性禽流感的特点。

2. 流行病学特征

(1) 传染源：被 A（H5N1）感染的禽类和哺乳类动物，以患禽流感或携带禽流感病毒的禽类为主。

(2) 传播途径：主要是吸入具有传染性的飞沫或飞沫核、直接接触或通过污染物的间接接触，将病毒接种到患者的上呼吸道或结膜的黏膜上。

(3) 易感人群：多数为年轻人和儿童，职业暴露、禽流感暴发区域多见。

问题 34　人禽流感的临床表现及诊断是怎样的？

答 1. 临床表现：潜伏期一般为 1～3 天，通常在 7 天以内，常见的症状为高热、咳嗽、咳痰、呼吸困难等，其中呼吸困难呈进行性加重，可在短时间内出现急性呼吸衰竭的表现；相当比例患者表现为流感样症状（肌痛、咽痛、流涕等）和消化系统症状（呕吐、腹痛、腹泻等）等。个别患者在病程中出现精神神经症状，如烦躁、谵妄。重症患者可有肺部实变体征等。

2. 诊断标准

(1) 医学观察病例：有流行病学接触史，1 周内出现流感样临床表现者。对于被诊断为医学观察病例者，医疗机构应当及时报告当地疾病预防与控制机构，并对其进行 7 天医学观察。

(2) 疑似病例：有流行病学接触史和临床表现，呼吸道分泌物或相关组织标本甲型流感病毒 M1 或 NP 抗原检测阳性或编码它们的核酸检测阳性者。

(3) 临床诊断病例：被诊断为疑似病例，但无法进一步取得临床检验标本或实验室检查证据，而与其有共同接触史的人被诊断为确诊病例，并能够排除其他诊断者。

(4) 确诊病例：有流行病学接触史和临床表现，从患者呼吸道分泌物标本或相关组织标本中分离出特定病毒，或采用其他方法，禽流感病毒亚型特异抗原或核酸检查阳性，或发病初期和恢复期双份血清禽流感病毒亚型毒株抗体滴度升高 4 倍或以上者。

3. 流行病学接触史
(1) 发病前 1 周内曾到过疫点。
(2) 有病死禽接触史。
(3) 与被感染的禽或其分泌物、排泄物等有密切接触。
(4) 与禽流感患者有密切接触。
(5) 实验室从事有关禽流感病毒研究。

问题 35 什么是流行性感冒？其变异性如何？主要传播途径是什么？

答 流行性感冒简称流感，是由流感病毒引起的急性呼吸道传染病，主要通过飞沫传播，具有高度传染性。甲型流感病毒极易变异，人群对变异后的毒株缺乏免疫力，易发生暴发流行或大流行。乙型变异较少，可引起小流行。丙型无变异，均为散发。

问题 36 流感的临床特点是什么？

答 潜伏期 1～4 日，起病急，传播快，以全身中毒症状为主，呼吸道症状轻微或者不明显，可分为单纯型和肺炎型。

问题 37 如何诊断流感？如何治疗流感？

答 当地有流感流行，有接触史，出现典型症状，可以诊断，但在非流行期间，诊断常很困难，要想确诊常需依靠病原学和血清学诊断。

治疗主要为对症治疗，包括解热镇痛药及支持治疗。病原治疗应使用金刚烷胺和甲基金刚烷胺，二者有抑制甲型流感病毒的作用，但对乙型流感病毒无效。

问题 38 流感的主要预防措施是什么？

答 流感流行时，应尽可能隔离患者，加强环境消毒，减少公众集会；预防流感的基本措施是接种疫苗。老年人、儿童、免疫受抑制者以及易于出现并发症者，是流感疫苗最适合的接种者。

问题 39 　伤寒的病原体是什么？

答　伤寒沙门菌。

问题 40 　伤寒的传染源及传播途径是什么？

答　传染源为患者和带菌者。传播途经：经消化道传播。

问题 41 　伤寒的发病机制及病理变化是什么？

答
1. 发病机制：伤寒杆菌由口入胃，如未被胃酸杀死则进入小肠，经肠黏膜侵入集合淋巴结、孤立淋巴滤泡及肠系膜淋巴结中繁殖，再经胸导管进入血流，形成第一次菌血症。如机体免疫力弱，则细菌随血流扩散至骨髓、肝、脾及淋巴结等组织大量繁殖，至潜伏期末再次大量侵入血流，形成第二次菌血症，开始出现发热、皮疹及肝脾大等临床表现。同时细菌可随血液循环扩散至全身各器官及组织引起病变，如急性化脓性骨髓炎、肾脓肿、脑膜炎、急性胆囊炎、心包炎等。经胆囊繁殖后大量细菌进入肠道随粪便排出，同时有些细菌又可侵入小肠黏膜，使原已致敏的肠道淋巴组织发生严重的炎症、坏死反应和溃疡形成，部分细菌可经肾随尿液排出。

2. 病理变化：主要为全身单核-巨噬细胞系统的炎性增生反应，此病变镜检的最显著特征是以巨噬细胞为主的细胞浸润，巨噬细胞内可见吞噬的淋巴细胞、红细胞、伤寒杆菌及坏死组织碎屑，称为"伤寒细胞"，是本病的特征性病变。若伤寒细胞聚积成团，则称为"伤寒肉芽肿或伤寒结节"。主要病变部位在回肠下段的集合淋巴结和孤立淋巴滤泡。病程的第 1 周，病变部位高度肿胀，镜下见到大量巨噬细胞浸润、增生；第 2 周病变组织坏死；第 3 周坏死组织脱落形成溃疡，此时可发生肠出血或肠穿孔；第 4 周后溃疡组织逐渐愈合，不留瘢痕或狭窄。肠系膜淋巴结也有类似病变。脾及肝的病变也较为显著。

问题 42 　伤寒的典型临床表现是怎样的？

答　可分为初期、极期、缓解期、恢复期。
1. 初期：相当于病程第 1 周。病多缓起，体温呈阶梯状上升，于 5～7 日达 39.5℃或以上，伴有全身不适、食欲不振、咳嗽等。部分患者出现便秘或腹泻。
2. 极期：相当于病程第 2～3 周，其主要表现如下：
   (1) 高热：体温转为稽留高热，一般持续约半个月，但免疫功能低下者可长达 1～2 月。近年来，由于早期不规律使用抗生素或激素，使得弛张热及不规则热型增多。
   (2) 神经系统中毒症状：患者表情淡漠、反应迟钝、耳鸣、听力减退。重者可有谵妄、抓空、昏迷。合并虚性脑膜炎时，可出现脑膜刺激症。
   (3) 皮疹：约半数患者在病程第 1 周末于前胸、腹部出现淡红色丘疹（玫瑰疹），直径达 2～4 mm，压之退色，散在分布，量少，一般仅数个至十数个，多在 2～4 日内消退。

  （4）相对缓脉：20%～73%的患者体温高而脉率相对缓慢，部分患者尚可出现重脉。并发中毒性心肌炎时，相对缓脉不明显。

  （5）肝脾大：半数以上患者于起病1周前后出现脾大，质软；部分患者亦出现肝大，且可伴 ALT 升高，个别患者出现黄疸。

  （6）消化系统症状：腹胀、腹部不适、右下腹压痛、便秘或腹泻等。

3. 缓解期：相当于病程第3～4周。体温开始波动下降，各种症状逐渐减轻，脾开始回缩。但本期内有发生肠出血及肠穿孔的危险，需特别提高警惕。

4. 恢复期：相当于病程第4周末开始。体温恢复正常，食欲常旺盛，但体质虚弱，一般约需1个月方完全康复。

问题 43　伤寒的临床类型是什么？

答　普通型、轻型、逍遥型、迁延型、暴发型。

问题 44　什么是伤寒的复发及再燃？

答　
1. 复发：伤寒退热后1～3周，患者又出现发热、食欲减退等症状，与初次发病时相似，一般较初次为轻，病程亦较短，血培养可获阳性。发生原因是机体免疫力未将伤寒沙门菌从体内完全清除。

2. 再燃：部分患者在病程2～3周体温开始下降但尚未正常时，体温再度上升，持续1周左右下降。也为菌血症表现，血培养可获阳性。

问题 45　伤寒的并发症是什么？

答　
1. 肠出血：为肠壁溃疡侵及血管引起，多发生于病后3～4周。出血量多少不一，少者仅粪便潜血阳性，多者可致出血性休克。

2. 肠穿孔：最严重的并发症，可先有肠出血。患者突感右下腹痛，可有腹膜刺激征。

3. 支气管炎或支气管肺炎：由继发其他细菌感染引起。

4. 中毒性心肌炎：由严重毒血症引起，多见于极期。患者心率增快、心律失常、第一心音低钝、血压偏低等。

5. 中毒性肝炎：较为多见，多见于极期。患者可以出现肝大触痛、肝功能异常。

6. 其他：可引起中毒性脑病、中毒性肾炎、溶血-尿毒综合征，急、慢性胆囊炎，肾盂肾炎，脑膜炎，脊柱炎，血栓性静脉炎。

问题 46　伤寒的主要实验室检查特点是什么？

答　
1. 血常规：白细胞减少，中性粒细胞减少，嗜酸性粒细胞减少。

2. 尿常规：轻度蛋白尿及少量管型。

3. 粪便检查：肠出血是有血便或潜血实验阳性，少数患者可有黏液便甚至脓血便。

4. 细菌培养：为确诊的主要方法。血培养1～2周阳性率80%～90%，3～4周降至50%；尿培养3～4周可呈阳性；粪便培养第3～4周阳性率高；骨髓培养阳性率高于血培养，且持续时间长；玫瑰疹处取物培养也可获得阳性结果。

问题 47　什么是伤寒的肥达反应？

答　肥达反应是用伤寒沙门菌的菌体抗原"O"及鞭毛抗原"H"，和副伤寒甲、乙、丙的鞭毛抗原"A""B""C"进行的凝集试验，其检测患者血清中相应的抗体，常作为伤寒的辅助诊断。

肥达反应的评价：O>1∶80，H>1∶160，两者共同增高才有意义。从病程第 2 周开始阳性率逐渐增加，至第 4 周可达 90%。双份血清抗体效价 4 倍增高，诊断意义更大。O 抗体出现早，持续时间短，H 抗体出现晚，持续时间长。

问题 48　伤寒的病原学治疗是怎样的？

答　伤寒的病原治疗非常关键。氟喹诺酮类为首选，如氧氟沙星和环丙沙星；儿童、孕妇、哺乳期妇女可用头孢曲松或头孢噻肟；如有过敏者，可选用氯霉素，但注意其指征与副作用。

问题 49　鼠疫的病原体、传染源及传播途径是什么？

答
1. 鼠疫是由鼠疫杆菌引起的啮齿动物中流行的自然疫源性疾病。通过染菌的鼠蚤以不同途径传染给人。其特征是发病急、传播快、病死率高、传染性强，易引起大流行。
2. 传染源为染菌的野生啮齿类动物（鼠类、旱獭）和鼠疫患者。
3. 传播途径
   （1）鼠蚤：主要媒介。当鼠蚤吸取含病菌的鼠血后，细菌在蚤胃大量繁殖，形成菌栓堵塞前胃，当蚤再吸入血时，病菌随吸进之血反吐，注入动物或人体内。
   （2）皮肤、黏膜：蚤粪也含有鼠疫杆菌，可因瘙痒进入皮内。少数可因直接接触患者的痰液、脓液或病兽的皮、血、肉经破损皮肤或黏膜受染。
   （3）呼吸道飞沫：人间肺鼠疫。

问题 50　鼠疫有哪 3 种主要临床表现？

答
1. 腺鼠疫：最常见类型，常突然寒战、高热、头痛，继而局部淋巴结肿大，呈单个或成串的不规则结节，坚实无波动，表面皮肤红肿，有明显疼痛和压痛，常拒触摸，常因剧痛而肢体不能活动。淋巴结周围组织明显水肿。同时常有明显的全身中毒症状：颜面潮红、结膜充血，高度无力，烦躁不安，嗜睡，血压常下降。肝脾常可触及，有压痛。
2. 肺鼠疫：多由腺鼠疫血液传播引起。偶可因吸入带菌的飞沫、尘埃引起。表现为咳嗽、胸痛，咯血性脓痰，呼吸急促，发绀，肺底可有少许水泡音。胸片示支气管肺炎或实变。痰中含鼠疫杆菌。全身中毒症状常极严重。
3. 败血症鼠疫：鼠疫杆菌菌血症为各型鼠疫所共有，严重者可发展为败血症。杆菌在血中大量繁殖，甚至在血涂片可检出。少数患者可无原发灶，主要表现为极严重的全身中毒症状：高热、谵妄、昏迷、广泛出血、循环和呼吸衰竭。常于 2～3 日内死亡。因发绀和淤斑，死后皮肤常呈黑紫色，故鼠疫曾称黑死病。

问题 51　如何诊断鼠疫？

答　流行病学史最重要。到过疫区的急性淋巴结炎患者应怀疑本病。全身中毒症状及局部症状严重是本病的特点。在流行末期或接种过菌苗者也可表现为轻型。确诊需病原学诊断：

1. 淋巴结穿刺液、血液、脑脊液、痰等做涂片和培养常可确诊。
2. 以 ELISA 法检测血中的 F1 抗原，阳性率也很高。
3. 以 PCR 法检测特异性核酸，也较特异和灵敏。

问题 52　鼠疫的治疗是怎样的？

答　鼠疫治疗主要为严格隔离、抗菌治疗、对症支持疗法三方面。

1. 严格隔离：病室灭鼠灭蚤。患者排泄物彻底消毒。医护人员要严格防护。立即报告疫情。腺鼠疫隔离至炎症消散，肺鼠疫严格呼吸道隔离至痰菌阴性。接触者检疫 9 日。
2. 抗菌治疗：应尽早采取抗菌治疗。链霉素 2～4 g/d ［30 mg/(kg・d)］肌内注射，2 次/日，连续 10 日。或四环素、头孢曲松、环丙沙星、阿莫西林等。
3. 对症支持疗法：补液、降温、输血或血浆。中毒症状严重者可加用肾上腺皮质激素静脉滴注。淋巴结炎一般不需要局部处理，个别液化者可切开引流。

问题 53　寄生于人体的疟原虫有哪几种？其传染源及传播途径是什么？

答　1. 寄生于人体的疟原虫有 4 种：
　　(1) 间日疟原虫；
　　(2) 恶性疟原虫；
　　(3) 三日疟原虫；
　　(4) 卵形疟原虫。
2. 传染源：疟疾患者及带虫者。
3. 传播途径：
　　(1) 蚊媒传播：最重要的传播方式，媒介（按蚊）。
　　(2) 血液传播：输血性疟疾。
　　(3) 母婴传播：先天性疟疾。

问题 54　典型疟疾的临床分期是什么？

答　1. 发冷期：15 min～1 h，骤然发冷，剧烈寒战，面色苍白，唇甲发紫。
2. 发热期：2～6 h，体温骤然升高，面色绯红，皮肤灼热，全身酸痛，口干烦渴。

3. 出汗期：2～4 h，大汗淋漓、体温急降、极度疲乏。

4. 间歇期：安然入睡，一觉醒来，正常生活。

问题 55　疟疾的主要诊断依据是什么？

答 1. 患者来自疟疾流行区，或曾去过流行区。

2. 具有发冷、发热等疟疾症状。

3. 脾轻度肿大。

4. 末梢血白细胞数正常或稍增高，白细胞分类嗜酸性粒细胞增高或略增高。

确诊需要在患者血涂片中找到疟原虫。

问题 56　留取血涂片时的注意事项是什么？

答 1. 玻片的清洗：新玻片常有游离碱质，因此应用清洗液或 10％盐酸浸泡 24 h，然后再彻底清洗。用过的玻片可放入适量肥皂水或合成洗涤剂的清水中煮沸 20 min，再用热水将肥皂和血膜洗去，用自来水反复冲洗，必要时再置 95％乙醇中浸泡 1 h，然后擦干或烤干备用。使用玻片时只能手持玻片边缘，切勿触及玻片表面，以保持玻片清洁、干燥、中性、无油腻。

2. 细胞染色对氢离子浓度十分敏感，在染色过程中玻片必须化学清洁，配制瑞特染液必用优质甲醇，稀释染液必须用缓冲液，冲洗用水应近中性，否则各种细胞染色反应异常，致使细胞的识别困难，甚至造成错误。

3. 一张良好的血片，要求厚薄适宜，头体尾分明，分布均匀，边缘整齐，两侧留有空隙。血片制好后最好立即固定染色，以免细胞溶解和发生退行性变。

4. 血膜未干透，细胞尚未牢固附在玻片上，在染色过程中容易脱落，因此血膜必须充分干燥。

5. 染色时间与染液浓度、室温高低、细胞多少有关。染液越淡、室温越低、细胞越多，所需染色时间越长或应适当增加染液量，因此染色时间应视具体情况而定。特别是更换新染料时必须经试染，摸索最佳染色条件。

6. 染液不可过少，以防蒸发干燥致染料沉着于血片上难冲洗干净。

7. 冲洗时应用流水将染液冲去。不能先倒掉染液，以免染料沉着于血片上。

8. 染色过深可用甲醇或乙醇适当脱色，最好不复染，必须复染时，可将染液先稀释好再复染。

9. 染色时应注意保护血膜尾部细胞，不能划掉。因为体积较大细胞常在此处出现。

问题 57　氯喹敏感性疟疾的治疗药物、抗氯喹性疟疾的治疗药物、防止复发的治疗药物及疟疾的预防药物分别是什么？

答 1. 氯喹敏感性疟疾的治疗药物：首选为氯喹。

2. 抗氯喹性疟疾的治疗药物：首选为青蒿素及其衍生物，其次为奎宁。

3. 防止复发的治疗药物：伯氨喹。

4. 疟疾的预防药物：乙胺嘧啶。

问题 58 绦虫病与囊虫病的病原学及传播途径是什么？

答 1. 牛带绦虫病由牛带绦虫引起，传播途径为吃食生或不熟的带囊尾蚴的牛肉而受感染，偶也可因囊尾蚴污染刀具或砧板而受感染。

2. 猪带绦虫病由猪带绦虫引起，传播途径为吃食生或不熟的带囊尾蚴的猪肉而受感染。

3. 囊虫病由猪带绦虫的幼虫引起，传播途径为吃食含虫卵的食物或蔬菜，可分为外源性自身感染、外源性异体感染和内源性自身感染三种。

问题 59 绦虫病与囊虫病的临床表现是什么？

答 1. 绦虫病：症状轻微，常因粪便中发现白色节片而就医。由于虫体吸取人体养料并刺激肠壁及其代谢产物的毒性作用，使部分患者出现腹痛、腹胀、腹泻、恶心、乏力等症状。牛带绦虫节片常自动由肛门排出，引起肛门部轻微瘙痒；猪带绦虫活动力较弱，孕节常数节相连地自链体脱落，随粪便排出体外。部分病例血中嗜酸粒细胞轻度增高。

2. 囊虫病：潜伏期约 3 个月。临床表现应视囊尾蚴数量、寄生部位及人体反应性而异。感染轻者可无症状，仅尸体解剖时发现。根据囊尾蚴寄生部位分为脑囊尾蚴病、眼囊尾蚴病与皮肌型囊尾蚴病三种。

(1) 脑囊尾蚴病：临床表现轻重不一，以癫痫发作最常见，占 52%～85%。根据囊尾蚴寄生部位及病理变化又分如下 4 型：

①皮质型：占脑囊尾蚴病的 84%～100%，囊尾蚴多寄生在运动中枢的灰质与白质交界处。如果虫数少又不活动，可无症状。若寄生于运动区，则以癫痫为突出症状，可有局限性或全身性短暂抽搐或癫痫持续状态。癫痫在脑囊尾蚴病中发生率为 50%～93.5%，常为就诊时患者的主诉，严重感染者颅内压增高，可出现头痛、恶心、呕吐。长期颅内压增高，脑组织萎缩者可发生头晕、记忆力减退、视力障碍、视物变形、幻觉、精神异常、痴呆等表现。病程达数月至数年不等。

②脑室型：以第四脑室为多见。六钩蚴经血循环至脑室脉络丛，并随脑脊液至第四脑室。囊尾蚴阻塞脑室孔，故在早期出现颅内压增高综合征。囊尾蚴悬于室壁，呈活瓣状，患者急转头部可突发眩晕、头痛、呕吐或循环呼吸障碍而猝死或发生小脑扁桃体疝，这种现象称 Brun 征或体位改变综合征。患者常有颈强直，强迫头位。

③蛛网膜下腔型或颅底型：主要病变为囊尾蚴性脑膜炎。常局限在颅底颅后窝。初期有低热，临床上多以亚急性或慢性脑膜炎与蛛网膜粘连所致症状为主，有头痛、呕吐、颈项强直等颅内压增高综合征，以及眩晕、听力减退、耳鸣、共济失调、面神经麻痹等，预后较差。

脑脊液检查：脑脊液压力增高常在 1.96～3.92 kPa（20～40 cmH$_2$O）或以上，以 1.96～2.45 kPa（20～25 cmH$_2$O）为多；细胞数为（10～100）×10^6/L；

蛋白质轻度增高，糖、氯化物在正常范围。Wibler（1980 年）报道 5 例脑囊尾蚴病脑脊液，一般为淋巴细胞增多伴有异常淋巴细胞，有 2 例嗜酸性粒细胞增多，认为具有特征性。

④混合型：以上各型混合存在，如皮质型和脑室型并存，症状最重。

另外，偶有囊尾蚴寄生于椎管，压迫脊髓，产生截瘫者。

(2) 眼囊尾蚴病：占囊尾蚴病的 1.8%～15%。囊尾蚴可寄生于眼内外各处，以玻璃体及视网膜下多见。寄生于视网膜者可造成视力减退、视网膜剥离、失明；寄生于玻璃体和前房者可感觉眼前有黑点或黑影飘动；寄生于外眼部者可见结膜下或睑内包块结节。囊尾蚴眼内寄生常引起虹膜睫状体炎、脉络膜炎、眼压增高和继发性青光眼等。检眼镜、裂隙灯检查可见视网膜下或玻璃体内的囊尾蚴，呈一浅灰色圆形或椭圆形的囊泡，周围有红晕光环，可见虫体蠕动。

(3) 皮下组织及肌肉囊尾蚴病：囊尾蚴寄生于皮下组织和肌肉，少者一两个，多者千余，呈结节肿块，黄豆大小，圆形或卵圆形，质地较硬有弹性，以头颈部及躯干较多，四肢较少，手足罕见。囊尾蚴结节与皮肤不粘连，不痛不痒，可分批出现，自行消失。肌肉内结节可引起肌肉肿胀，个别呈假性肌肥大，肌束外形丰满，而患者感疲乏无力。囊尾蚴死后发生钙化，X 线检查可见钙化阴影

B 超检查皮下囊尾蚴结节显示圆形或椭圆形液性暗区，轮廓清晰，囊壁完整光滑，最大者 2.3 cm×1.2 cm，最小为 0.6 cm×0.3 cm，平均大小为 1.18 cm×0.68 cm。囊内可见一强回声光团，位于中央或一侧，最大为 0.4 cm×0.2 cm，最小为 0.09 cm×0.09 cm，平均为 0.18 cm×0.18 cm。

此外囊尾蚴还可寄生在舌、口腔、声带。大量囊尾蚴感染者也可见于心、肝、肺、肾和腹腔等，但生前不易诊断，常在尸检时发现。

问题 60 绦虫病与囊虫病的诊断及治疗是怎样的？

答 1. 绦虫病
(1) 诊断：①在流行地区，有吃生的或未煮熟牛、猪肉习惯史。
②上腹或脐区隐痛，食欲异常，腹泻或便秘，消瘦，头昏，乏力。
③大便排出或肛门自动逸出扁平白色绦虫节片，粪便或肛拭子涂片可找到绦虫卵或散片。
④外周血嗜酸性粒细胞可轻度增高。
⑤皮下或肌肉结节活检有囊尾蚴头节。
(2) 治疗：绦虫病的治疗为驱除寄生于肠道的成虫，防止再次自身感染。常用药有：①吡喹酮 10～20 mg/kg，每日 3 次×2 天。②氯硝柳胺（灭绦灵）2 g，嚼碎后 1 次吞服，3～4 h 后服泻药 1 次，加速绦虫节片排出。

2. 囊虫病
(1) 诊断：①有肠绦虫病史，或粪便中发现绦虫卵或节片。
②出现癫痫、颅内高压、精神障碍三大症状，或同时伴有视力障碍、皮下结节。
③免疫学检查：有补体结合试验、间接血凝试验、酶联免疫吸附试验

等，阳性者有助诊断。

④脑 CT 检查有助诊断。

⑤皮下结节活组织检查可见囊尾蚴头节。

⑥脑囊虫病应注意与原发性癫痫、结核性或隐球菌性脑膜炎鉴别。

（2）治疗：

①囊虫病治疗

a. 吡喹酮 50 mg/（kg·d），分 3 次口服，连续 14 天，必要时可重复 1～2 个疗程。治疗有效者 CT 表现为囊肿和结节缩小或消失或钙化，脑室形态恢复正常。临床症状缓解。约 1/5 患者药物治疗无效，需手术治疗。

b. 外科手术适用于有颅内压增高、局灶体征，并经 CT 定位者。囊虫阻塞导水管，可从侧室注入生理盐水使脑室内压增高，促使囊虫脱离导水管。抗颅高压药物治疗无效者，可做脑室-腹腔分流术。

②症状治疗：癫痫者服用抗癫痫药，脑炎型者加用类固醇激素，高颅压者用脱水剂等。

③眼囊虫病者早期手术摘除囊尾蚴。在手术显微镜下经睫状平坦部吸取或用玻璃体切除术取出囊尾蚴及玻璃体内炎性物质，修复视网膜，消除严重反应。

问题 61　简述日本血吸虫的生活史。

答　日本血吸虫的成虫寄生于人体肠系膜静脉血管中，雌雄虫交配产卵，卵随血流沉积于肝、肠壁血管内和周围组织。分布在肠壁组织的虫卵部分破溃进入肠腔，随粪便排出体外，虫卵入水后孵化出毛蚴，毛蚴遇到钉螺主动侵入，经过二代胞蚴无性繁殖，形成大量尾蚴，尾蚴自螺体逸出，浮于水体表层，当人畜生产、生活接触含有尾蚴的水体，尾蚴可主动侵入皮肤成为童虫，童虫随血液循环到肝和肠系膜静脉而定居并发育为成虫。通常在感染尾蚴后 3 周左右即可发育为成虫，即可产卵。虫卵随门静脉血流顺流到肝，或逆流入肠壁而沉着在组织内，约经 11 天逐渐发育为成熟虫卵，内含毛蚴。肠壁内的虫卵可破坏肠黏膜而进入肠腔，并随粪便排出体外，再重演生活周期。虫卵在组织内的寿命约为 21 天。雌雄合抱的成虫在人体内的寿命一般为 3～4 年。

问题 62　日本血吸虫病的传染源和传播途径是什么？

答　1. 传染源：本病的传染源是患者和保护宿主。保护宿主种类较多，主要有牛、猪、犬、羊、马、狗、猫及鼠类。传染源视流行地方而异。在水网地区是以患者为主，湖沼地区除患者外，感染的牛与猪也是重要传染源。而山丘地区野生动物，如鼠类也是本病的传染源。

2. 传播途径：造成传播必须具备下述三个条件，即带虫卵的粪便入水、钉螺的存在和孳生，以及接触疫水。

（1）粪便入水：患者的粪便可以各种方式污染水源，如河、湖旁设置厕所，河边洗刷马桶等。有病畜随地大便亦可污染水源。

（2）钉螺孳生：钉螺是日本血吸虫唯一的中间宿主，水陆两栖，生活在水面上下，最易生长在土质肥沃、杂草丛生、潮湿的环境中。它可随着水草、畜以及人的鞋夹带等方式扩散，寒凉的冬季在地面荫蔽处蛰伏越冬并能深入地缝数厘米。钉螺感染的阳性率以秋季为高。

（3）接触疫水：本病感染方式可因生产（捕鱼、种田等）或生活（洗涤、洗手或脚、戏水等）而接触疫水，导致感染。饮用生水，尾蚴也可自口腔黏膜侵入，赤足行走在河边也有感染的可能。

问题 63 日本血吸虫病的临床表现是什么？如何诊断日本血吸虫病？

答 1. 临床表现：由于感染的程度、时间、部位和病程的不同，临床表现复杂多样，轻重不一。我国现将血吸虫病分为以下四型。

（1）急性血吸虫病：发生于夏秋季，以7～9月为常见。男性青壮年与儿童居多。患者常有明显疫水接触史，喜好捕鱼、摸蟹、游泳等。常为初次重度感染。约半数患者在尾蚴侵入部位出现蚤咬样红色皮损，2～3天内自行消退。从侵入至出现临床症状的潜伏期长短不一，80%患者为30～60天，平均40天。感染重则潜伏期短，感染轻则潜伏期长。

①发热：患者均有发热。发热高低及期限与感染成正比，轻症发热数天，一般2～3周，重症可迁延数月。热型以间歇型、弛张型为多见，早晚波动很大，温差可相差5℃左右。一般发热前少有寒战。高热时偶有烦躁不安等中毒症状，热退后感觉良好。重症可有缓脉，出现消瘦、贫血、营养不良和恶病质，甚至死亡。

②过敏反应：除皮炎外还可出现荨麻疹、血管神经性水肿、淋巴结肿大、出血性紫癜、支气管哮喘等。血中嗜酸性粒细胞显著增多，具有重要诊断价值。

③消化系统症状：发热期间，多伴有食欲减退、腹部不适、轻微腹痛、腹泻、呕吐等。腹泻一般每日3～5次，个别可达10余次，初为稀水便，继则出现脓血、黏液便，粪检易找到虫卵，孵化阳性率高。热退后腹泻次数减少。危重患者可出现高度腹胀、腹水、腹膜刺激征。经治疗退热后6～8周，上述症状可显著改善或消失。

④肝脾大：90%以上患者肝大伴压痛，左叶肝大较显著。半数患者轻度脾大。

⑤其他：半数以上患者有咳嗽、气喘、胸痛。危重患者咳嗽较重、咳血痰，并有胸闷、气促等。呼吸系统多在感染后2周内出现。重症患者可出现神志淡漠、心肌受损、重度贫血、消瘦及恶病质等严重毒血症表现，亦可迅速发展为肝硬化。急性血吸虫病病程一般不超过6个月，经杀虫治疗后，患者常迅速痊愈。如不治疗，则可发展为慢性甚或晚期血吸虫病。

（2）慢性血吸虫病：在流行区占绝大多数。在急性症状消退而未经治疗或疫区反复轻度感染而获得部分免疫力者，病程经过半年以上，称慢性血吸虫病。

①无症状型：轻型感染者大多无症状，仅粪便检查中发现虫卵，或体检时发现肝大，B超检查可呈网络样改变。

②有症状型：主要表现为血吸虫性肉芽肿肝病和结肠炎。两者可同时出现在同一患者身上，亦可仅以一种表现为主。最常见症状为慢性腹泻、脓血黏液

便，这些症状时轻时重，时发时愈，病程长者可出现肠梗阻、贫血、消瘦、体力下降等。重者可有内分泌紊乱、性欲减退，女性有月经紊乱、不孕等。早期肝大，光滑，质中等硬。随病程延长进入肝硬化阶段，肝大，质硬，表面不平，有结节。脾逐渐增大，超过肝。下腹部可触及大小不等的包块，系增厚的结肠系膜、大网膜和肿大的淋巴结，因虫卵沉积引起的纤维化、粘连所致。

(3) 晚期血吸虫病：反复或大量感染血吸虫尾蚴后，未经抗病原治疗，虫卵损害肝较重，发展成肝硬化，有门静脉高压、脾显著肿大和临床并发症。病程多在 5～15 年以上。儿童常有生长发育障碍。根据患者受累脏器病变程度的不同，又可分为以下 4 型。同一患者可具有二或三型的主要表现。

①巨脾型：是晚期血吸虫病肝硬化门脉高压的主要表现，约 70%。脾进行性肿大，下缘可达盆腔，表面光滑，质坚硬，可有压痛，经常伴有脾功能亢进症。肝因硬化逐渐缩小，有时尚可触及。因门脉高压，可发生上消化道出血，易诱发腹水。

②腹水型：是严重肝硬化的重要标志，约占 25%。腹水可长期停留在中等量以下，也可进行性加剧，以致腹部极度膨隆、下肢高度水肿、呼吸困难、难以进食、腹壁静脉怒张、脐疝和巨脾。每因上消化道大出血，促使肝衰竭、肝昏迷或败血症死亡。

③结肠肉芽肿型：以结肠病变为突出表现。病程 3～6 年，亦有 10 年者。患者经常腹痛，有腹泻、便秘或二者交替出现，有时水样便、血便、黏液脓血便，有时出现腹胀、肠梗阻。左下腹可触及肿块，有压痛。纤维结肠镜下可见黏膜苍白增厚，充血水肿，溃疡或息肉，肠狭窄，较易癌变。

④侏儒型：极少见。为幼年慢性反复感染引起体内各内分泌腺出现不同程度的萎缩，功能减退，以腺垂体和性腺功能不全最常见。患者除有慢性或晚期血吸虫病的其他表现外，身材矮小，面容苍老，生长发育低于同龄人，无第二性征，但智力正常。X 线片骨骼生长发育迟缓等为其主要特征。

(4) 异位血吸虫病

①肺型血吸虫病：多见于急性血吸虫病患者，为虫卵沉积引起的肺间质性病变。呼吸道症状大多轻微，且常被全身症状所遮盖，表现为轻度咳嗽与胸部隐痛、痰少，咯血罕见。肺部体征也不明显，有时可闻干、湿啰音，但重型患者肺部有病变时，胸部 X 线检查可见肺部有弥漫云雾状、点片状、粟粒样浸润阴影，边缘模糊，以中、下肺野为多。肺部病变经病原学治疗后 3～6 个月内逐渐消失。

②脑型血吸虫病：临床上可分为急性与慢性两型，均以青壮年患者多见，发病率为 1.7%～4.3%。临床表现酷似脑膜脑炎，常与肺部病变同时出现，症状为意识障碍、脑膜刺激征、瘫痪、抽搐、腱反射亢进、锥体束征。脑脊液嗜酸性粒细胞可增高，或有蛋白质与白细胞轻度增多。慢性型的主要症状为癫痫发作，尤以局限性癫痫为多见。颅脑 CT 扫描显示病变常位于顶叶，亦可见于枕叶，为单侧多发性高密度结节阴影。

③其他：机体其他部位也可发生血吸虫病，以肾、睾丸、卵巢、子宫、心包、腮腺、皮肤为多见，临床上出现相应症状。

2. 诊断

（1）流行病史：有血吸虫疫水接触史是诊断的必要条件，应仔细追问。

（2）临床特点：具有急性或慢性、晚期血吸虫病的症状和体征，如发热、皮炎、荨麻疹、腹痛、腹泻、肝脾大等。

（3）实验室检查：结合寄生虫学与免疫学检查指标进行诊断。粪便检出活卵或孵出毛蚴。一般粪便检查的诊断方法有一定局限性。轻型患者排出虫卵较少，而且间歇出现，需反复多次检查。晚期患者由于肠壁纤维化，虫卵不易从肠壁中排出，故阳性率低。免疫学方法特异性、敏感性较高，血液循环抗原检测阳性，提示体内有活的成虫寄生。其他血清免疫阳性，均表示患者已感染过。但应注意假阳性与假阴性。

问题 64 如何进行日本血吸虫病的病原学检查及病原学治疗？

答 1. 病原学检查：病原学检查对本病的诊断具有重大意义，主要的检查方法如下。

（1）直接涂片法：患者粪便或急性血吸虫患者的黏液血便中常可检出血吸虫虫卵，方法简便，但虫卵检出率低。

（2）沉淀法：水沉淀法或静置沉淀法可用于急慢性期患者，检出率较高。

（3）毛蚴孵化法：利用沉淀法收集到的沉淀虫卵，在无氯的温水（25～30℃）中培养，虫卵可在数小时孵化出毛蚴。适用于早期血吸虫病患者的粪便检查。

（4）定量透明法：用作血吸虫虫卵计数。常用于疗效考核和测定人群感染度。

（5）直肠黏膜活体组织检查：用直肠镜或乙状结肠镜从直肠或乙状结肠病变部位钳取一小块肠黏膜作压片检查。

2. 病原学治疗：动物研究及临床试验证明吡喹酮的毒性小、疗效好、适应证广，可用于各期各型血吸虫病患者。

（1）急性血吸虫病：总量按 10 mg/kg，6 天分次服完，其中 50% 必须在前 2 日服完，体重超过 60 kg 者仍按 60 kg 计。

（2）慢性血吸虫病：成人总量按 60 mg/kg，2 天内分 4 次服完；儿童体重在 30 kg 以内者总量可按 70 mg/kg，30 kg 以上者与成人相同剂量。

（3）晚期血吸虫病：一般总量可按 40～60 mg/kg，2 天分次服完，每日量分 2～3 次服。年老、体弱、有并发症者可按总量 60 mg/kg，3 天内分次服完。感染严重者可按总量 90 mg/kg，分 6 天内服完。

（4）预防性服药：间接血凝试验阳性率占单位总人数 25% 以上时，对该单位人群应行预防性服药，在下疫水前 1～2 h 和接触疫水后 4～5 周内，每次服药总量按 40 mg/kg，1 天内一次顿服或分 2 次服完。吡喹酮正规治疗后，3～6 个月粪检虫卵阴转率达到 85%，虫卵孵化阴转率 90%～100%。血清免疫诊断转阴时间有时需 1～3 年。

问题 65 如何预防日本血吸虫病？

答 1. 控制传染源：在流行区每年对患者、病畜坚决普查普治。

2. 切断传播途径：消灭钉螺是预防本病的关键。粪便需经无害处理后方可使用。保护水源、改善用水。

3. 保护易感人群：严禁在疫水中游泳、戏水。接触疫水时应穿着防护衣裤和使用防尾蚴剂等。

问题66 地方性斑疹伤寒的病原体是什么？其传染源及传播途径是什么？

答 1. 病原体：莫氏立克次体。

2. 传染源：家鼠如褐家鼠、黄胸鼠等为本病的主要传染源，以鼠→鼠蚤→鼠的循环流行。鼠感染后大多并不死亡，而鼠蚤只在鼠死后才吮人血而使人受染。因曾在尸体内分离到莫氏立克次体，因此患者也有可能作为传染源而传播本病。

3. 传播途径：主要以鼠蚤为媒介传播。鼠蚤吮吸病鼠血时，病原体随血进入蚤肠繁殖，但蚤并不因感染而死亡，病原体可在蚤体长期存在。当受染蚤吮吸人血时，同时排出含病原体的蚤粪和呕吐物于皮肤上，立克次体可经抓破处进入人体；或蚤被打扁压碎后，其体内病原体也可经同一途径侵入。进食被病鼠排泄物污染的饮食也可得病，干蚤粪内的病原体偶可成为气溶胶，经呼吸道或眼结膜而使人受染。螨、蜱等节肢动物也可带有病原体，而成为传病媒介的可能。

问题67 地方性斑疹伤寒的临床表现是什么？什么是外斐反应？

答 1. 临床表现与流行性斑疹伤寒相似，但病情轻，病程短。

(1) 发热：起病多较急，体温突然上升，伴有寒战，体温多在39℃，热程一般9～14天，逐渐降至正常。伴头痛、全身痛及结膜充血。

(2) 皮疹：多在热后5天出现，多为充血性，出血性极少见，主要见于躯干部。

(3) 中枢神经系统：症状轻，头痛、眩晕、失眠和重听，而神志障碍、谵妄及脑膜刺激征少见。

(4) 其他：50%有脾大，但肝大少见，心肌很少受累，并发症少见。

2. 外斐反应（变形杆菌OX_{19}凝集试验）：有些立克次体细胞壁上的多糖类抗原与变形杆菌OX_{19}、OX_2或OX_k株有共同抗原，因此可以用变形杆菌与患者的血清做凝集试验，间接判断是否存在立克次体的感染。具有辅助诊断价值。

问题68 地方性斑疹伤寒的治疗是怎样的？

答 治疗同流行性斑疹伤寒。

1. 一般治疗：卧床休息，保证足够的液体量及热量，做好护理，防止并发症。

2. 病原治疗：WHO首选多西环素，成人0.2～0.3g顿服或0.3g/d，分3次口服，小儿剂量酌减。合用甲氧苄啶（TMP）提高抗菌活性和疗效，成人0.2～0.4g/d，分2次口服。其他可选四环素、氯霉素或喹诺酮类药等，氯霉素副作用较大而不作首选。

3. 对症治疗：毒血症状严重者在用抗生素同时短期用肾上腺皮质激素治疗。头痛、谵妄及躁动者用解痉镇痛药。

问题 69 莱姆病的病原体是什么？

答 病原体是伯氏包柔螺旋体（*Borrelia burgdorferi*）。

问题 70 莱姆病的分期及各自的临床表现是什么？

答
1. 第一期（皮肤损害期或早期）
   (1) 主要特征：慢性游走性红斑（erythema chronicum migrans，ECM）。
   (2) 部位：身体的任何部位，好发于大腿、腹股沟及腋下。
   (3) 皮损：首先在蜱叮咬处出现斑疹或丘疹，数日后向周围扩散为一个大的圆形或椭圆形皮疹，外缘鲜红，中央苍白并可有水疱或坏死，直径 6～68 cm。
   (4) 时间：数日出疹，数日扩散，3～4 周消退，多不留痕迹。
   (5) 伴随症状：流感样症状、淋巴结肿大、肝脾大。
   (6) 病程平均 1 周。
2. 第二期（感染扩散期或中期）：起病 2 周后出现的神经和心血管系统损害。
   (1) 病程：2～6 周。
   (2) 神经系统三大症状：脑神经炎、脑膜脑炎、神经根炎。脑神经炎——累及面神经、视神经、听神经。神经根炎——非对称性运动、感觉障碍。脑膜脑炎——意识障碍、瘫痪、脑膜刺激征。
   (3) 循环系统：心音低钝、心动过速、房室传导阻滞（一至二度多见），少数患者有心房颤动、心包炎等。心脏病变持续时间短且轻，可完全恢复。
   (4) 少数病例有结膜炎、虹膜炎及全眼炎等眼病变。
3. 第三期（持续感染期或晚期）：为机体的迟发型变态反应，此时不易检出病原体，且对抗生素治疗反应差。
   (1) 此期主要病变是关节损害：多发生在 6 个月内，晚者可至两年。表现为反复发作的对称性关节炎，即关节肿胀、疼痛、活动受限，多累及膝、踝、肘等大关节。关节滑膜液中可见嗜酸性粒细胞和蛋白质含量升高，可查到伯氏包柔螺旋体。
   (2) 神经系统症状加重：进行性脑脊髓炎，表现为痴呆、嗜睡、昏迷、共济失调、痉挛性下肢瘫痪等。
   (3) 慢性萎缩性皮炎，表现为手、腕、足或踝部皮肤紫红色或青紫色，伴皮肤萎缩。
   (4) 眼部损害：结膜炎、角膜炎、虹膜炎、全葡萄膜炎、视网膜炎。
   (5) 其他器官受损：肝、肾、肺等受损。

问题 71 如何进行莱姆病的诊断及治疗？

答
1. 诊断
   (1) 流行病学史：去过流行病区及有蜱咬史。

（2）临床表现：皮肤出现 ECM 有重要诊断价值，其后出现神经系统、心脏及关节炎病变应高度怀疑本病。如无 ECM，但有反复发作的关节炎，且有上述流行病区资料，也应作相应的病原学或血清学检测。

（3）血或脑脊液中检出特异性 IgG 或 IgM 抗体即可确诊。

2. 治疗

（1）病原治疗：尽早应用抗生素。治疗中应注意发生赫氏反应（Herxheimer's reaction），宜从小剂量开始。

①早期患者：多西环素、阿莫西林、红霉素、阿奇霉素等口服，10～20 天；

②中期患者：头孢曲松、青霉素 G 等静脉点滴，3～4 周；

③晚期患者：多西环素和阿莫西林联合治疗，30 天。

（2）对症及支持治疗：卧床休息，补充热量和液体，止痛。严重者可给予肾上腺糖皮质激素短期治疗，但不宜关节腔内注射。

问题 72　钩端螺旋体病的病原体是什么？传染源及主要传播途径是什么？

答　1. 病原体：致病性钩端螺旋体。

2. 传染源（南鼠、北猪）

（1）黑线姬鼠为南方稻田型钩端螺旋体病的主要传染源。

（2）猪为北方钩端螺旋体病的主要传染源。

3. 主要传播途径：接触疫水。

问题 73　什么是钩端螺旋体病的三大症状及三大体征？

答　1. 三大症状：寒热、身痛、乏力。

2. 三大体征：结膜充血、浅表淋巴结肿大和腓肠肌压痛。

问题 74　简述钩端螺旋体病的分型及恢复期后发症的表现。

答　1. 分型

（1）单纯型（感染中毒型、流感伤寒型）：主要临床表现可归纳为"寒热酸痛全身乏，眼红腿痛淋结大"。

（2）肺出血型：较常见。轻度肺出血，可有咳嗽、咯血，积极治疗而愈；弥漫性肺大出血（弥漫性肺出血型），发热及中毒症状严重；剧烈咳嗽，呼吸困难，发绀；血痰增多，甚至口鼻大量涌血；烦躁，神志恍惚或昏迷，可迅速窒息死亡。

（3）黄疸出血型：又称外耳病（Weil's disease），有乏力、纳差、恶心、厌油及呕吐等肝炎症状，有黄疸、肝脾大及肝功能异常。重度黄疸者可发展为肝、肾衰竭甚至死亡。

（4）脑膜炎型或脑膜脑炎型：出现脑膜炎的临床表现，严重者出现脑实质损害表现。脑脊液检查颅内压升高，外观清亮，蛋白质及白细胞计数升高，以单核细胞升高为主，可从中检出钩端螺旋体。

（5）既往有肾型或肾衰竭型，因上述各型均可伴肾损害，多为轻度损害，少数发生肾衰竭者，亦常与黄疸出血型合并出现，很少单独存在，故不单列一型。

2. 恢复期后发症表现

（1）后发热：退热后 3~4 日再度发热，2~3 天可自退，不需治疗。

（2）反应性脑膜炎：多发生在后发热同时，脑脊液检查正常，预后良好。

（3）眼的后发症：在体温正常后 1 周至 1 月，出现眼部病变，如虹膜睫状体炎、脉络膜炎、葡萄膜炎或球后视神经炎等。

（4）闭塞性脑动脉炎：多发生在波摩那型钩端螺旋体病患者，2~3 个月后出现，脑基底部多发动脉炎，引起偏瘫、失语等，多见于儿童及青壮年，预后差，易留有后遗症。

问题 75　如何诊断钩端螺旋体病？

答　1. 流行病学资料：流行地区居住或到过疫区，夏秋季发病，有疫水接触史。

2. 临床表现：早期可有三大症状、三大体征。中期可有肺出血、黄疸出血或脑膜炎等。

3. 实验室检查：确诊常用显微镜凝集试验检测血清特异性抗体。

4. 肺出血型患者：胸部 X 线检查，双肺散在点片状阴影，严重者可大片融合。

问题 76　钩端螺旋体病的治疗原则是什么？其病原学治疗首选的药物是什么？什么是赫氏反应？

答　1. 治疗原则为三早（早发现、早诊断及早治疗）一就地（就地治疗）。

2. 病原学治疗首选青霉素 G。

3. 赫氏反应：与抗生素使螺旋体大量裂解、释放大量毒素有关。表现为突起发冷、寒战、高热、全身痛、头痛，心率及呼吸加快，严重者发生休克。主张青霉素从小剂量开始应用，亦可与肾上腺皮质激素联合应用，可能减少赫氏反应的发生。

问题 77　流行性乙型脑炎（乙脑）的病原体、传染源、传播途径、易感人群是什么？

答　1. 病原体：乙型脑炎病毒

2. 传染源：猪是主要传染源。许多动物（家畜、家禽或鼠类等）也可携带病毒而成为传染源。患者仅有短暂的病毒血症，且血中病毒量很少，故患者不是主要传染源。

3. 传播途径：蚊子为传播媒介，蚊子叮咬为传播途径。

4. 易感人群：人普遍易感，但儿童多发，近年来成年人和老年人发病率有所增高。感染后持久免疫。

问题 78　乙脑的流行病学特征是什么？

答　1. 流行地区：热带、亚热带及温带地区，我国除青海、新疆、西藏及东北某些地区外，其他各地区均有本病发生。

2. 流行季节：严格季节性（夏秋季），我国流行季节主要在 7、8、9 三个月，南方地区 6 月也可出现。

3. 隐性感染或亚临床型多见，呈高度散发，家庭中很少有多人同时发病。

问题 79　乙脑的基本病理改变是什么？

答　1. 神经细胞变性、肿胀、坏死，形成坏死灶（软化灶）。

2. 血管内淤血、血栓及血管套（血管周围环状出血）形成。

3. 胶质细胞增生，可形成胶质小结。

问题 80　乙脑临床分几期？各期主要特点是什么？极期主要临床表现是什么？

答　临床分三期：

1. 初期：病程第 1～3 日，相当于病毒血症期。起病急，高热（39～40℃），伴头痛、恶心、呕吐，儿童可有上呼吸道感染、精神萎靡、惊厥。

2. 极期：病程第 4～7 日，很少超过 10 天。此期病情最重，脑实质损害症状突出，高热、抽搐、呼吸衰竭是极期三个严重症状。

(1) 发热：高热（中枢性，可达 40℃ 以上），热程多持续 7～10 天，发热高低及热程与病情呈正相关，但老年人病情重，体温不一定高。

(2) 神志障碍：多见于第 1 周内，包括精神萎靡、嗜睡、定向力障碍、烦躁、谵妄甚至昏迷。昏迷出现越早、越深、持续时间越长，脑病变越重。

(3) 抽搐：多发生于病程第 2～5 日，是病情严重的表现。高热、脑炎、脑水肿等都可引起抽搐。抽搐可加重脑病变，使病情恶化。

(4) 呼吸衰竭：是乙脑患者最常见的死亡原因。由于脑实质炎症等，可导致中枢性和周围性呼吸衰竭发生，同时脑水肿、脑疝、低血钠脑病等也可引起呼吸衰竭。呼吸衰竭常表现为呼吸速率、节律异常及幅度不均。其中脑疝是导致呼吸衰竭的最重要原因。

(5) 其他临床表现：如神经反射异常、脑膜刺激征、体温调节及自主神经调节中枢紊乱、不同部位脑实质损害表现，少数患者可出现循环衰竭。

3. 恢复期：经积极治疗后多可在半年内恢复，如半年内仍不恢复称之为后遗症。

问题 81　简述乙脑的病毒性脑脊液改变。

答　颅内压升高，脑脊液外观无色透明，白细胞计数多在（50～500）$\times 10^6$/L，蛋白质轻度升高，糖及氯化物基本正常。少数病例初期时脑脊液检查可正常。

问题 82 乙脑的诊断依据是什么？确诊依据是什么？应和哪些疾病鉴别及如何鉴别？

答 1. 诊断依据

(1) 流行病学：夏秋季起病，蚊虫叮咬史，当地是疫区或近一个月到过疫区，儿童多见。

(2) 临床表现：起病急、高热、头痛、喷射性呕吐、意识障碍、抽搐、生理反射改变或病理反射出现，及脑膜刺激征阳性等。

(3) 实验室检查

①血象：白细胞、中性粒细胞升高。

②脑脊液（CSF）检查：病毒性改变。

③血清学：乙脑特异性 IgM 抗体阳性或 IgG 增高 4 倍以上。

2. 确诊依据：血清学方面，乙脑特异性 IgM 抗体阳性或 IgG 增高 4 倍以上。

3. 鉴别诊断

(1) 其他病毒性脑炎和脑膜炎：外周血白细胞总数常正常，需检测血或脑脊液中各自特异性抗体来鉴别。

①肠道病毒：如脊髓灰质炎病毒、柯萨奇病毒、埃可病毒、新型肠道病毒等，也是夏秋季多发，但临床表现以脑膜炎为主。故病变轻，预后好。二者最重要的鉴别点是检测出各自的特异性 IgM 抗体。

②单纯疱疹病毒（HSV）：以脑实质损害为主的重型脑炎，易有后遗症，脑脊液也可呈病毒性改变。但该病发病无季节性，病理为出血坏死型脑炎，典型脑脊液变化可见多数红细胞，血及脑脊液中均可检出抗 HSV-IgM 抗体而确诊。

③腮腺炎病毒：发病初起有流行性腮腺炎表现，血清学可鉴别。

(2) 中毒性细菌性痢疾（脑型）：夏秋季多发，儿童多见。但细菌性痢疾患者脑部病变出现快，发热当天即可出现。由于是中毒性脑病，脑脊液检查除颅内压升高外无其他变化。粪便检查有多数红白细胞，大便培养有痢疾杆菌。

(3) 钩端螺旋体病：也多发生于夏秋季，脑脊液呈病毒性改变。鉴别在于该病患者有疫区疫水接触史，脑部病变出现较晚，一般在病程第 3 日后出现，血清钩端螺旋体显微镜凝集试验阳性可鉴别。

(4) 结核性脑膜炎：起病慢、病程长的不典型乙脑病例需与之鉴别。前者往往有结核病史或与结核患者有密切接触史，脑脊液外观半透明似毛玻璃状，静置 24 h 可形成膜状物，白细胞增高（50～500）×10^6/L，以单核细胞为主，蛋白质含量明显升高，糖及氯化物降低，抗酸染色或培养可检测出结核分枝杆菌。

问题 83 乙脑的治疗原则是什么？其主要措施是什么？

答 1. 治疗原则：早期治疗及综合治疗，积极防治高热、惊厥、呼吸衰竭及继发感染是降低病死率的关键。

2. 主要措施：

(1) 一般治疗：维持患者水、电解质及酸碱平衡，保证营养、热量、护理及病情监护。

（2）对症治疗

①高热处理：物理降温、退热药物，使体温维持在 38℃左右，退热药切忌过量应用。

②惊厥的防治：

a. 尽可能针对引起惊厥的诱因治疗：如降温、降颅压（20%甘露醇、50%葡萄糖、呋塞米等）、纠正缺氧及保持呼吸道通畅等。

b. 出现惊厥时使用镇静止惊药（地西泮、水合氯醛、巴比妥钠等）。

③呼吸衰竭的防治：去除引起呼吸衰竭的诱因，如止惊、降颅压、防治肺部炎症等，出现呼吸衰竭早期应用呼吸兴奋剂，呼吸衰竭进展应使用呼吸机。

④防治继发感染：加强护理、免疫调节、预防感染。

（3）恢复期及后遗症期治疗：高压氧疗、支持治疗、预防感染、功能锻炼等。

问题 84　什么是乙脑？（用英文回答）

答　Epidemic encephalitis B is an infectious disease in which inflammation of the brain is caused by Japanese B virus. Symptoms include high fever, headache, vomiting, conscious disorder, and signs include stiff neck, neurological signs, Babinski's sign and so on. Specific IgM antibodies can also be detected in the blood or the cerebrospinal fluid (CSF).

问题 85　流行性脑脊髓膜炎（流脑）的病原体是什么？其形态及染色特点是什么？目前分几群？主要致病的是哪几群？我国流行的主要菌群是什么？

答　病原体是脑膜炎奈瑟菌，又称脑膜炎双球菌，为革兰氏染色阴性双球菌，呈肾形，凹面相对。目前分为 13 群，主要致病为菌群 A、B、C、Y、W135 群，其中 A、B、C 群最强，占 90%，Y 群最弱。我国流行的主要菌群是 A 群，B、C 群有上升趋势。

问题 86　流脑主要传染源、传播途径、易感人群是什么？

答　传染源是流脑患者及带菌者。通过呼吸道传播，主要经飞沫直接传播，也可经生活密切接触如同睡、怀抱、喂奶等传播。人群普遍易感，但儿童多见，近年来值得注意的是偏远农村来城工作者。本群持久免疫，交叉群免疫不持久。

问题 87　流脑主要致病因素及发病机制是什么？

答　主要致病因素为内毒素。败血症期，内毒素等致病因素损伤小血管和毛细血管内皮，引起局部出血、坏死、细胞浸润及栓塞，临床出现皮肤瘀点、瘀斑；大量内毒素可引起全身毛细血管痉挛，引起严重微循环障碍及有效循环血容量不足，引起感染性休克、酸中毒及皮肤大片瘀斑，甚至内脏广泛出血。血管内皮损伤胶原暴露，激活内、外凝血系统及其他诸多因素诱发 DIC 发生，加重了出血和多脏器功能衰竭（MOF）。

脑膜炎期，脑脊髓膜血管内皮细胞坏死、水肿、充血、出血及通透性增加，血浆渗出及炎细胞浸润，引起脑脊髓膜化脓性炎症及颅内压增高。病原菌从鼻咽部侵入人体，大部分由于人体免疫力强而迅速被消灭，成为隐性感染；如免疫力弱，则成为无症状带菌者或仅有上呼吸道感染症状；少数进入血循环形成短暂菌血症，可以无明显症状或仅在皮肤上出现瘀点而自愈。仅极少数患者发展为败血症，出现发热及全身毒血症状，如病原菌通过血脑屏障进入脑脊髓腔内可引起脑脊髓膜化脓性炎症。

问题 88 流脑分哪几型？普通型临床分哪几期？普通型主要临床表现是什么？暴发型分哪几型？暴发型主要临床表现是什么？

答 流脑分为普通型、暴发型、轻型及慢性脑膜炎球菌败血症四型。

普通型临床最常见，占全部病例的 90% 以上。分为前驱期、败血症期、脑膜炎期和恢复期。主要临床表现为发热、寒战、剧烈头痛、喷射性呕吐、皮肤和黏膜瘀点瘀斑、脑膜刺激征等。

暴发型：起病急骤，进展迅速，病势凶险，如不及时治疗可于 24 h 内危及生命，儿童多见。其又分休克型、脑膜脑炎型及混合型。①休克型起病急骤，寒战、高热或体温不升，伴全身严重毒血症状；精神萎靡、烦躁不安甚至昏迷；皮肤黏膜广泛瘀点、瘀斑，可迅速融合成大片伴中央坏死；有循环衰竭表现；脑膜刺激征多缺如。②脑膜脑炎型主要表现为意识障碍加深，可迅速进入昏迷状态，反复惊厥，脑水肿表现明显，严重者可发生脑疝，最终可因呼吸、循环衰竭而死亡。③混合型主要是以上二型临床表现同时或先后出现，病情更严重。

问题 89 婴幼儿、老年人流脑临床特点是什么？

答 婴幼儿流脑特点：婴幼儿颅骨骨缝及囟门未闭合，中枢神经系统发育未成熟，因而脑膜炎临床表现常不典型：可有高热、烦躁不安、惊厥、前囟突起或下陷，可有咳嗽等呼吸道和（或）呕吐、腹泻等消化道症状。暴发型多见，瘀点、瘀斑多，脑膜刺激征常缺如。

老年人流脑特点：老年人免疫力低下，因而暴发型发病率高；上呼吸道感染症状多见，皮肤黏膜瘀点、瘀斑发生率高；意识障碍明显；热程长，多在 10 天左右；并发症多，预后差，死亡率高；实验室检查白细胞可能不升高，提示病情重。

问题 90 如有流脑特征性皮疹，进一步诊断手段是什么？确诊手段又是什么？

答 瘀斑组织液涂片。确诊手段为脑脊液或血液培养检出脑膜炎奈瑟菌。

问题 91 化脓性脑脊液的改变是什么？

答 外观混浊，米汤样；压力升高；WBC＞1000/mm³，多核细胞为主；蛋白质含量明显增加；糖及氯化物减低；涂片或培养可检出细菌。

问题92 流脑的诊断依据是什么？何为疑似诊断病例、临床诊断病例、确诊诊断病例？主要应与哪些疾病相鉴别，如何鉴别？

答 1. 诊断依据：

(1) 流行病学史

①冬春季节发病多见（2～4月为流行高峰）。

②1周内有流脑患者密切接触史或当地有本病发生或流行。

③既往未接种过流脑疫苗。

④儿童、偏远农村进城工作者。

(2) 临床表现：发热、头痛、呕吐，皮肤黏膜瘀点、瘀斑，脑膜刺激征等。

(3) 实验室检查

①外周血 WBC 升高。

②脑脊液呈化脓性改变。

③血液、脑脊液细菌培养：脑膜炎奈瑟菌阳性。

2. (1) 疑似诊断病例

①有流脑流行病学史。

②临床脑膜炎表现。

③脑脊液符合化脓性改变。

(2) 临床诊断病例：有流脑流行病学史＋以下之一者。

①临床脑膜炎表现＋脑脊液化脓性表现＋皮肤黏膜瘀点、瘀斑或脑脊液涂片见革兰氏阴性双球菌。

②无化脓性脑膜炎表现，但有感染性休克表现＋迅速增多的皮肤黏膜瘀点、瘀斑。

(3) 确诊诊断病例：疑似或临床诊断病例＋下述任一项。

①病原学：脑脊液或血液培养脑膜炎奈瑟菌阳性，或检测到脑膜炎奈瑟菌特异性核酸片段。

②免疫学：急性期脑脊液、血液检测到特异性多糖抗原，或恢复期血清流脑特异性抗体效价较急性期增高4倍或4倍以上。

3. 鉴别诊断：

(1) 流脑普通型需与以下鉴别：

①其他细菌引起的脑膜炎：常见病原如肺炎链球菌、流感嗜血杆菌、金黄色葡萄球菌、大肠埃希菌等，无季节性，多为散发而不引起流行，无皮肤黏膜瘀点、瘀斑，可有基础疾病或诱因，确证靠脑脊液涂片和培养。

②结核性脑膜炎：起病慢，病程长，多有结核史或结核病接触史。有午后低热、盗汗、消瘦等结核毒血症状。脑脊液轻度混浊呈毛玻璃样，白细胞多在500 mm³ 以下，单核细胞为主，蛋白质明显升高，糖及氯化物减低，脑脊液抗酸染色或培养可检出抗酸杆菌。

③流行性乙型脑炎：见问题95。

（2）败血症休克型需与以下鉴别：

①其他细菌引起的败血症：无季节性，皮肤黏膜瘀点、瘀斑极少见，一般有原发灶，确诊有赖细菌培养。

②肾综合征出血热：临床表现有发热、休克，偶见瘀点、瘀斑，外周血白细胞和中性粒细胞分类增高，两者有相似之处。但流脑患者瘀点、瘀斑更常见且进展更迅速，而出血热患者有"三红、三痛"表现，肾损害、血小板减少更常见，特异性出血热抗体 IgM 阳性可确诊。

③中毒性菌痢（休克型）：儿童、老年人多见，无皮肤黏膜瘀点、瘀斑，盐水灌肠便常规可见红白细胞，便培养可检出痢疾杆菌。

问题 93 流脑治疗原则是什么？如何选择抗生素？目前首选什么抗生素？剂量、疗程及用法分别是什么？暴发型流脑应如何治疗？

答 1. 治疗原则：三早一就一综合（早发现、早诊断、早隔离、就地治疗和综合治疗）。

2. 选择抗生素：应尽早选择敏感的、能透过血脑屏障的抗生素。

3. 首选抗生素：青霉素。成人 200 000～400 000 U/(kg·d) 分次静脉滴注每 4～6 h 一次。儿童 100 000～250 000 U/(kg·d)，疗程 5～7 天。

4. 暴发型流脑的治疗

（1）休克型治疗

①尽早应用有效抗生素：用青霉素，剂量 200 000～400 000 U/(kg·d)，或头孢曲松，迅速纠正休克。补足血容量及纠正酸中毒，可使用血管活性药物。

②应用肾上腺皮质激素。

③DIC 的治疗：及时检测及确诊 DIC，并及早应用肝素治疗，每次 0.5～1 mg/kg＋10％葡萄糖注射液 100 ml，每 4～6 h 一次，一般 1～2 次即可奏效。并可输入新鲜血、血浆及凝血因子。

④保护重要脏器功能。

（2）脑膜脑炎治疗

①尽早应用有效抗菌药物。

②及时发现和防治脑水肿及脑疝：甘露醇积极脱水，注意电解质，保持轻度脱水。

③肾上腺皮质激素：可减轻脑水肿及降低颅压，常用地塞米松分次静脉滴注。

④呼吸衰竭：吸氧、注意体位及吸痰，保持呼吸道通畅及充分的氧交换，脱水治疗同时可用呼吸兴奋剂，必要时尽早气管切开及使用人工呼吸机，同时进行血气监测。

⑤有高热及惊厥者，用物理及药物降温，并及时应用镇静剂，必要时行亚冬眠疗法。

问题 94 什么是流脑？（用英文回答）

答 Epidemic cerebrospinal meningitis is an infectious diseasem in which inflammation of the meninges (the tissues that surround the brain or spinal cord) is caused by Neisseria meningitides (or meningococcus) infection. Symptoms include fever，headache，vomiting and/or purpura，signs include stiff neck and Kernig's or Brudzinski's signs. Positive culture of Neisseria meningitides can be get from the blood or the cerebrospinal fluid.

问题 95 简述流脑和乙脑的相似点和不同点。

答 1. 相似点

（1）症状和体征：均有颅高压症状和脑膜刺激征。

（2）血常规：白细胞总数均增高。

（3）都为传染病，可流行。

（4）发病年龄：均为儿童多见。

2. 不同点：

	乙脑	流脑
病原	乙型脑炎病毒	脑膜炎奈瑟菌
发病季节	严格季节性，多见于夏季	全年均可发病，多见于冬春季
传染源和途径	猪，蚊子传播	人，呼吸道飞沫
病变部位	脑实质	脑脊髓膜
惊厥、抽搐	可见	少见
瘀点、瘀斑	无	多见
病理征	可见阳性	阴性（除脑膜脑炎型）
脑脊液	无菌性脑脊液改变	化脓性脑脊液改变
确诊检查	血清特异抗体阳性	培养细菌学阳性
重点治疗	对症治疗	病原治疗
后遗症	相对多	少

问题 96 狂犬病的病原体是什么？主要传染源是什么？传播途径有哪些？

答 1. 病原体：狂犬病病毒

2. 传染源

（1）主要传染源为病犬。

（2）发展中国家：病犬（占 $80\%\sim90\%$），还有猫等家养或野生动物。

（3）发达国家：野生动物及吸血蝙蝠（占 93%），皮毛类动物为主。

（4）患者：唾液中含少量病毒，是否传人尚未定论。

3. 传播途径：主要为疯狗等带毒动物咬伤，还可通过黏膜感染、吸入气溶胶、角膜移植等途径。

问题 97 狂犬病的主要病理改变是什么？具有特异诊断价值的病理改变是什么？

答 1. 基本病理变化：弥漫性脑脊髓炎。

2. 特征性病变：内基小体（negri-body）。

问题98 什么是内基小体？（用英文回答）

答 An eosinophilic inclusion body which is found in cytoplasm of certain nerve cells containing the rabies virus.

问题99 狂犬病分几型？哪一型最常见？狂躁型分哪几期？各期主要临床表现是什么？

答
1. 狂犬病分为狂躁型、麻痹型。前者最为常见。
2. 狂躁型分为前驱期、兴奋期、麻痹期。
   （1）前驱期：
   ①一般为非特异性症状，如全身不适、乏力、恶心等。
   ②时有精神症状。
   ③部分患者受伤处出现异样感觉，如烧灼、麻木、蚁行感等。
   ④遇风、光、声刺激后咽喉部可出现轻度痉挛，但尚能吞咽。
   ⑤本期为1~3日。
   （2）兴奋期：
   ①患者常高度兴奋，极度恐怖，对刺激很敏感。
   ②恐水为本病特征，当水接触到唇时，即引起严重的痛苦的咽喉肌痉挛，甚至见到水、听到水声、听到"饮水"等，均可引起反射性咽喉肌痉挛，同时怕风、怕光、怕声音——称"四怕"。
   ③声音嘶哑（声带痉挛）、呼吸困难（呼吸肌痉挛），严重时全身肌肉阵发性痉挛。
   ④交感神经功能亢进：大量流涎、乱吐唾液、大汗淋漓、心率快、血压上升、体温升高。
   ⑤患者神志常清晰，部分出现精神失常。
   ⑥本期为1~3日。
   （3）麻痹期：痉挛停止，全身呈迟缓性瘫痪，由安静进入昏迷，最后因呼吸衰竭而死亡。本期为6~18 h。

问题100 狂犬病需与哪些疾病相鉴别？

答
1. 狂犬病恐怖症：多为对狂犬病恐惧而有癔病色彩者。动物咬伤数小时或1~2天，出现类狂犬病症状，无客观表现，暗示或对症治疗后好转。有些症状酷似真性狂犬病，为鉴别可进行唾液、脑脊液等沉渣的抗原检测。
2. 狂犬病疫苗引起的神经系统并发症：可有发热、关节酸痛等，多在首剂疫苗2周后出现，继续接种时加重，停止接种，应用皮质激素后多能恢复。

问题 101 霍乱在《中华人民共和国传染病防治法》中定位为哪类传染病？

答 甲类传染病。

问题 102 霍乱病原体是什么？其染色及显微镜下特点是什么？其血清群和生物型是什么？需用什么特殊培养基？

答
1. 病原体为霍乱弧菌，为革兰氏阴性短小杆菌，稍弯曲、无芽孢，菌体一端有一鞭毛，可活泼运动。
2. 有菌体（O）抗原及鞭毛（H）抗原，现已有 200 多个血清群，大多数患者分离到的为 O1 血清群，其他的为非 O1 群，非 O1 群一般为非致病性，但 O139 群例外，能引起流行性腹泻，与 O1 群同样对待。O1 群根据一些生物学特性分为古典生物型及埃尔托生物型。
3. 霍乱弧菌在碱性蛋白冻水培养基中生长迅速。

问题 103 霍乱的主要发病机制是什么？

答 霍乱弧菌侵入人体如未被胃酸杀灭时，可通过胃进入小肠，黏附于小肠黏膜上皮细胞，在小肠的碱性环境下大量繁殖，产生外毒素性质的霍乱肠毒素。霍乱肠毒素有 A、B 两个亚单位，B 亚单位识别肠黏膜上皮细胞的膜表面受体，并与之结合，接着 A 亚单位与整个毒素脱离并进入细胞内，抑制 GTP 酶的活性，导致腺苷酸环化酶持续活化，其结果促进 ATP 不断转变为 cAMP，使 cAMP 在细胞内浓度不断升高，从而刺激隐窝上皮细胞分泌水、氯化物及碳酸氢盐的功能增强，同时抑制绒毛细胞对钠的正常吸收，以致出现大量水分、碳酸氢盐和电解质聚集在肠腔，形成霍乱特征性的剧烈水样腹泻。

问题 104 霍乱的典型临床表现、分期及临床经过有哪些？

答
1. 泻吐期：先泻后吐，一般无发热，不伴腹痛和里急后重。大便为黄色水样或"米泔水"样，大便量多、次频，每日可达 10 余次，甚至排便失禁。
2. 脱水虚脱期：由于持续和大量的泻吐导致严重脱水、电解质紊乱、代谢性酸中毒，甚至循环衰竭，期间可出现腓肠肌痛性痉挛及神智改变等。
3. 恢复及反应期：症状逐渐减轻至消失，体温、脉搏、血压、尿量等恢复正常。

问题 105 霍乱根据临床表现分哪几型？

答 根据脱水程度、血压、脉搏、尿量、意识等临床症状，将霍乱分成轻、中、重三型，其中血压相对客观易操作，如收缩压 $70\sim90\,mmHg$ 为中型，收缩压小于 $70\,mmHg$ 为重型。O139 群临床症状相对 O1 群稍重，中-重型患者比例较多，腹痛也略重。

问题 106 霍乱患者粪便检查及其意义是怎样的？

答 1. 便常规：为水样便，镜检（一）或 WBC 1～2/Hp。
2. 细菌学检查：
   （1）悬滴检查及制动试验：动力试验阳性提示有弧菌，制动试验阳性提示有霍乱弧菌，根据诊断血清区分 O1 群或 O139 群。
   （2）粪便培养：霍乱弧菌阳性为霍乱确诊依据。

问题 107 霍乱诊断依据及疑似诊断依据是什么？确诊依据是什么？

答 1. 诊断依据：根据流行病学史、临床表现和实验室检查来确定。
2. 疑似诊断：下列两项中有一项阳性者可作为疑似诊断。
   （1）凡有典型临床症状，但病原检查尚未确定之前。
   （2）流行期间，有明确接触史，不典型的腹泻、呕吐症状，又无其他病因的证据，但病原检查尚未确定。有腹泻症状，粪便悬滴及制动试验阳性。
3. 确诊依据：下列三项中有一项阳性者可作为确诊病例。
   （1）有腹泻症状，粪便、呕吐物或肛拭子细菌培养 O1 群或 O139 群霍乱弧菌培养阳性。
   （2）在疫源搜索中，粪便培养出 O1 群或 O139 群霍乱弧菌，此患者在粪检时可无不适，但检前 5 天或检后 5 天内有腹泻症状及明确的霍乱接触史。
   （3）霍乱流行期间，在疫区有典型症状（量大但便次不多的水泻，很快脱水、循环衰竭及肌痉挛），大便培养阴性，但血清凝集抗体的滴度在急性期、恢复期增高 4 倍，或杀弧菌抗体增高 4 倍。

问题 108 霍乱治疗的关键是什么？抗菌治疗意义如何？可选哪些抗生素？

答 霍乱治疗的关键是及时补液。可静脉补液及口服补液，口服补液的重要性更大。轻型病例可口服，中-重型病例静脉和口服补液可同时进行，只要能进食就可开始口服补液。

霍乱应进行病原治疗——抗生素治疗。抗菌治疗可减少排菌量，缩短排菌期。首选氟喹诺酮类，多西环素、四环素、呋喃唑酮、复方磺胺甲噁唑片等都有效，其中四环素、氟喹诺酮类抗生素儿童不宜应用。疗程 3 天。

问题 109 细菌性痢疾的病原体是什么？分哪几群？目前我国主要流行的群是什么？

答 1. 细菌性痢疾又称志贺菌病，是志贺菌即痢疾杆菌引起的常见肠道传染病。
2. 根据不同的菌体抗原，可分为 A、B、C、D 四群，共有 47 个血清型。
3. 在我国主要流行的为 B 群及 D 群。

问题 110 细菌性痢疾的发病机制是什么？主要病理变化是什么？

答 痢疾杆菌首先黏附于结肠上皮细胞膜表面，宿主细胞膜包裹细菌形成一个囊胞，然后被细胞吞噬进入细胞内，细菌从囊胞内逸出，进入胞质内分裂、繁殖再侵入邻近细胞。最后引起细胞间细菌扩散和宿主细胞死亡，从而引起结肠上皮变性、坏死和溃疡，整个结肠均可有病变，远端结肠病变更为严重，如累及下段乙状结肠和直肠者，可引起里急后重。病理特点为浅表性溃疡性结肠炎。

问题 111 急性细菌性痢疾分哪几型？各型临床表现是什么？

答 急性细菌性痢疾可分为普通型、轻型和中毒型。其中中毒型又可分为休克型、脑型和混合型。

1. 普通型（典型）：起病急，发热及中度全身中毒症状，腹痛、腹泻、黏液脓血便、里急后重，查体左下腹压痛伴肠鸣音亢进。腹泻次数多，但量少。重症患者可伴脱水和电解质紊乱。

2. 轻型：全身症状轻，低热或中度热，腹痛、腹泻不重，便次常在每日 10 次以下，常为稀便或带黏液便，里急后重轻。

3. 中毒型：儿童多见，起病急、发展快，体温可达 40℃ 以上，伴有畏寒、寒战、精神萎靡等严重全身中毒症状。局部肠道症状轻，甚或缺如。该型病情凶险，病死率高。按其不同临床表现可分三型：

   (1) 休克型（循环衰竭型）：主要表现为感染性休克。

   (2) 脑型（脑循环衰竭型或脑病型）：主要为脑微血管痉挛而致脑缺血、脑水肿、颅内压增高。

   (3) 混合型：兼有上述两型表现，病情更凶险。

问题 112 什么是慢性细菌性痢疾？分哪几型？

答
1. 慢性细菌性痢疾：病程＞2 月。往往由于急性期治疗不彻底、B 群（福氏菌）或耐药菌株感染、原有营养不良及免疫功能低下、滥用抗生素导致菌群紊乱等原因所致。

2. 慢性细菌性痢疾可分为：

   (1) 慢性迁延型：病情迁延不愈，持续 2 个月以上。

   (2) 急性发作型：半年内再次发作或一年发作 1～2 次。

   (3) 慢性隐匿型：症状消失，粪便培养细菌持续存在，且肠镜下炎症性病变明显存在。

问题 113 细菌性痢疾的诊断依据是什么？何为临床诊断病例、确诊诊断病例？

答
1. 诊断依据：流行病学史（有痢疾患者接触或不洁饮食史）、临床表现［典型表现：发热及痢疾三联征（腹痛、腹泻、里急后重），也可表现为轻型或中毒型］，及实验室检查（便常规及培养）。

2. 临床诊断病例：流行病学史＋临床表现＋实验室检查（便常规：WBC 或脓细胞≥15/HP，并有少量红细胞、吞噬细胞）。

3. 确诊诊断病例：临床诊断病例＋便培养志贺菌阳性可确诊。

问题 114 急性细菌性痢疾、慢性细菌性痢疾、急性细菌性痢疾中毒型分别需与哪些疾病相鉴别？鉴别要点是什么？

答 1. 急性细菌性痢疾：①与其他侵袭性肠道病原菌如弯曲菌、非伤寒沙门菌、侵袭性大肠埃希菌等鉴别。临床表现和便常规检查很相似，鉴别需靠便培养。②与各种侵袭性肠道病原菌引起的食物中毒鉴别，要点在于是否有相应的食物中毒流行病学特征。

2. 慢性细菌性痢疾：①与结肠癌、直肠癌、非特异性溃疡性结肠炎鉴别。相同点均有痢疾三联征，鉴别要点为抗菌药治疗疗效欠佳，便培养无菌生长，需行结肠镜检查明确。②与慢性菌群失调引起的腹泻鉴别，要点为便培养及肠镜检查。

3. 急性细菌性痢疾中毒型：①与乙脑鉴别。均为夏秋季，同样高热、抽搐及神志障碍，不同在于中毒型菌痢脑病症状出现早，一般在 1 天内，而乙脑一般在发热后 2～3 天。前者便常规可见红、白细胞，便培养痢疾杆菌阳性，腰穿除颅内压增高外，脑脊液正常。而乙脑脑脊液有炎症性改变。②与低血容量性低血压的急性腹泻鉴别。中毒型菌痢中毒症状重（高热），肠道症状轻，机体丢失水分不多，而急性腹泻全身中毒症状不重，而机体丢失水分又多又快。

问题 115 细菌性痢疾应如何治疗？

答 1. 急性细菌性痢疾的治疗

（1）一般治疗和对症治疗：卧床休息，消化道隔离（症状消失、便培养连续 2 次阴性），给予易消化、高热量、高维生素饮食。对于高热、腹痛、失水者给予退热、止痉、口服或静脉补液。

（2）抗菌治疗：根据当时、当地的流行菌株及药敏情况经验性用药。喹诺酮类或头孢三代，前者儿童禁用，疗程 5～7 天。如两类抗生素疗效均不佳时，应考虑弯曲菌感染可能，可选用大环内酯类或氨基糖苷类维生素。

2. 中毒性细菌性痢疾的治疗

（1）迅速降温，控制惊厥（地西泮等），解除微循环障碍（应用 6542-2 等），积极防治休克（扩充血容量、纠酸，维持水、电解质平衡）。

（2）防治脑水肿及呼吸衰竭（吸氧、保持呼吸道通畅、呼吸兴奋剂、机械通气）。

（3）及时应用有效抗菌药治疗（选择敏感药物，联合应用，静脉给药，待病情好转后改口服）。

（4）肾上腺素及强心药的应用，DIC 者用肝素。

3. 慢性细菌性痢疾的治疗

治疗原则：消除感染，提高机体抵抗力和调整肠道功能。

（1）一般治疗：便培养阳性者隔离，注意饮食和休息等。

（2）抗菌治疗：选择敏感药物，疗程 14 天，重复 2～3 个疗程，注意肠道菌群紊乱。

（3）肠道黏膜病变经久不愈者，同时采用保留灌肠疗法。

（4）肠道菌群失调和肠功能紊乱治疗（益生菌、中医施治）。

问题 116　细菌性食物中毒的定义及分型是什么？

答　细菌性食物中毒是进食被细菌或细菌毒素污染的食物而引起的急性感染中毒性疾病。分为胃肠型食物中毒及神经型食物中毒。

问题 117　胃肠型食物中毒的常见病原体有哪些？？

答　常见病原体有沙门菌、副溶血弧菌、金黄色葡萄球菌、蜡样芽孢杆菌、空肠弯曲菌、大肠埃希菌、变形杆菌、产气荚膜梭状芽孢杆菌等。

问题 118　什么是感染性食物中毒和毒素性食物中毒？

答　食入含有大量活菌的食物而引起发热及急性胃肠炎症状者称为感染性食物中毒。细菌在食物中繁殖并产生毒素，食入后引起的中毒，临床表现无发热而有急性胃肠炎症状，称为毒素性食物中毒。

问题 119　细菌性食物中毒的流行病学特征是什么？

答　1. 集体发生（≥3 例）。

2. 多发生于气温高、细菌容易繁殖的夏秋季。

3. 发病突然、集中，潜伏期短。

4. 能找到共同的可疑食物，病者全部进食了可疑食物，未食者不得病，发病轻重与进食有关，停止可疑食物，疫情终止。

问题 120　细菌性食物中毒的诊断依据是什么？

答　1. 流行病学特征（如问题 119）。

2. 急性胃肠炎表现。

3. 细菌学检查：从患者粪便、呕吐物及可疑食物中分离出相同的病原菌可确诊。

有明确流行病学史和典型临床表现可作为临床诊断，细菌学检查阳性可确诊。

问题 121　胃肠型食物中毒应如何治疗？

答　1. 一般治疗和对症治疗：卧床休息，消化道隔离（症状消失、便培养连续 2 次阴性），给予易消化、高热量、高维生素饮食。对于高热、腹痛、失水者给予退热、止痉、口服或静脉补液。

2. 病原治疗：由于本病的病原菌或肠毒素多于短期内随呕吐物排出体外，病程短，一般不必用抗菌药物，高热重症者可用喹诺酮、庆大霉素等抗生素治疗。

问题 122 什么是神经性食物中毒？应如何治疗？

答 神经性食物中毒（肉毒素中毒）是由于进食含有肉毒梭状芽孢杆菌产生的外毒素的食物而引起的中毒性疾病。临床上以出现脑神经支配的肌肉麻痹为主要表现，如眼肌、舌咽肌甚至呼吸肌麻痹，神志清楚，胃肠道症状轻，一般于 4～10 日逐渐恢复，重症可因呼吸中枢麻痹而危及生命。

1. 一般治疗和对症治疗：4 h 内洗胃和导泻，补充液体及营养，保持呼吸道通畅和给氧。
2. 病原治疗：尽早应用多价抗毒素血清治疗；大剂量青霉素减少肠道内菌量，减少毒素吸收。